U0391130

本书为国家社科基金青年项目
"宋金元伤寒著述版本研究与辑佚"（16CTQ011）
的研究成果

宋金元伤寒著述版本研究

逯铭昕 著

中华书局

图书在版编目(CIP)数据

宋金元伤寒著述版本研究/逯铭昕著. —北京:中华书局,
2020.6
ISBN 978-7-101-14537-3

Ⅰ.宋… Ⅱ.逯… Ⅲ.《伤寒论》-研究-中国-辽宋金元时代
Ⅳ.R222.29

中国版本图书馆 CIP 数据核字(2020)第 068581 号

书　　名	宋金元伤寒著述版本研究	
著　　者	逯铭昕	
责任编辑	吴爱兰	
出版发行	中华书局	
	(北京市丰台区太平桥西里 38 号　100073)	
	http://www.zhbc.com.cn	
	E-mail:zhbc@zhbc.com.cn	
印　　刷	北京市白帆印务有限公司	
版　　次	2020 年 6 月北京第 1 版	
	2020 年 6 月北京第 1 次印刷	
规　　格	开本/920×1250 毫米　1/32	
	印张 14　插页 2　字数 340 千字	
国际书号	ISBN 978-7-101-14537-3	
定　　价	76.00 元	

目　录

表格目录

绪　论

在历代中医典籍中，本草与伤寒无疑是最具有现代科学研究价值的两类图书。本草类医籍记载药物的性状与主治，是现代药学研究的宝库。伤寒类医籍则具有独立的理论系统，在治疗一些急性传染性疾病上疗效显著。国学大师章太炎甚至将伤寒看作是中医能够与西医分庭抗衡的最后壁垒，称颂道："中医之胜于西医者，大抵伤寒为独甚。"①又谓："他书或有兴废，《伤寒论》无时焉可废者也。"②

对伤寒研究的重视，自宋代肇始发端。民国著名医家谢观在《中国医学源流论》中说"自宋而后，论伤寒之书亦独多，成氏《明理论》而外，其著称者，有若庞安时之《伤寒总病论》，许叔微之《伤寒发微论》、《百证歌》，朱肱之《南阳活人书》，韩祗和之《伤寒微旨》，杨士瀛之《伤寒活人总论》，郭雍之《伤寒补亡论》，或阐其义，或补其方"③，形成了研究《伤寒论》的热潮。这些伤寒著述从多

---

① 章太炎：《论中医剥复案与吴简斋书》，《章太炎全集》（八），上海人民出版社，1994年，第324页。
② 章太炎：《伤寒论辑义按序》，《章太炎全集》（八），上海人民出版社，1994年，第364页。
③ 谢观：《中国医学源流论》，福建科学技术出版社，2003年，第51页。

个角度对张仲景的《伤寒论》进行了归纳与解读,虽然一些具体的治法与方剂已经被明清及现代的医学所替代或超越,但其进入问题的路径与阐释问题的方法依然值得借鉴。《四库全书总目·子部医家类序》谓:"儒之门户分于宋,医之门户分于金元。"同时而稍后的金元时期是中医流派分立、百家争鸣的繁荣时代。第一部注释《伤寒论》的著作就产生于这一时期,著名的金元四大家皆有讨论伤寒的专书。宋金元时期伤寒著述的著作类型丰富多样,除了对《伤寒论》的校正与注释外,还有专题发微、证治汇补、类证类方、歌括总结、图表归纳、医案分析等等,几乎囊括了后世伤寒类著述的所有类型。可以说,宋金元时期是伤寒学发展的第一个高峰。

　　文献研究是中国传统医学研究的基础。有关这一时期伤寒学的学术成就,许多医学史或科技史中已有详细的论述[1]。但是,这一时期伤寒著述的文献研究却与其伤寒学发展的高度远不相称。研究中医古籍,首先面对的便是具体的文献。宋金元时期伤寒医籍的刊刻情况如何、哪些医书已经亡佚、哪些医书尚有佚文可考、现存的医书有哪些不同的版本、它们之间的源流关系又是怎样、在刊刻质量上孰优孰劣、哪些版本值得深入探讨,这些问题无论对医学研究还是历史研究皆具有重要意义。

　　回顾以往的研究,对宋金元伤寒著述的考察主要是一些目录提要类著作。这其中以日人丹波元简(1755—1810)父子的《医籍考》与冈西为人(1898—1973)的《宋以前医籍考》最为详尽。《医

---

[1] 参见任应秋《中医各家学说》(上海科学技术出版社,1986年),叶发正《伤寒学术史》(华中师范大出版社,1995年),廖育群、傅芳、郑金生《中国科学技术史·医学卷》(科学出版社,1998年)等医学史的相关论述。

籍考》成书于1831年，仿《经义考》之体例，根据各种相关文献广泛收录中国历代医籍近三千种，以纂辑书录序跋为主，间有考订。《宋以前医籍考》成书于1936年，著录宋金时期伤寒文献共81种，对每种文献的考订分为出典、考证、刻本、序跋四部分，并附有案语，对疑义之处进行细致考辨与阐发。其中"刻本"部分汇录中日两国各家书目的著录情况，收罗丰赡。中国近代以来对历代伤寒著述进行考察的学者主要有曹炳章（1878—1956），他所汇编的《历代伤寒书目考》收录历代伤寒类书目共计785种，其中宋金元三代共107种。但他的这一书目仅有书名、卷数、著者三项，且未注出处，不别存佚。新中国成立后出版了一些叙录提要类的医籍考论著作。严世芸主编的《中国医籍通考》汇辑诸家书录序跋及主要版本，在数量上远超前人著述，收录宋金元伤寒著述共85种，然几无考证，且著录版本较少。贾维诚、贾一江编著《中国医籍志》收录700余种医籍，每部医书从内容提要、作者简介、历代经籍艺文志及私家书目著录辑要、现存主要版本四个方面进行介绍，版本部分亦较为简略。王瑞祥编写的《中国古医籍书目提要》汇辑以上各书的内容，分出典、提要、主要版本三项著录，是医籍书目的集大成之作，惜乎在版本的著录上过于简略。有关宋金元伤寒著述的版本问题，一些伤寒研究专著也略有着墨。马继兴的《中医文献学》中对几部著名的伤寒著作及医学丛书做了简要的版本梳理。李顺保编著的《伤寒论版本大全》以辑校《伤寒论》版本为主，仅在卷末附"历代《伤寒论》类著作书目汇总表"，罗列了历代伤寒文献的主要版本，著录较为简单。叶发正的《伤寒学术史》重点在学术流派的论述，下篇《古今伤寒书目考》中也汇辑了历代伤寒类著述的主要版本，亦无版本源流的考订。倘若从伤寒文献版本的角度审视，在已出版的这些中医古籍目录与著作中，尚无一部著作能够全面超越近百年前日本人所编著的《宋以前医籍考》，这不能不说是一个遗憾。

本书以宋金元伤寒著述为研究对象，考察重点是存世医书版本的梳理提要与散失医书佚文的辑证校勘。本书对目前存世的24种宋金元伤寒医书的作者生平、成书时间进行了考订，对比了各种版本间的变化，总结了每部医书现存版本的刻印特征，在此基础上梳理出每种医书的版本源流关系，并对其版本优劣做出了判断。本书希望通过对这些伤寒医籍的考察，一方面对各个时期不同版本的具体情况有更加深入的了解，比较版本优劣，为后来的医学理论研究与历史研究打下坚实的文献基础；另一方面对历代伤寒医籍的刊刻出版做出宏观上的规律性总结，也为版本目录学史增加更为丰富的历史细节。以下对宋金元伤寒著述在历代的刊刻与出版情况略做考述，并对本书的撰写体例与研究方法进行说明。

一、宋金元时期伤寒著述的刊行

《伤寒论》在宋代的重新发现与刊行是医学史上的重要事件，随之而来的是《伤寒论》研究著作的大量出现。如果按照版本学上官刻、坊刻的分类来看，目前存世的伤寒著述在宋金元时期多由坊间刊行，鲜有官刻。宋代官方所刻的医籍主要有三类：一类是医学经典，如《黄帝内经素问》《难经》《备急千金要方》《伤寒论》《金匮要略方论》《脉经》等；一类是本草著作，如《开宝本草》《大观本草》《政和本草》等；一类是大型方书，如《太平圣惠方》《太医局方》《圣济总录》《太平惠民和剂局方》等。本朝的私人医学著述一般很难成为官方刊刻的对象。其中为数不多的例外应当包括朱肱的《活人书》。

　　朱肱是宋代最为著名的伤寒医家,他的《活人书》影响了南宋以降一直到元明的整个伤寒学术①,而他的这一影响与其著作的广泛刊行是分不开的。今宋刻本《重校证活人书》卷前保留了朱肱政和元年(1111)的《进表》,我们能够藉此了解当时私人著述被官方遴选与刊刻的一些情况。其《进表》云:

> 钟山非矫,幽人蹑屩于深林,衡岳虽遥,志士献书于北阙。盖行藏之有数,非狂狷所能知。中谢。伏念臣出自蔀屋之微,尝奉大廷之对,昔为冗吏,今作闲人,乃因三余,著成《百问》。上稽伊尹汤液之论,下述长沙经络之文,诠次无差,搜罗殆尽,从微至著,盖不可加,亘古及今,实未曾有,载在简册,图之丹青,思欲胶口而不传,大惧利己而无益。恐先朝露,虚弃寸阴,学古入官,既无裨于国论;博施济众,庶或广于仁风……谨遣男遗直,赍臣所撰书一函八册共二十卷,躬诣检院,投进以闻。委有观采,伏乞宣付国子监印造颁行。如臣学植浅陋,违戾于经,即乞委官参详,然后布之天下,以福群生。

朱肱在《进表》中介绍了他的《活人书》,并遣其子躬诣登闻检院呈送献书。他希望如果有幸入选,《活人书》能够由国子监印造颁行。登闻检院是宋代掌管官民上书的机构。宋制,凡官民上书均先往登闻鼓院,如被拒绝,再投进登闻检院。朱肱《进表》中称"躬诣检院"正说明献书之不易。但朱肱非常幸运,他的《活人书》从此得以顺利刻印颁行。楼钥《攻媿集》卷五十三《增释南阳活人书序》中记载:"尝闻之老医京师李仁仲之子云:……《活人书》既献

----

①逯铭昕:《朱肱〈活人书〉对南宋伤寒学的影响》,《中华医史杂志》2012年第6期。

于朝,蔡师垣当轴,大加称赏,即令颁行。"

著作成书后通过上表进书的途径求得刊刻流传是民间医者传播自己著作的一种方式。受到这一观念影响的医者还有成无己,《注解伤寒论》卷前有王鼎大定壬辰(1172)的序言,序云:"此书乃前宋国医成无己注解,四十余年方成,所谓万全之书也。后为权贵挈居临潢,时已九十余岁矣。仆曩缘访寻舍弟,亲到临潢,寄迹鲍子颙大夫书房百有余日,目击公治病,百无一失。仆尝求此书,公云:未经进,不可传。""未经进,不可传"正透露出民间医者对上表进书这一途径的重视。

得益于官方的推重,《活人书》在当时即有众多版本,据朱肱政和八年(1118)的《活人书序》称:"及至洛阳,又见王先生,云《活人书》京师、成都、湖南、福建、两浙,凡五处印行。惜其不曾校勘,错误颇多。"于是朱肱"遂取缮本,重为参详,改一百余处,及并证与方为一卷,因命工于杭州大隐坊镂板,作中字印行,庶几缓急易以检阅。"(《活人书序》)除了朱肱在世时的刊刻之外,《活人书》到南宋也一直刊刻不断。南宋初年的程迥在《医经正本书》中提及"今建州、饶州民间各刊旧本,池州公库刊校正本,然二本互有得失"。从《活人书》在南宋的影响来看,其官方刻本自然不止池州公使库本一部,而坊间刻本也不止建州、饶州两种。在整个宋代,像《活人书》这样在官方与民间广为刊行的伤寒著述仅此一部,应该说是一个特例,大部分伤寒著述仍由民间的书坊刊刻通行。

宋代另一部著名的伤寒学论著《伤寒总病论》是由书坊刊行,它代表了宋代伤寒著述刊刻的另一种情形。作者庞安时出生于世医家庭,但他的医学知识却并不是来自父辈的口传心授,据《宋史》本传的记载,庞安时"父世医也,授以《脉诀》。安时曰:是不足为也。独取黄帝、扁鹊之脉书治之,未久,已能通其说,时出新意,辨诘不可屈,父大惊,时年犹未冠。已而病瞆,乃益读《灵枢》《太素》《甲乙》诸秘书,凡经传百家之涉其道者,靡不通贯"①。庞安时的医术高明应当无可质疑,无论从他《伤寒总病论》的论述还是同时代人的记载都可以得出这一结论。但庞安时与其他医者最大的不同是他与当时名流士人的交游,他的医学著述的刊行,正与这些文人的推荐与提携密不可分。

今本《伤寒总病论》卷六收录了庞安时给苏轼的一封书信,题为《上苏子瞻端明辨伤寒论书》。在这封信里,庞安时论述了他研究伤寒最大的心得,一是温病与伤寒明确区分开来,二是折衷古今,重新厘定了方剂的剂量与剂型。苏轼曾经应允为庞安时作序,但因老倦事多终未能成。今《伤寒总病论》卷前有苏轼书札二则以代序,信中提及了此书的刊刻情况,说道:"人生浮脆,何者为可恃,如君能著书传后有几? 念此便当为作数百字,仍欲送杭州开板也。"黄庭坚对庞安时此书更是推重有加,并且非常关心此书的出版。他在与友人的书信中多次提及此事。《山谷老人刀笔》卷十七《与范长老书》云:"近编写得蕲州庞老《伤寒方论》一部,极臻致,欲付成都开板,试与问士人家有能发心开大字一本,即作序并送矣……庞老《伤寒论》,前袁道人一见,欣然欲了此缘。遂便与作序,并以新抄手数本付之矣。不知师舜更用就成都开否,若欲开印,报示元监院,归时并写序一本去。"《式古堂书画汇考》卷十一《报云夫七弟书》云:"庞老《伤寒论》无日不在几案间,亦时时择默识者传本与之。此奇书也,颇校正其差误矣,但未下笔作序。序成,先送成都开大字板也,后信可寄矣。"苏轼与黄庭坚的书信与序文,无疑是庞安时这部伤寒著述最好的审读书与推荐信。也

---

① [元]脱脱等:《宋史》,中华书局,1985年,第13521页。

正是由于他们的推荐,庞安时的《伤寒总病论》才有机会得到士人的资助并最终顺利刊行。

朱肱的《活人书》由上书而被青睐并得以颁行天下,庞安时的《伤寒总病论》由交游而被推荐并得以襄获资助,应当说并不是伤寒著述刊刻的普遍途径。更多的医书则是由作者自己出资印行,或由后来的收藏者刊布行世。

由作者自己出资印行的比如许叔微。许叔微的伤寒著述较多,仅存世的就有《伤寒百证歌》《伤寒发微论》《伤寒九十论》三部。现存元刻本《新编张仲景注解伤寒百证歌》卷前有许叔微自序一篇,其中谈到了这些著作撰述与刊行的经过,序云:

> 余幼嗜方书,于仲景《伤寒论》尤所耽好。始也读诵以思之,次也辨类以求之,广诹博访,如是者殆三十年。早夜研究,殆将成癖,于是撰《仲景伤寒脉法》三十六图、《翼仲景伤寒论》三卷、《辨类》五卷。岁在己酉,□骑践蹂,多所遗失。暇日因探绿帙中有歌阙百首,治法八十一篇,皆依遵仲景之法,用此治疗,十得八九,惧其殆烬,故缀缉成编,以备遗失……年运时驰,今逼桑榆之暮影,遂将前所录者,歌括百首,次为五卷,名之曰《伤寒百证歌》。复作《发微论》上下卷,义论二十二条,续次于末。余既以救苦为心,则是《歌》也乌得秘藏于密而不肯与众人共之! 于是鸠工刻梓,以广其传云。

许叔微在南宋渡江后考中绍兴二年(1132)进士[1],后除临安府府学教授[2],尝官翰林学士,因此世人多称他为许学士。作为翰林

---

[1][宋]曾敏行:《独醒杂志》,上海古籍出版社,1986年,第62页。

[2][清]徐松:《宋会要辑稿》,上海古籍出版社,2014年,第5637页。

学士,他自然有能力寻找刻书者刊行自己的医学著作,鸠工刻梓,以广其传。

　　由后来的收藏者倡议刊布也是伤寒著述刊刻流通的方式之一。这样的例子比如叶梦得刊刻王实的《伤寒治要》。叶梦得《建康集》卷三《书〈伤寒治要〉后》谓:

　　　　王仲弓人物高胜,虽贵公子,超然不犯世故,居官数自免,博学多闻,又长于医。及与前此娄昌言、常颖士、宋道方诸人游,尝云:"疾之伤寒,所在无岁不罹其患,然治法有证,传于经络,效于日数者,不可差以毫厘。张仲景书在世,如法家有刑统,苟用之皆当,可使天下无冤人,而庸医多不解,其见于形候者,亦不尽审。是既不能用法,又不能察情,以故杀人,不知其几何。"因推仲景书,作《伤寒证治》,发明隐奥,杂载前数人议论,相与折衷。又恐流俗不可遍晓,复取其简直明自、人读而可知者,刊为《治要》,曰:"苟能穷疾之所从来,而验之以候,按吾书而用之,虽不问医,十可得八九。"此仁人之用心也。余尝病东南医久不通仲景术,乃为镂版,与众共之,使家藏此书,人悟其术,岂特无冤人而已。

叶梦得于绍兴十二年(1142)移知福州,他看到彼时东南医者久不通仲景术,因此将家中所藏王实的《伤寒治要》镂版刊行。类似的刊刻动机也见于许补之的《伤寒奥论序》:

　　　　予久欲求访良医,拯救世人夭枉,而苦未之见……(何滋)继又授予以仲景家藏《伤寒奥论》及叔和《脉赋》各一编。予读之手不释卷者三日。是书诚足以发伤寒之秘奥,为万世脉经之要旨。医者苟得是书而留意焉,则治病之际有所主而不惑,受病之人有所恃而不恐。俾天下之人同跻寿域,仲景之心,视孙思邈、华佗,不啻过矣。予不敢私秘,敬镂诸梓,以广其传。①

何滋约为南宋孝宗时人，钱曾《读书敏求记》卷三著录何滋《伤寒辨疑》一卷，谓："滋于乾道年间为何安大夫，诊御脉，并应奉皇太子宫。撮略仲景书，凡病证之疑似，阴阳之差殊，共三十种，悉为辨之，使人释然无疑焉。"许补之的序作于淳熙三年（1176），是时何滋尚在世，而何滋所授之书，当是抄本。许补之为扩大影响，广其流传，将此书付梓刊行。

由于相关史料的缺乏与存世宋刻本伤寒著述数量偏少，很难按照版本学史的通常讲法来讨论宋代伤寒著述的刊刻情况。从存佚的情况来看，史料中记载的60余种宋代伤寒著述，今有刻本存世的仅有11种。由这一比例或许也可以进一步推测，这些个人所撰的伤寒著述大多数很可能是以抄本的形态存在，而抄本显然比刻本更容易消亡。这一情形在金元时期并无多少改变。

金代刻书现存的书籍实物相对来说是各朝代中最少的，所刻医书存世者多为《黄帝内经素问》《难经》《圣济总录》《经史证类大全本草》《本草衍义》等医学经典与方书，伤寒类著述则更少。见于记载的仅有成无己《伤寒类证》《注解伤寒论》《伤寒明理论》三部。《伤寒类证》卷前有大定癸未（1163）宋云公序，述其刊刻始末。序云："仆于常山医流张道人处密受《通玄类证》，乃仲景之钤法也。彼得之异人，而世未有本。切念仲景之书，隐奥难见，虽有上士，所见博达，奈以一心，日应众病，万一差误，岂不忧哉。今则此书，总其微言，宗为直说，使难见之文，明于掌上，故曰举一纲而万目张，标一言而众理显。若得是书，以补废志，其济世也不亦深乎？故命工开版，庶传永久。"《注解伤寒论》卷前有王鼎大定壬辰

---

① ［明］陆彦功：《伤寒类证便览》卷首，明弘治十二年（1499）刻本。

(1172)序云："公别有《明理论》一编,十五年前已为邢台好事者镂板流传于世,独此书(《注解伤寒论》)沉坠未出。仆是以日夜如负芒刺,食息不遑。遂于辛卯冬,出谒故人,以干所费,一出而就,何其幸也。"记述了《注解伤寒论》与《伤寒明理论》的刊行。

　　元代官方刊刻医书的机构在中央主要有太医院,在地方则主要是各路的儒学与书院。太医院掌管医疗相关的事务,下设广惠司、御药院、大都惠民局等医药管理机构,曾于大德四年(1300)刻印《圣济总录》。地方书院所刻则有大德六年宗文书院刻印《经史证类大观本草》。但伤寒类著述的刊刻主要是以民间的私宅与坊肆为主体。元代的坊间刻书在北方以大都、平阳为中心,南方以杭州、建阳为中心。从现存伤寒著述的刊刻地点来看,亦不出这些刻书中心。

　　大都的私宅刻书主要有窦氏燕山活济堂所刻《伤寒百问经络图》。活济堂是窦杰的药室名。窦杰(1196—1280),字汉卿,后改名默,字子声,金元时期针灸学家。燕山活济堂所刻医书除《伤寒百问经络图》之外,还有《新刊黄帝明堂针灸经》《针灸四书》等,大约在至大、皇庆年间刊刻。平阳的刻书有杜思敬所编刻的《济生拔粹方》。杜思敬(1235—1320),字敬甫,晚号宝善老人,山西汾州人,由平阳路同知累迁治书侍御史,后拜中书参知政事,进中书左丞。致仕后居家研习医学,编辑《济生拔粹方》,选录医书共十九种。从杜思敬的籍贯与居所以及《济生拔粹方》的刊刻风格来看,应属平阳刻本。福建建阳所刻的比如元天历元年(1328)建安翠岩精舍所刊《伤寒直格》。翠岩精舍是建阳人刘君佐(约1250—1328)的书坊名,君佐字世英,号翠岩,其家世代以刻书为业,所刻图书涵盖了经史子集四部,是建阳著名的书坊。此外,成无己《注解伤寒论》则有至正二十五年(1365)建阳西园余氏刻本。元刻本许叔微《新编张仲景注解伤寒百证歌》也是建刻本的通行版式。

　　总结起来,宋金元伤寒著述的作者意欲出版刊行自己的著作不外有几种途径:一是通过进表献书,二是寻求士大夫或官员的推荐与资助,三是自己出资刊刻,四是书坊的重印。尚未被刊刻的医著则以抄本的形式流传,等待后世的发现与刊行。如果说讨论宋金元时期伤寒著述刊刻情况更多的是与医书作者有关的话,那么考察这些著述在明清时期的刊刻情况关注的主体则是医书的出版者。讨论的重点也由作者的刊刻途径转向出版者的身份与动机。

二、宋金元伤寒著述在明代的刊行

　　明代的出版业较宋元时期更为发达,从出版主体的性质上亦可分为官刻、家刻与坊刻。具体到宋金元伤寒著述的刊刻,仍是官刻较少,坊刻较多。

　　1. 太医院刻书

　　宋金元伤寒著述可以确定为明代官方刻本者,似仅有太医院所刻《伤寒金镜录》一部。嘉靖三十八年(1559)马崇儒刻本《伤寒金镜录》卷前有嘉靖八年薛己的序言,序云:“其与仲景钤法奥旨同者,特《金镜录》尔,故余刊于官舍,使前人之书皆得以行于世,而四方学者亦知所去取云。”是时薛己为太医院院判。嘉靖三十五年,已经从太医院院使致仕的薛己,为新刊行的《外伤金镜录》作序,又提及了当年的刻书。序云:“旧有《敖氏金镜录》一篇,专以舌色视病,既图其状,复著其情,而后别其方药。开卷昭然,一览具在。虽不期乎仲景之书,而且悉合乎仲景之道,可谓深而通,约而要者矣。予昔承乏留都,尝刻之太医官舍。本皆绘以五采,恐其久而色渝因致谬误,乃分注其色于上,使人得以意会焉。”

除了薛己的刊刻外，太医院所刻医书还有另一种版本的《伤寒金镜录》，今收录在《医学集览》中，藏于日本国立公文书馆内阁文库。《医学集览》卷前有万历十八年（1590）詹景凤的《叙》，记载了此书的编刊始末，序谓："予以署事入院，问官士生习学何书？曰，科十三书，十有二编板刻在库。予取而阅之，岁久板多缺失，字磨灭者十之四……简医士得祝大年、张三锡，令借善本订校，而正其讹字，补其板之缺失者与其磨灭之不可读者。工甫完而印布诸局。"卷前万历三十一年萧瑞麟《医学集览小引》又云："余睹署中所藏方书十二种，往为东图詹公校行于世，今其书具在，残缺有间矣。爰命医士祝大年、王嘉徵等厘缉之，以授剞劂，而弁之曰《医学集览》。"由是可知，太医院所藏书板经过詹景凤、萧瑞麟二主事的两次修补刊印，重新命名为《医学集览》。此书虽然重印于明代万历年间，但据卷前的序言可知，其书板仍是太医院所存的旧板。

2. 藩府刻书

藩府刻书是明代刻书的一大特色。被分封到各地的藩王以宗室的身份参与刻书，持续了整个有明一代。自洪武年间发端，成化、弘治间逐渐发展，嘉靖、万历时期蔚然成风，崇祯年间仍有余响。藩府所刻之书，多被称之为藩府本或藩邸本。藩府所刻图书，经史子集四部皆有，在子部书籍中数量最多的是医家著述，约占全部子部书籍的四分之一①。较为著名的比如周藩的《袖珍方》《千金方》《普济方》，楚藩的《重修政和经史证类备急本草》，鲁藩的《鲁府秘方》《龚廷贤禁方》，蜀藩的《玉机微义》《内经类抄》，宁藩的《素问病机气宜保命集》，赵藩的《补注释文黄帝内经素问》

———————————

① 陈清慧：《明代藩府刻书研究》，国家图书馆出版社，2013年，第132页。

《灵枢经》《脉经》等等。今所存与伤寒著述有关者,则有辽藩所刻的《东垣十书》与衡藩所刻的《伤寒金镜录》。

　　上海图书馆藏有明成化二十二年(1486)荆南一人序刻本《东垣先生此事难知集》,为海内孤本。是书卷末有《此事难知后序》,落款为"成化丙午岁仲夏即望荆南一人识"。所谓"荆南一人"即辽惠王朱恩镰之别号。序谓"东垣先生医书一帙,予府已锓梓传于世矣。今又得一书,亦东垣治疾之法,名曰《此事难知》。盖知医之为道所以续斯人之命,而与天地生生之德不可一朝泯也"云云。国家图书馆、中国中医科学院图书馆、日本国立公文书馆内阁文库等地皆藏有著录为嘉靖八年(1529)辽藩梅南书屋刻本的《东垣十书》。是书卷前有嘉靖八年光泽王《重刊东垣十书序》。序中详细介绍了这部丛书刊行的经过。其云:

　　　　东垣李先生倔起金元之际,慨斯道之失传,俗工之无术也,乃上探《灵》、《素》,深究精微,悉正诸说之谬误,验其尝试之已行,发其自得之独见,于是著《脾胃论》,著《内外伤辩惑论》,著《兰室秘藏》。而崔紫虚之《脉诀》,王好古之《汤液本草》,王履之《溯洄集》,朱彦修之《格致余论》、《局方发挥》,王好古之《此事难知》,齐德之之《外科精义》,咸后先继述,凡为书十种,以其皆出于东垣也,通谓之《东垣十书》。于是农黄灵素之旨大明于世,越人之《难经》,仲景之《伤寒》,叔和之《脉诀》与夫内外科书方脉益发明救正,无复遗憾。医之道,至东垣亦可谓集大成者矣。简祖灼见《十书》于生人大命有补于仁民之道也,乃梓行于时。至祖靖王之世,行之既久,板本漫缺。初《内外伤辩惑论》一书,偶刻两本,后职医者非良工,见他书间有称东垣撰《内外伤辩》及《辩惑论》者,遂以《内外伤辩》名一书,复以《辩惑论》名余板之本。由是,一书标以

两名。殊不考东垣自序明言所撰《内外伤辩惑论》一篇耳,何
尝有二耶? 乃漫以九书分为十书,却指数内《此事难知》一书
为十书外集致误。我先考惠王复为之别序以传,盖未察俗医
之谬误也。予间考阅,知其误分妄析,既毁《辩惑论》之重本,
复还《此事难知》本,以归《十书》之旧。尝博访是书,天下惟
我辽藩板行中外,搢绅知慕之者恒欲得之为快,顾原板漫涣
不成完书。予既为较正归全,爰重稍朗书,刻梨行之。

据《明史》,光泽王即朱宠瀼,为惠王嫡二子,其堂号曰“博文堂”。
从他的这篇序文可知,《东垣十书》经过了辽简王朱植、靖王朱豪
墭、惠王朱恩鐥、光泽王朱宠瀼四代藩王的先后数次刊刻,是辽藩
刻书的代表之作。

　　国家图书馆、上海图书馆、天津图书馆等馆又藏有嘉靖三十
八年(1559)衡藩马崇儒刊《敖氏伤寒金镜录》一卷,皆为同版。上
海图书馆藏本被影印收入《续修四库全书》。衡藩又名青藩,是明
宪宗第七子朱祐楎的藩府,成化二十三年(1487)封,弘治十三年
(1500)就藩青州府。天津图书馆所藏《敖氏伤寒金镜录》与《摄生
众妙方》同函,而《摄生众妙方》卷前有衡王乐善子序。《摄生从妙
方》与《敖氏伤寒金镜录》皆为马崇儒校刊。《伤寒金镜录》卷前与
卷末皆有马氏刊记,卷前嘉靖八年薛己《伤寒金镜录论》之末的刊
记题作“青藩良医所良医马崇儒校刊”,卷末刊记题作“嘉靖己未
仲夏日　北海尧岗马崇儒校刊”。衡府所刻《敖氏伤寒金镜录》从
时间上来看是此书较早的刻本,从版本系统上来看,也保留了此
书早期刻本的特征。

　　3.地方官员刻书
　　讨论宋代版刻时,官方刻书可分作中央与地方两级政府的刻
书来讲。一般认为,官方刻书是“中央各殿、院、监、司局;地方各

州(府、军)、县,各路茶盐司、安抚司、提刑司、转运司……机关单位,用公帑投资所刻之书"①。由于宋代官员的待遇优厚,宋代的地方官刻书成为一时之风气②,但到明代,情况发生了变化,很少用公帑所刻之书。刻书的资金也往往来源于官员个人的捐俸或属僚的集资。因此称为官方刻书便不再合宜,名之曰地方官员刻书则更为妥当。

在明代地方官员的刻书中,根据学者的研究,子部书约占五分之一③,其中医书又占了接近五分之一的比重,在子部图书中数量最多。具体到宋金元伤寒著述来说,则有《伤寒金镜录》与《活人书》二书尝为地方官员所刊刻。其中《伤寒金镜录》的刊刻情况仅见于序跋的记载。而《活人书》的三次先后刊刻皆有版本存世,这些版本中所保留的序跋与助刊名单,为了解明代地方官员刻书提供了具体而微的例证。

嘉靖三十八年(1559)衡藩马崇儒刻本卷前有陈楠《续刊伤寒金镜录序》,卷末有汤绍恩《伤寒金镜录后序》。这两则序文记载了此书在嘉靖三十八之前的刊行情况。卷末汤绍恩《伤寒金镜录后序》谓:"予观古虞廷尉陈君彦材所送金镜一录。元敖氏立辨伤寒三十六舌图,法详以证,症附以方,明白简要,可以使人缘形以察脉,由粗以得精,中砭剂于膏肓,寄死生于呼吸。不若其难,而卒应其变。虽病者地乏良医,亦有所据,而易为力,其不尽然者夭乎。诚哉伤寒家之捷径也,用梓以广其传。"这里的陈彦材即陈楠。陈楠序谓:"元若敖氏抱独见之明,著《金镜录》一书,只以舌

①李致忠:《古代版印通论》,紫禁城出版社,2000年,第90页。
②张秀民:《中国印刷史》,上海人民出版社,1989年,第56页。
③刘娇娇:《明代地方官府刻书研究》,山东大学硕士论文,2016年。

证,不以脉辨,其法浅而易知,试而辄资效,诚千载不偶之秘书
也……予在南都,偶得此书,深珍重之。后会副宪笃斋汤公,出是
编示之,极称其善,已命工梓行会稽郡矣。予患天下之人未尽知
也,复梓之,以广其传云。"汤绍恩字汝承,号笃斋,安岳人,嘉靖五
年(1526)进士。历任户部郎中、德安知府、绍兴知府、山东右布政
使等职。汤序中提及陈楠的官名曰"廷尉","廷尉"是秦汉官名,
掌刑狱,与陈序的结衔"大理寺左寺正"相一致。由此可知,《伤寒
金镜录》一书,在编校者薛己初次刊刻之后,汤绍恩知绍兴时再次
刊刻。不久,陈楠又一次刊行,事在嘉靖十八年前后。这两次刊
刻的版本今已不存,但根据序文,我们仍可考见明代地方官员刊
行此书的始末缘由。

　　现存《活人书》的版本中有三部由明代地方官员序刻。其一
是万历四十四年(1616)张惟任序刻本,这一版本存世的印本较
多,今国家图书馆、中国中医科学院图书馆、台北"国家图书馆"等
地皆有收藏,其中中医科学院图书馆藏本被收入《续修四库全
书》。这一版本的《活人书》是经过来复批点校正过的版本。来
复,字阳伯,三原(今陕西三原)人,万历四十四年进士,官布政使,
备兵扬州。诗文、书、画皆精,琴、棋、剑器、百工技艺无不谙晓。
在卷前的识语中,来复简述了此书校刻的始末,其云:

　　　　余不佞非知医者,顾常私谓,百家之技,惟此近真,扩而
　　大之,可以免夭洮之患。家居题其药室云:以羲皇之心手,运
　　尧舜之事,谁穷谁达;将孔孟之乾坤,跻羡期之寿命,何己何
　　人。十余年托志如此,兹以往功疏矣,亦不复言此道矣。所
　　批校诸方书颇多,半为人索去。丙辰入都,偶携数种,以备查
　　稽,《活人书》其一也。侍御张觉庵先生、民部王任吾先生见
　　而嘉赏之。遂约同乡诸荐绅先生见住长安者,各捐金命工,

不数月告成。此书行而仲景之心法明，即《内》《难》之奥旨明。穷乡鄙邑，按条检方，详方治病，伤寒杂证，一以贯之，其有补于世道既伟且久矣。海内人士，倘读此有得，以之治疗获验，尚其念诸荐绅先生之功。是编经徐春沂镕与不佞复考纂，又共杜友胡含素廷器、梁君晋希、渊君玉应圻、家弟驭仲临校正，庶几无大讹谬，观者鉴其苦心。

来复识语中提到的侍御张觉庵先生即是为此书作序的张惟任。在张惟任的序中，也从他自己的角度叙述了他与来复倾盖相谈以及刊刻此书的过程。序谓："不佞素不愿薄医为方技，近与吾乡来阳伯氏接谈，聆其论议，先得我心之同然，及睹评校诸医籍合数十部，而此书其一，其言曰：世间真医难，能校雠医籍者等难，正言业儒者多不谙医也……阳伯今通籍宦途，颇厌离此道。余惧其久而佚也，谋于乡绅，慨然同好，遂酿赀付梓，以广其传。"云云。张惟任序末的结衔为"敕封文林郎前钦差巡按浙江等处贵州道候补江西道监察御史"。依明代官制，道监察御史为正七品官，虽官品不高，但掌管监察，大事奏裁，小事主断，权势颇重。因而能够作为召集人，共同筹款刻书。这一版本的《活人书》在卷前还有"乡绅诸公助刊姓氏"，胪列出资刊刻的官员及举人共三十四人。出资者的职位上至刑部左侍郎、国子监祭酒、山东道、贵州道、江西道监察御史，下至国子监学生与举人。除了地方政府有限的资金支持外，众人捐资助刊是明代官员刻书主要的资金来源方式，这里的"乡绅诸公助刊姓氏"则为了解捐资者的身份提供了第一手材料。

台北"国家图书馆"藏有《活人书》一部，二十卷，著录为万历天启间(1573—1620)河南重刻本，以其卷末有河南按察司分巡大梁道副使曹尔桢《南阳活人书跋》故也。曹尔桢，顺天人，进士。

据(顺治)《河南通志》卷十四载,曹尔桢任河南按察副使在万历末年,故此刻本可确定为万历末年河南重刻本。这一刻本是张惟任序刻本的重刻本。卷末曹尔桢的《南阳活人书跋》交待了此书重刻的原委,其云:

> 直指台关西张公之按中州也,以活人心运拯人手,凡宗藩、河道、吏治、民生、兵戎、盗贼、豪猾,一切症各以一切药对治之,恰好中病,举膏肓中二竖,无不瞿然。思遁者大都国老将军,兼收互济,而要在扶元气以厚培神气,而非耸神气以驰骋元气也。猗与休哉,其越人仓公者流乎,殆岐黄上人也。一日,出《伤寒百问》示不敏。桢曰:此三原计部来公刻之京师者,桢受而卒业,曰:寒,急症也,数传而善变。今人挟方寸匙者,每好予病以错,错不独在寒,而寒苦不耐错,错更不耐寒。一剂不亟盖合,九死立至;一味不君臣式,全剂罔功。非若他病之可揣摩凑泊,徐计而倖改,累试而一中,故寒科费人。与寒病魇医谈之,令人色变。《百问》者,先之外症,主之经络,参之脉理,定之汤名,四者合而寒且自呈其状,以醒医目,故手不必国藉,第令少识陈半者视某症与某问合,还以某问治之,药未下咽而寒且退三舍矣。抉至幽于至显,稳至变于至一。是《百问》未出,寒为第一难病,《百问》既出,寒为第一易症,《百问》可无广乎?此直指台再刊《百问》意也。

在这篇跋文中,曹尔桢叙述了张惟任有重刻《活人书》之意,且来复有关医非小事的议论深得他心,因此他决定重刻此书。曹尔桢重刻本与张惟任序刻本相比在形式上有一些细微的变化,比如卷首张惟任的《南阳活人书叙》,张惟任序刻本为行草书,而曹尔桢重刻本改为楷体刊刻。"乡绅诸公助刊姓氏"部分,曹尔桢重刻本较张惟任序刻本少张国祥、李孔度二人。来复的识语张惟任序刻本紧接"乡绅诸公助刊姓氏"刊刻,曹尔桢重刻本独立分页,题为"活人书总述"。在内容上,曹尔桢重刻本补足了张惟任序刻本中的一些缺字,比如卷一第二问"若无汗尚恶寒宜升麻汤",张惟任序刻本下标"阙"字,曹尔桢重刻本则补改为"杂方一",张惟任序刻本"长者阳□□头疼腰痛□太阳也"一句,曹尔桢重刻本补为"明也""者"三字。同时,曹尔桢重刻本也有一些误刻漏刻之处。比如,卷一第八问曹尔桢重刻本有墨丁,"医家■肥人脉浮为肌肉厚实",当是原刻本卜烂不清。同卷第三问"调胃承气汤"条,张惟任序刻本作"正四三",曹尔桢重刻本作"正三十四",检卷十三"调胃承气汤"药方,正作四十三,曹尔桢重刻本误。卷六第四十六问之末,曹尔桢重刻本衍"寒疫止"三字。卷九第七十四问,张惟任序刻本"是谓下厥上竭为难治",曹尔桢重刻本"下"作"不",误。但从整体上来看,曹尔桢的重刻本仍保持了较高的刊刻水准,达到了他"广《百问》之功伟之伟矣"的初衷。

　　《活人书》由官员序刻的版本还有天启元年(1621)广陵沈文炯的重刻本。此书为笔者所藏,未见国内外公藏单位著录,为海内孤本。是书目录首页题"大明应天匿迹自隐逸人徐镕镕之父重校正　关中来复阳伯甫校批　广陵殁之沈文炯重刻",沈文炯始末无考。唯书前天启元年倪思辉序中谈及一二,序云:

　　　　国初凡操针石之家,靡不奉为著蔡,未有非之者。永乐、正统间,张、陶之微议一起,遂湮没近二百年,良医短气,真本罕闻……维扬殁之沈君文炯好义乐善,出于天性,活人是其素心。阅得此书,若青囊肘后不是过也。锐意刊布,而作医林之指南。告成,问序于不佞。不佞谓世之刻医书者,汗牛充栋,比比皆然。或以盈帙为奢,薰莸莫辨;或以好名惑众,楮木俱灾,始以书误人,人即以书误病,何异以乌喙而饱饥

孚,伐崔苇而代舆济,是以仁心而杀人,不亦谬乎? 如兹刻之
善,前人之评论详矣,不独医家一日不可少,即人持而户箧
之,谓之保生之珍、摄命之符可也。从此传广而利溥,沈君之
冥福不几逾浮屠七级哉。后之君子再加刊布,俾得弥漫宇
内,而攻医博物者,更为搜补阙疑,庶几九万一千三百六十八
字之旧复见于圣明龙飞之时,寿民寿国,当跂足竢之。

倪思辉字韫之,号实符,祁门人,万历三十五年(1607)进士。授太
常寺博士,历吏科给事中,巡视京营,清操著闻。天启二年(1622)
因上疏劾论客氏怙宠窃权,谪福建按察司知事。后皇子生,复故
官。崇祯初年起刑部左侍郎,升任南京督粮储、户部尚书。倪思
辉做此序时结衔为吏科给事中。按明代官制,吏科给事中为从七
品,分掌吏部引选诸事。此书是曹尔桢刻本的重刻本,唯卷前无
"乡绅诸公助刊姓氏"与来复的《活人书总述》,其余行款版式皆相
一致,且书版稍稍宽大。考其文字,虽与曹尔桢刻本略有不同,但
仍属校刻精良的重刻本。

从现存的这些版本来看,明代地方官员所刻医书无论从装帧
形式还是校勘质量都可称上乘。他们所选择并一再刊刻的这些
伤寒著述也从一个侧面反映出这些医籍在当时的流传与影响。

4. 徽州刻书

明代的坊间刻书,除了建阳、杭州、成都等几个传统的刻书中
心,苏州、金陵、徽州等地也逐渐繁盛。谈到明代后期的坊间刻
书,学者常常会引用胡应麟《少室山房笔丛·经籍会通》中的见
闻:"余所见当今刻本,苏常为上,金陵次之,杭又次之。近湖刻、
歙刻骤精,遂与苏常争价。蜀本行世甚寡,闽本最下,诸方与宋世
同。"这里所说的大约是万历初年的情形。徽州坊刻业也正是在
这一时期发展起来的。

　　从现存宋金元伤寒著述的刊行情况来看，刻于徽州书坊的不在少数。这其中最为著名的当属吴勉学所编刊的《古今医统正脉全书》。吴勉学，字肖愚，号师古，歙县人，万历年间刻书家。吴勉学所刻图书内容广泛，经史子集四部皆有，选辑考究，校刊精审，其中医学典籍又占有相当的比重。有关吴勉学刊刻医书的缘起，清代学者赵吉士的《寄园寄所寄》卷十一中记载了这样一个故事。"歙吴勉学梦为冥司所录，叩头乞生。旁有判官禀曰：吴生阳禄未终。吴连叩头曰：愿作好事。冥司曰：汝作何好事？吴曰：吾观医集率多讹舛，当为订正而重梓之。冥司曰：刻几何书？吴曰：尽家私刻之。冥司曰：汝家私几何？吴曰：三万。冥司可而释之。吴梦醒，广刻医书，因而获利，乃搜古今典籍并为梓之，刻赀费及十万。"虽是小说家言，但也从一个侧面反映出吴勉学对医籍刊刻的重视。

　　《古今医统正脉全书》卷前有吴勉学的一篇序言，这篇序言概述了自神农氏以来的医学历史，简要评论了历代医家的成就，最后道出了刊刻此书的原委："不佞勉学，闻见寡昧，而于医学独加意焉。窃谓医有统有脉，得其正脉，而后可以接医家之统。医之正脉，始于神农黄帝，而诸贤直溯正脉，以绍其统于不衰，犹之禅家仙派，千万世相续而不绝，未可令其阙略不全，使观者无所考见也。因诠次成编，名曰《医统正脉》而刻之。"《古今医统正脉全书》一书收录了历代重要的医学著作共四十四种，囊括了内经、本草、伤寒、方剂、医案等中医学各个方面的内容。其中涉及宋金元伤寒著述的就有《增注类证活人书》《注解伤寒论》《伤寒明理论》《伤寒直格方》《伤寒医鉴》《伤寒心要》《张子和心镜别集》《伤寒标本心法类萃》《此事难知》《医垒元戎》十种，占全书的近四分之一。

　　将吴勉学所校刻的医书与之前的版本相对照可以看出，吴勉学所刊行的版本确可称得上校勘精良。比如，在《伤寒明理论》中，吴勉学所刊医统本较之前的版本有两方面的改正：一是不影响文义的语辞加减，如《恶寒第二》诸本"经曰：所谓少阴病"，医统本无"曰"字；《懊侬第二十一》诸本"下之益烦，心懊侬如饥"，医统本作"下之益烦，心中懊侬如饥"；《谵语第三十五》诸本"口不仁面垢"，医统本作"口不仁而面垢"。二是医统本根据《伤寒论》所做的校勘，如《心下满第十五》诸本"必蒸而振"，医统本作"必蒸蒸而振"，"蒸蒸而振"是《伤寒论》中语，故改；《少腹满第十七》诸本"经曰：太阳病，热结膀胱"，医统本作"太阳病不解，热结膀胱"，据《伤寒论》校改；《喘第二十六》宋刻本"太阳病，头疼腰疼者，骨节疼痛"，医统本作"太阳病，头痛发热，身疼腰痛，骨节疼痛"，据《伤寒论》原文校改。不影响文义的语辞加减使得文本更为合理通顺，对照《伤寒论》进行的校改则使引用的文本更为正确。

在《伤寒直格》一书中，吴勉学刻本所做的调整与改动更多，主要有以下几个方面：第一，增加注释。医统本对一些较难的文字增加了注音与释义。如卷上《死生脉候》"唇吻反青"，医统本"吻"下有小字注文"音稳"，卷中《伤寒六经传受》"病则瘳矣"，医统本"瘳"下有小字注文"音抽，愈也"。第二，删除注释。相比元刻本，医统本也删除了一些注释文字。比如卷上"手少阳三焦病则耳聋"一段后，元刻本有"面尘，面如浮尘；马刀，疮名；侠，音胁"一行注文，此段注文衍出，医统本皆删去。卷中《懊侬》下有小注"懊，乌刀切；侬，奴刀切"，医统本亦删去。第三，对注释的重新调整。医统本在注释的形式上也进行了一些改动，使得注释更加清晰有条理。比如卷上《经络病证》"衄，音浓，入，鼻血也"，医统本改为"衄，音浓，入声，鼻出血也"。在语言上解释得更加明白。又如卷上《内外病生四类》"一者因气变动"一段后，元刻本注释云：

"癥，音贞；瘕，音假；癥，聚积也；瘕，血气聚也。"医统本改为"癥，音贞，聚积也；瘕，音假，血气聚也。"将分别注音与注义调整为先注音后注义。第四，正文与注释大字小字的不同。有元刻本作小字、医统本作大字者，如卷上"一者因气变动"一段后，元刻本小字注文"多喜曰癫，多怒曰狂"，医统本作大字。卷下《桂枝汤》"与苍术二倍""此方唯正可汗者即用，误服之则转加热也"等文字，元刻本作小字，医统本皆改为大字。又有元刻本作大字、医统本作小字者，如卷上"三者不因气之变动"一段后，元刻本"僻，邪也。霍乱，上吐而下泻也"作大字，医统本"邪也""上吐而下泻也"皆作双行小字。卷上最末一句"死证多矣，以至危极则无越此矣"，元刻本大字，医统本作双行小字。医统本的这些调整使得正文与注释在形式上更有条理。

正是由于吴勉学校刻医书的精审，他的《古今医统正脉全书》中所收录的医书在明末以降几乎成为这些医书流传最广的版本。其书版先后被五车楼、敦化堂、步月楼、映旭斋、同德堂等书坊藏版重印。其中一部分医书的刻本如《伤寒标本心法类萃》等被清代四库馆臣采纳而成为《四库全书》的底本。在清代中期之后，以《古今医统正脉全书》刻本作为底本重刻或者全部翻刻的情况也不在少数。作为徽州坊刻的代表人物，吴勉学不仅在伤寒文献的刊刻上功不可没，也为中医古籍的整理、保存与传播作出了巨大贡献。

除吴勉学之外，徽州地区还有一些书坊也刊行过伤寒文献。比如歙岩镇汪氏主一斋所刊《注解伤寒论》。主一斋是汪通值的室名，汪通值，字济川，除《注解伤寒论》外，还刻印过巢元方的《巢氏诸病源候总论》五十卷。主一斋所刻《注解伤寒论》后被收入《四部丛刊》。卷前有嘉靖二十四年(1545)郑佐《新刻伤寒论序》，卷末有江瓘《刻伤寒论序》,皆谈及是书刊刻缘起。江序谓:"嗟乎!《脉诀》出而《脉经》隐,《百问》行而《伤寒论》乖。譬之俗儒,专诵时文而昧经传,其失均也。汪子希说氏以博雅明家,慨俗学之昏迷,愍烝民之夭札,出其家藏善本,视汪处敬氏三复雠校,乃命入梓。"郑序谓:"余里人汪君处敬为是愍恻,务购善本,反复校雠,惧其传之不远也,则遂镂刻以为公。"是书国家图书馆亦有藏本,但牌记与《四部丛刊》本略有不同,题作"歙汪通值处敬校刻于主一斋",当是此书的又一印本。台北"国家图书馆"藏有明崇祯间歙县程衍道修刻本《注解伤寒论》一部,实际上也是此书的重印本,只是将卷端"明汪济川校定"挖改为"程衍道敬通订"而已,由此也可见此书流通之广。

今《中国古籍善本书目》《中国古籍总目》《中国中医古籍总目》等目录书中著录为明嘉靖二十九年朱崇正刻本者也是新安书坊所刊行。此书美国哈佛大学哈佛燕京图书馆著录为明嘉靖歙西虬川黄镀刻本,可从。其定名依据来自目录页第二行所题"新安歙西虬川黄镀刊行"。黄镀(1522—?)字时容,安徽歙县虬村刻工,嘉靖间尝刻《六臣注文选》(岩镇潘氏本)、《徽州府志》、《玉台新咏》、《徽郡诗》(汪淮本),万历间参加刊刻《同文千字文》(经义斋本)。是书卷端题"新安后学惠斋朱崇正宗儒附遗",朱崇正始末无考,当是新安医家。

徽州所刻伤寒医籍还有嘉靖四十四年(1565)查氏书林刻本《伤寒明理论》二卷《补论》二卷,国家图书馆、美国柏克莱加州大学东亚图书馆有藏本。为成无己《伤寒明理论》与巴应奎《补论》的合刻本。巴应奎字西野,新安人,善医。此每卷皆有刊记,卷二首行下镌小字曰"泾川大街查氏书林梓行",卷三首行下镌小字曰"泾川查氏书铺梓行",卷末镌木记一行曰"泾邑方城芝川查策捐赀鸠工梓行"。查策是新安书坊的主人，所刻图书存留至今的还有许国所撰《大学衍义补摘粹》十二卷，卷端题作"寓金陵三山街芝川查策绣梓"。

明代嘉靖年间逐渐兴盛的徽州坊间刻书与当时徽商的发展不无关系。一方面，徽州刻书业的繁荣，乃至江南刻书出版业的辉煌，与徽商的投资、技术开发以及经营都是分不开的[①]。另一方面，大量的医书刊刻也为医家辈出提供了丰厚的土壤。徽州地区仅明代后期至清代，先后涌现出近五百位名医，形成了别具特色的"新安医学"。其中汪机、方有执、程应旄等人在伤寒学上颇有建树，提出并发展了《伤寒论》错简说，在中国医学史上占有一席之地。

5. 建阳刻书

宋代以来，福建建阳一直是中国重要的刻书中心之一。其书坊历史之长，刻书数量之多，可谓独步全国。进入明代，建阳的坊刻在经历了明初的低迷之后，在嘉靖、万历年间，进入了历史上的繁荣时期。

建阳书坊刊刻医籍数量较多的有熊宗立的种德堂与刘龙田的乔山堂。熊宗立（1409—1482），字道宗，号道轩，又号勿听子，建阳崇化里人。据（嘉靖）《建阳县志》卷十六："熊宗立通阴阳医卜之术，注解《天元》《雪心》二赋，《金精鳌极》《难经》《脉经》《药性赋补遗》及集《妇人良方》等书行于世。"熊宗立所刻医书目前可考者有三十余种，包括了内经、本草、伤寒、方书等各个方面。有关宋金元伤寒著述的刻本有《类编伤寒活人书括指掌图论》与《新刊

---

① 徽商与徽州刻书业的关系，参见两篇硕士论文：陆贤涛：《明清徽商与徽州刻书业》，安徽师范大学硕士论文，2005年。刘孝娟：《明清徽商与徽州刻书业的兴盛》，苏州大学硕士论文，2007年。

刘河间伤寒直格》。

张钧衡《适园藏书志》卷七著录天顺辛巳（1461）鳌峰熊氏种德堂刻本《类编伤寒活人书括指掌图论》十卷，谓："是书以双锺处士《歌括》、蒙斋《指掌图》合刊，建阳熊氏种德堂本。他书未著录。目后有天顺五年辛巳蒲月熊氏种德书堂新刊两行牌子。"据《中国中医古籍总目》，长春中医药大学藏有一部，著录为天顺五年刻本，尚未寓目。此一版本有正德戊辰（1508）德新书堂的重刻本，藏于美国国会图书馆。卷前有正统元年（1436）熊宗立的序言。在序言中，熊宗立阐述了他编纂此书的缘起与义例，其云：

> 医之道难矣，虽杂病之有方，而伤寒为尤难。汉长沙公以不凡之圣，撷《素》《难》之精微作《伤寒论》，垂万世不易之法。然其意旨幽深，初学犹未得其要者，故双锺处士《歌括》、钱塘蒙斋《指掌图》作焉，诚治伤寒之捷径也。愚以二书汇合成一，改次前八韵赋与后节目相贯，以李子建《十劝》列诸篇端，开卷则提纲撮要，晓其劝戒，其表里二十证论各条增入《歌括》，便其记诵。行是道者苟能熟味其歌，详玩其图，则治病之际瞭然在目，豁然于心。虽未能升仲景之堂奥，而仲景活人三百九十七法，不外是矣。所阙者，妇人胎产伤寒与小儿伤寒证治也。诸家经验良方续作末卷，以便观览。

与之前的版本相比，熊宗立的刻本不是单纯地将李知先的《伤寒活人书括》与吴恕的《伤寒活人指掌》二书合并，而是增加了一些新的内容。比如在歌括部分增加了阴证似阳、阴盛隔阳、阳证似阴、胁痛、气痛五证，并将这一部分内容也用歌括的形式表达出来。在《伤寒指掌图》的"制药例"后新增了"炼蜜法"一节。增加了《伤寒补遗经验良方》《江南溪毒》《沙证》《妊娠妇人伤寒方论》《妇人产后伤寒方》《小儿伤寒方》六部分内容，重新编辑为第十卷。所有这些增补皆为理解伤寒理论提供了更加全面的参考。熊宗立的这一改编本影响非常之大,在它之后的刻本绝大多数承袭了他的改编,以至于几乎完全替代了李知先的《伤寒活人书括》与吴恕的《伤寒活人指掌》,导致这两部书的刻本存世极少,由此可见熊氏刻本的影响。

此书又有熊成冶所刊的另一版本,题作《新刊图注指南伤寒活人指掌》,共四卷,今上海图书馆仅存两卷。熊成冶是熊宗立五世孙,所刻图书仍以种德堂为号。

日本《图书寮汉籍善本书目》著录有明代种德堂刻本《新刊刘河间伤寒直格》三卷,《后集》《续集》《别集》各一卷。二册。其云:"明天顺刻本。每半叶十三行,行二十四字。序后有'临川葛雍校正,建安熊氏刊行'木记。又目录前有木记五行云'伤寒方论自汉长沙张仲景之后惟前金河/间刘守真深究厥旨著为伤寒直格一书诚/有益于世今求到江北善本乃临川葛仲穆/编校敬刻梓行嘉与天下卫生君子共之/岁次癸未仲冬建安熊氏种德堂刊。'"《刘河间伤寒直格》一书在明代被数次翻刻,是当时较为流行的医书。作为精通医学的书坊主人,熊宗立选择畅销的医书加以翻刻也是书坊的经营之道。

刘龙田的乔山堂也是刊刻过多部医学典籍的建阳名肆之一,其创始人是刘福榮(1522—1581)。刘龙田(1560—1625)名大易,字龙田,是刘福榮之子。(道光)《建阳县志》卷十二载其传记谓:"刘大易字龙田,书坊人。事父母以色养,姪幼孤,抚之成立。好施济,乡邻侍之举火者数十家。初业儒,弗售。挟箧游洞庭、瞿塘诸胜,喟然曰:名教中有乐地,吾何求。遄归侍庭帏,发藏书读之,纂《五经绪论》、《昌后录》、《古今箴鉴》诸编,既卒,以子孔敬贵赠户部广东清吏司主事。崇祯间祀乡贤祠。"刘龙田所刻之书以子部为主,其中小说与医书又占了很大的比重。在明代书坊中,刘龙田的乔山堂是刊刻伤寒著述最多的,今存《伤寒百证歌》《伤寒发微论》《伤寒解惑论》《伤寒百问歌》《伤寒活人书括》《伤寒活人指掌》六部。

中国国家图书馆、台北"国家图书馆"藏有万历二十八年(1600)刘龙田乔山堂刻本《新刻图注伤寒活人指掌》五卷,二书同版。内封面题"图注伤寒类编活人指掌　乔山堂刘龙田鼎镌",卷末有牌记两行,曰"万历庚子孟冬良旦/闽乔山堂刘龙田梓"。此书包括了《伤寒活人书括》《伤寒活人指掌》两部医书。从内容上看是熊宗立种德堂刻本的翻刻本,在卷数上将熊氏的十卷本两两合并,改为五卷,在文字上差异不大。

同样为刘龙田改编刊行的医书还有《新镌注解张仲景伤寒百证歌发微论》四卷。国家图书馆、上海图书馆等地有藏本,上海图书馆藏本今影印收入《续修四库全书》。卷末有"万历辛亥乔山堂刘龙田梓行"木记。此书包括了许叔微《伤寒百证歌》与《伤寒发微论》两本书的内容,实际上是这两本书的重编合订本。与原书相对照,此书卷一为《伤寒发微论》前八则论述,卷二、卷三以及卷四的前半为《伤寒百证歌》,卷四的下半部分为《伤寒发微论》后十四则论述。日本学者森立之谓:"此本合二书为四卷,坊俗所为,非旧面也。"①尽管刘龙田的乔山堂刻本并未保存两部医书原刻本的面貌,属于书坊改头换面之旧法;但他将许叔微的两部著作集中刊行,从便于实用的角度看,也并非一无是处。

刘龙田乔山堂刊刻的伤寒著述还有《新镌类证增注伤寒百问歌》一部,今藏日本国立公文书馆内阁文库。是书卷二题"明雷顺

---

① [日]涩江全善、森立之等:《经籍访古志》,上海古籍出版社,2017年,第304页。

春校/闽刘龙田梓",卷末亦有牌记曰"万历壬子乔山堂刘龙田梓行"。此书也是两种著作的合刊,即汤尹才的《伤寒解惑论》与钱闻礼的《伤寒百问歌》。卷一为《伤寒解惑论》,卷二至卷四为《伤寒百问歌》。此书的版本不多,与现存的元刻本相对照,二者在文字上存在一些差异。这些差异一部分是可以两通的异文,比如元刻本第五问《少阴》"灸并四逆散其阴",此本"散"字改作"退"。第二十四问《两感伤寒》元刻本"双传用药若不效",此本作"双传用药不作效"。第三十七问《湿温》,元刻本"以此疗之效必见",此本作"以此病治效必见"。但更多的异文是此明刻本的误字。比如第十二问《阴毒》元刻本"身体眼睛头腹疼","腹"字此本误作"痛"。第十七问《手足厥冷》元刻本"看取晬时满身汗","看"此本误作"有";元刻本"肤冷而躁无时歇","躁"字此本误作"燥"。第十八问《吐长虫》元刻本"再汗胃冷乃脏寒","乃"字此本误作"及"。由此可见,至少与元刻本相比,刘龙田的乔山堂刻本并非较好的刻本。

　　结合刘龙田所刊刻的其他医籍,甚至戏曲小说类图书来看①,他一方面选择那些较为畅销的图书进行刊刻,另一方面也能够选择一些不被其他书坊关注的独家书籍印行,并在形式与内容两方面做出调整与改变。比如他所刊刻的《重刻元本题评音释西厢记》,其中的插图一改建刻图书常见的小幅版画而为整页巨幅,被郑振铎先生誉为"宋元版画之革命"②。他所刊刻的《新锲全像大字通俗演义三国志传》也是《三国演义》流传过程中的重要

①参见谢水顺、李珽:《福建古代刻书》,福建人民出版社,1997年,第276—282页。
②郑振铎:《〈中国版画史〉序》,《西谛书话》,三联书店,1983年,下册第495页。

版本之一。也正是他的这些刻书特色，使得乔山堂成为建阳书坊中著名的坊肆之一。

　　除了熊氏的种德堂与刘氏的乔山堂外，刻印过伤寒著述的建阳书坊还有德新书堂（刊刻《类编伤寒活人书括指掌图论》十卷）、詹氏进贤堂（刊刻《类编伤寒活人书括指掌图论》十卷）、致和堂（刊刻《伤寒图歌活人指掌》五卷）等。作为传统的刻书中心，建阳书坊在明代依然繁盛不衰，刊行了大量医书，而对于伤寒著述的改编与刊刻也促进了伤寒学术与相关医学知识的发展与传播。

　　6.《永乐大典》本伤寒著述

　　以上所论皆为刻本之情形，明代另有一部非常重要的抄本类书中保存有大量的宋金元伤寒著述，这就是《永乐大典》。《永乐大典》编撰于明朝永乐年间，全书共两万余卷，汇集了古今图书8000余种，约 3.7 亿字，是一部百科全书式的大型类书。

　　《永乐大典》以韵为类目，在每字下收录相关图籍，原则上未对所收图书做出删改。正是由于这一特点，清代四库馆臣得以从中辑录多部佚书，并收入《四库全书》中。涉及伤寒著述的有韩祗和《伤寒微旨论》一书。《四库全书总目提要》记载了此书辑佚的过程，其云：

　　　　《伤寒微旨》二卷，宋韩祗和撰。是书《宋史·艺文志》不载，陈振孙《书录解题》载有其名，亦不著作者名氏，但据序题元丙寅，知其为哲宗时人而已。今检《永乐大典》各卷内此书散见颇多，各条悉标韩祗和之名，而元戴良《九灵山房集》亦称：自汉张机著《伤寒论》，晋王叔和、宋成无己、庞安常、朱肱、许叔微、韩祗和、王宾之流，皆互有阐发，其间祗和姓名与《永乐大典》相合，是祗和实北宋名医以伤寒为专门者，特《宋史·方技传》不载其履贯，遂不可考。书凡十五篇，间附方论。大抵皆推阐张机之旨，而能变通其间……其书向惟王好古《阴证略例》间引其文，而原本久佚。今采掇会粹，复成完帙，谨根据原目，厘为上下二卷。

正是四库馆臣的辑佚，使得《伤寒微旨论》再现于世。而今《永乐大典》大多散佚，倘欲完整地辑复此书已经不再可能。

《永乐大典》在成书后的数百年间不断佚失，今仅存不足三百册。在存世的《永乐大典》中，保存了宋金元伤寒著述的一部分内容。今存《永乐大典》卷三千六百十四与卷三千六百十五为"寒"字韵，其中征引了许多伤寒文献。这些伤寒文献可分为两类：一类是有刻本流传存世的，包括庞安时《伤寒总病论》，朱肱《伤寒活人书》，成无己《注解伤寒论》《伤寒明理论》，许叔微《伤寒百证歌》（实际是《伤寒发微论》）、《伤寒九十论》，李知先《伤寒活人书括》，刘完素《伤寒直格》《伤寒标本心法类萃》，常惠《张子和伤寒心镜》，张璧《云岐子保命集》，尚从善《伤寒纪玄妙用集》，王好古《此事难知》《医垒元戎》《阴证略例》。这些被《永乐大典》所引录的文献可以视为一种版本。与现存版本相对勘，可以提供文字上的补充或参考。以《伤寒总病论》为例，从文字上来看，《永乐大典》的引录多与宋刻本相同，更有数则可补宋本之阙。比如《永乐大典》卷三千六百十四"伤寒脉浮缓"条"太阴当发黄"，宋刻本无"黄"字，清顾之逵抄本"黄"字作"汗"。《千金翼方》卷九正作"病脉浮而缓手足温，是为系在太阴，太阴当发黄"。又如《永乐大典》本"脉浮紧者，法当身疼痛"条，"此必软紧而迟"，黄丕烈覆宋本作"此若软紧而迟"，谓"原本'若'字破损，照薛本补"。行草"必""若"二字倘笔画残损则极易混，按文意当从《永乐大典》作"必"字。

　　另一类被《永乐大典》引录的伤寒文献已无刻本存世,这样一来,《永乐大典》便成为辑佚文献的重要依据。这一类的医书包括高若讷《伤寒类要》、赵嗣真《活人百问释疑》、索矩《伤寒新书》、忽光济《伤寒集义》。由于《永乐大典》本在引录时的删改较少,辑佚时可据以考察医书的体例,继而可以依照体例辑佚整理其他文献中的佚文。以赵嗣真《活人百问释疑》为例,《永乐大典》虽然只引录了两则,但其体例班班可见。卷三千六百十五引文曰:"赵嗣真《活人百问释疑》:第二问又云:太阳与阳明合病,脉必浮大而长,外证必头痛,腰痛,肌热,目疼,鼻干也。愚详此问。"云云。卷三千六百十四引文曰:"赵嗣真《活人百问释疑》:第十七问:病人身大热反欲得近衣者,热在皮肤,寒在骨髓也。身大寒反不欲近衣,寒在皮肤,热在骨髓也。《活人书》曰:此名表热里寒。愚详仲景论。"云云。由此可以考见是书体例:"第二问""第十七问"即《活人书》中"百问"部分的次序。赵书以此为顺序,每则条目先引仲景之论与《活人书》中语,次以"愚详"为《活人书》释疑。除《永乐大典》外,《伤寒证治准绳》《玉机微义》《伤寒六书》等书中也尝引用《活人百问释疑》,但多为节引。依此体例,则可按照《活人书》百问的次序排比佚文。

　　《永乐大典》所收录的文献大多应是明代初年甚至宋元时期所刊刻的版本,无论对于校勘还是辑佚,皆有非常重要的价值。作为一部百科全书式的类书大典,《永乐大典》所收录的伤寒著述也从一个侧面反映出这些医书在明代初年的流传情况。

三、宋金元伤寒著述在清代的刊行

　　从现存的清代版本来看,清代中前期,从顺治一直到嘉庆年间,宋金元伤寒著述的刻本较少。道光年间以后,各种刻本才渐

次出现(见表0—1)。一部分宋金元伤寒著述在清代未曾被
重刻。

表0—1　宋金元伤寒著述清代刊刻时间分布表

书名	顺治	康熙	雍正	乾隆	嘉庆	道光	咸丰	同治	光绪	宣统
《伤寒总病论》						1			1	
《活人书》									4	
《注解伤寒论》						2		1	7	
《伤寒明理论》						2		1	6	
《伤寒百证歌》								1	1	
《伤寒发微论》									2	
《伤寒九十论》							1		2	
《伤寒要旨》										
《活人书括》										
《伤寒百问歌》										
《医经正本书》							1		1	
《伤寒补亡论》						1				2
《伤寒类书活人总括》						1				
《伤寒类证》									2	
《伤寒直格》									1	
《伤寒标本心法类萃》									1	
《伤寒心要》									1	
《伤寒医鉴》									1	
《伤寒心镜》									1	

续表

书名	顺治	康熙	雍正	乾隆	嘉庆	道光	咸丰	同治	光绪	宣统
《伤寒保命集》										
《伤寒活人指掌图》										
《伤寒金镜录》				1	1			1	2	
《伤寒纪玄妙用集》										
《此事难知》									2	
《医垒元戎》									2	
《阴证略例》									1	
《伤寒钤法》										

注：本表仅列可以确考成书年代的著作，数据来源于《中国古籍总目》《中国中医古籍总目》。

　　与此形成鲜明对比的是清代学者的伤寒著述的刊刻情况，我们选取几种在伤寒学术史上影响较大的著作作一比较（见表0－2）。

表0－2　清代前期学者伤寒著述刊刻时间分布表

书名	顺治	康熙	雍正	乾隆	嘉庆	道光	咸丰	同治	光绪	宣统
喻昌《尚论篇》	2	1		3	1				2	
柯琴《伤寒来苏集》	1	1		5			1		1	1
程应旄《伤寒论后条辨》		2		3						
周扬俊《伤寒论三注》		2	1	4					3	1
魏荔彤《伤寒本义》		1	2	1						
尤怡《伤寒贯珠集》					3				1	

续表

书名	顺治	康熙	雍正	乾隆	嘉庆	道光	咸丰	同治	光绪	宣统
舒诏《再重订伤寒集注》				8			1		1	
张璐《伤寒大成》		6							1	

注:本表仅列可以确考成书年代的著作,数据来源于《中国古籍总目》《中国中医古籍总目》。

从表中可以看出,这些清代前期学者的伤寒著述在学者在世或稍后的几十年中刊刻较多,在后期刊刻较少。以上两个表格的对比折射出有清一代伤寒学发展的趋势特点以及新旧学术的更替代变。

清代伤寒学的研究在深度与广度上较前代皆有新的发展,出现了一大批研究《伤寒论》的名家,他们的学术立场各有不同,形成了许多学术派别。以喻昌、张璐、程应旄、黄元御等人为代表的医家被称为"错简重订"派,他们认为《伤寒论》的编次存在问题,意欲恢复《伤寒论》的原貌。张志聪、张锡驹、陈念祖等人则尊经崇古,维护原有编次而加以阐释。柯琴、徐大椿以方剂入手考察张仲景辨证制方的机理。尤怡、钱潢则从治法入手探索张仲景治病方法的依据。这些学者从各自的角度出发,围绕《伤寒论》进行了细致入微的研究。此外,温病学说在清代的不断发展也影响到传统伤寒学的热度。叶桂、薛雪、吴塘等人对温病的研究基本形成了一个较为完善的理、法、方、药体系,在伤寒学之外形成了一门全新的学科,丰富和发展了诊治外感热病的理论。他们所提出的新的理论与新的治法与宋金元时期的伤寒学术已有很大的不同。新旧学术的更替使得医家不再依赖前代的学术著作来思考立论,因而前代伤寒著述的刊刻在数量上自然远不如本朝的医学著作。这是宋金元伤寒著述在清代前期刊刻较少的根本原因。

　　上表中可见的第二个特点是各类伤寒著述在光绪年间（1875—1908）刊刻较多，尤其是以阐释《伤寒论》为主的著作。这一现象与许多因素相关。根据学者的归纳主要有以下几点：第一是新学输入之刺激。近代西方医学自19世纪后期输入中国之后，一向被尊为中医临床之经典与治则的《伤寒论》如何得到科学的解释是中医学的一大课题。第二是中医教育的需要。近代以来中医教育的兴盛，使得作为中医经典教材的《伤寒论》需求量不断上升，事实上，近代伤寒研究的成功之作多数系教材或由教材整理而成。第三是维护中医学术的需要。围绕中医的存废，近代学者间有过多次论战，而这些论战首先集中于《内经》，其次便是《伤寒论》①。此外，从版本学的发展来看，宋元版本的价值在清代中后期逐渐被发现与重视，收藏与摹刻宋元珍本在图书收藏家与版本目录学家之间蔚然成风。一些流传下来的稀见宋元版医书因此得以被重新校勘与印行。

　　要而言之，宋金元伤寒著述无论是作为学术史的一部分，还是作为古代的典籍，在清代仍然被医家学者或藏书家不断重印与刊行。总结起来，清代宋金元伤寒著述的刊刻情况较有特色者主要有以下几个方面：

　　1. 名家名刻的涌现

　　清代是版本学走向成熟的一个重要时期，涌现出了许多藏书家与刻书家。他们非常重视对宋元版本的收藏、校勘与重刻。其中，于伤寒旧籍别加留心且校正刊行的有黄丕烈与陆心源二人。

　　黄丕烈（1763—1825），字绍武，号荛圃，又号复翁，江苏吴县

---

①赵洪钧：《近代中西医论争史》，安徽科学技术出版社，1989年，第220页。

人。乾隆间举人，曾官主事，后无意官场，返归故里，专事藏书校书。搜购宋刻本达百余种，题其书室为"百宋一廛"，尝刻《士礼居丛书》。每得善本，即作题跋，述其源流，后人编为《士礼居藏书题跋记》。

黄丕烈覆刻的《伤寒总病论》是此书在清代的第一次刊刻。黄丕烈在《题宋刻庞安时伤寒总病论后》记其刊刻始末：

> 郡中藏书家，所谓朱奂文游者，余犹及见。其人家多书，以老故，大半散去。最后一单中，有庞安常《伤寒总病论》，亦第与群籍并出。主人不以为宋刻，估人之买者，亦未知为宋刻也，杂置坊间。有识者过而识之，以青蚨五星易归。自是我辈之好言收藏者，皆争相购矣。是书先至小读书堆顾抱冲家，既而五砚楼袁寿阶知之，余亦知之。因寿阶先与议易，故归之。抱冲先见是书，遂先录其副。抱冲所录，余未之见，见其友人施君少谷手录本。少谷时在抱冲家教其子弟习书法，故见而借抄。抄毕，原书归寿阶。余从之倩工影抄一本。统而计之，宋刻一，影宋刻者，抱冲、少谷与余有三矣。厥后余与寿阶以影抄易宋刻，是书遂为百宋一廛中物……是书自王宇泰活字印行之后，未见重样，即王本相传，止有二百部，故行世绝少。余姪曾有之，为友人借去被焚，故未及一校为憾。朋好中皆想望是书，渴欲一见，故命工梓行。

对于这部宋刻本《伤寒总病论》，黄丕烈可谓尽心尽力，尝取三家抄本校补，并撰写校勘札记附于书后。他在卷末《题宋刻庞安时伤寒总病论后》中谈到了他的覆刻原则："（原宋刻本）三卷三十三叶，唯少谷影抄本有之，余本都缺。五卷十五叶，宋本缺，惟薛性天家抄本有之，字迹行款与原本殊，未知何据。后见抱冲所抄者，中亦有此叶，谓是王宇泰活字本补入。今余覆刻，据薛本补，据观本校,存其异同可耳。宋刻不无误处,余复借张莳塘家藏抄本、薛性天家藏抄本、顾容安家藏抄本,虽未知其同出一源与否,而字有异同,悉为标出。可从者,或改正文以就之,未敢信者,或存校语以参之。"在书后所附的《札记》中,黄丕烈详细地呈现了这些版本间的差异,并对其中一些异文的校正提出了自己的意见。今顾本、薛本、张本已佚,《札记》的意义显得更为重要。

　　黄丕烈所重刊的《伤寒总病论》虽然自己称之为"覆刻",但从《札记》的记述来看,黄氏覆刻宋本仍在一些地方做了改动。这些改动主要包括补字与改字两方面。补足缺字的比如卷一第五叶第三行"欲温",黄校曰:"原本'欲'字破损,今照顾本补,薛本、张本皆作'饮',非。"卷三第十一叶第八行"强项",黄校曰:"薛本、张本俱作'项强'。按,'项'字原本系坏字,作'只',而抄本误作'曰',今依薛本、张本改作'项'字,顾本亦误作'曰'。"卷六第十二叶第一行"觉",黄校曰:"此字原本半字破去,描写作'学',各本亦作'学'。按文义似当作'觉',不当作'学',故以意改之。"径改原文的比如卷一第八叶后四行"大汤剂",黄校曰:"原本'大'作'人',今依薛本改。"卷二第三叶第三行"憎寒",黄校曰:"原本作'增',误。今依薛本改,以下'憎寒'以后二行皆仿此。"卷二第十四叶后七行"互",黄校曰:"原本作'玄',误,顾本作'弦',薛本、张本均作'互'。案,'互'字是,今改。"卷五第八叶第三行"腧",黄校曰:"原本作'踊',误,今依各本改。"

　　除了径改原文以外,黄丕烈的校语中还有许多校而未改的地方,即仅做出判断而未改原文。这些判断的依据,有的来自《内经》《伤寒论》的原文。比如卷一第十四叶第十行"于寐也",黄校曰:"宋本有脱误,案,仲景原文当作但欲寐也。"卷三第五叶后三行"引小腹入阴筋者",黄校曰:"各本同,案,此乃仲景《伤寒论》原

文,但原文引上有'痛'字,此'痛'字似不可少。"卷四第三叶后五
行"洗淅",黄校曰:"薛本同,张本、顾本俱作'先淅'。按,此亦《内
经·刺热》文,本作'先淅',似当从'先'为是。"有的直接根据文义
而校,比如卷一第十二叶后九行"伤寒三四日阳为尽"。黄校曰:
"薛本作'伤寒三日三阳为尽',顾本作'伤寒三四日三阳为尽',
案,当依薛本是。"卷三第十叶第二行"如煎洗",黄校曰:"薛本、张
本'煎洗'俱作'前浸'。按,下有'渍'字,若用'浸'字则重意,当作
如前'洗'字为是。"

　　以上这校改反映了黄丕烈在影刻旧籍上的一些理念,即一方
面要保持旧本面貌,另一方面也对旧本中明显的误字加以改正。
从保存旧本面貌的一面来看,这种做法固然不无遗憾;但从整理
旧籍与读者利用的一面来看,其所做校改的目的是一部完整无误
的"善本",这样的覆刻似乎更加符合现代意义上的"古籍整理规
范"。

　　另一位校刻伤寒旧籍的著名藏书家是陆心源。陆心源
(1838—1894),字刚甫,号存斋,晚号潜园老人,归安人。咸丰间
举人,官至福建盐运使。喜藏书刻书,所藏尤以宋元刻本为多,其
藏书楼号曰"皕宋楼",著述有《金石学补录》《宋史翼》《仪顾堂集》
等。陆心源所刻宋金元伤寒旧籍有《伤寒百证歌》《伤寒发微论》
《医经正本书》《阴证略例》四部。

　　《伤寒百证歌》《伤寒发微论》二书原为黄丕烈旧藏。卷末有
黄丕烈手跋记其入藏始末云:

　　　　余于去冬收得许学士《普济本事方》宋刻残本,仅六卷,
　　然出大价,盖以其书之希有也。吾友某为余言许学士尚有
　　《伤寒》书旧刻本,在小读书堆,心甚艳之。春二月下旬,有书
　　船友不识姓名者二人,持元刻《伤寒百证歌》、《伤寒发微论》

二书，又有别种医书二本，求售于余。彼因稔知余之出大价得前书，故以此来。一时议价未妥，仅得别种之一本，许书却还之。一月以来，时复思之不置，适书友亦非余不能售，故重复携来，岂书之恋余耶？抑余之恋书也。出番饼十七元得此，以别种副之，仍取其希有耳。是二书载《读书敏求记》，兹遵王图记宛然，装潢如旧，其为述古物无疑。后归吾郡惠氏，非但松崖先生有钤印，而余收得《百岁堂书目》有松崖注语，可证物之授受源流，悉悉相合，岂不可宝。惟是钱、惠两家书目于《发微论》皆云三卷，此却上下二卷，未知何以歧异。惜小读书堆主人作古数年，偶有欲假之书，思而不得，未能一证卷之多寡为憾。闻五砚楼曾借录其副，而寿阶又往扬州，不克急假观之，以析疑意，是所耿耿。余检《直斋书录解题》仅有《伤寒歌》三卷，许叔微撰，凡百篇，皆本仲景法。又，有《治法》八十一篇，及《仲景脉法三十六图》、《翼伤寒论》二卷、《辨类》五卷，皆未见。兹以目见者证之，《伤寒歌》三卷与《伤寒百证歌》五卷，其同耶？其不同耶？何分卷之异耶？《伤寒发微论》二卷与《翼伤寒论》二卷，其不同耶？其同耶？何分卷之符耶？皆莫可详矣。古书日就湮没，尚赖奕世藏书家表彰其名，留传其种，俾后人有所据依。我辈好古书而方伎家言亦在收录。若世之庸医，且有问之，而不知其名者，又安能与之赏奇析疑也。

陆心源《皕宋楼藏书志》卷四十五著录了《伤寒百证歌》《伤寒发微论》二书，并全文引述了黄氏的跋文。陆心源后来重新刊刻时，在书末的《重雕元刊伤寒百证歌发微论叙》中考察了这两部医书刊刻流传的历史，评述了《四库全书总目提要》的观点，最后道出了刊刻缘起："《百证歌》七字韵言，意该言简，《发微论》探微索赜，妙悟通神。于以叹知可之学之深且邃,非薄技偏长执一是之见者所可及也。明万历辛亥有乔山堂坊刻,合为四卷。证以元刊,不但面目全非,窜改亦复不少,此明人刊版之通病,医书其尤甚者耳。余虑其误俗医而害人命也,重摹元刊,以广其传,后之治医家言者,由是以求仲景之书,庶几免废人之诮乎。"

与黄丕烈相比,陆心源并不追求与原刻本形貌上的一致,因此他的重刻并非依据原本行款格式影刻,而是略有不同。比如元刊正文半叶八行,陆氏重刻本则改作九行。在内容上,陆心源也对文字做了校改。比如《伤寒百证歌》第三证《表证歌》"郁昌不知人作孽","昌"字误,《十万卷楼丛书》本改作"冒"。第四证《里证歌》"不转失气应难泻","失"字《十万卷楼丛书》本改作"矢"。第三十二证《可下不可下歌》"瘀血抵党不可迟","党"字《十万卷楼丛书》本改作"当"。第五十四证《吐血歌》"天下寸品脉沉迟","天"字《十万卷楼丛书》本改作"大"。第八十四证《伤寒似虚歌》,"虚"字《十万卷楼丛书》本改作"疟"。这些文字上的校正也说明,陆心源与黄丕烈一样,并非一律地崇古尊古、一字不改,而是在旧刻本的基本上精益求精、改正错误,以达到他们心中理想的"善本"。

陆心源所刻伤寒医书还有《医经正本书》与《阴证略例》二部。陆心源《皕宋楼藏书志》卷四十六著录《医经正本书》一卷,谓影抄宋刻本,汪喜孙旧藏。他后来重刻的《医经正本书》当是据此刊印。《皕宋楼藏书志》卷四十七著录《阴证略例》一卷,谓旧抄本,也应当是他重刻的底本。而这一抄本流传有序,渊源有自,据《阴证略例》卷前同治三年(1864)汪曰桢序记载,"此本前有虞山钱曾'遵王藏书'一印,又有'惠定宇手定本'一印,又有'孙印从沾''庆增氏'二印,中有'惠栋之印''字曰定宇'二印,后有'孙庆增家藏'

一印。近为吾友震泽吴君晓钲所得,真旧抄也"。

黄丕烈与陆心源所重刻的这些伤寒著述,皆是存世较少的稀见医籍。无论是否完全依照古书原貌,他们的重刻在客观上使得这些稀见版本从此广为流传。黄、陆二人所刻图书的印量皆不在少数,至今国内图书馆所存上述著作,绝大多数为二人刊行的版本或其重印本。由此可见,名家名刻在古书传播上所起的作用不可小视。

　　2.丛书刊刻的兴盛

所谓丛书,是指按一定的目的,在一个总名之下,将各种著作汇编于一体的一种集群式图书。中国的丛书编刊,始自宋代,盛于明清。清代以来,各种官刻、私刻丛书不断涌现。其中较为著名的官刻丛书比如《古香斋丛书》《武英殿聚珍版丛书》等,由学者所编刻的丛书比如上文提及的黄丕烈的《士礼居丛书》与陆心源的《十万卷楼丛书》,又比如卢见曾的《雅雨堂丛书》、卢文弨的《抱经堂丛书》、鲍廷博的《知不足斋丛书》、吴骞的《拜经楼丛书》等等。至晚清张之洞编撰《书目答问》,专列"丛书"一类,与经、史、子、集并列,由可见丛书部类之盛。

　　在这些丛书中,也收录了部分宋金元时期的伤寒著述,主要有以下几种,如下表0-3所示:

表0-3　清代丛书所收宋金元伤寒著述一览表

丛书名	出版者	出版时间	所收伤寒著述
《医林指月》	王琦	乾隆二十九年(1764)	《伤寒金镜录》
《伤寒三书合璧》	顾沧筹	乾隆五十二年(1787)	《伤寒金镜录》
《遵生集要》	杨润	嘉庆四年(1799)	《伤寒金镜录》
《墨海金壶》	张海鹏	嘉庆二十二年(1817)	《伤寒微旨论》

续表

丛书名	出版者	出版时间	所收伤寒著述
《士礼居丛书》	黄丕烈	道光三年(1823)	《伤寒总病论》
《珠丛别录》	钱熙祚	道光间	《伤寒微旨论》
《琳琅秘室丛书》	胡珽	咸丰三年(1853)	《伤寒九十论》
《长恩书室丛书》	庄肇麟	咸丰四年(1854)	《伤寒微旨论》
《述古丛抄》	刘晚荣	同治十年(1871)	《伤寒百证歌》
《半亩园丛书》	吴坤修	同治间	《伤寒微旨论》
《小万卷楼丛书》	钱培名	光绪四年(1878)	《医经正本书》
《十万卷楼丛书》	陆心源	光绪七年(1881)	《伤寒百证歌》《伤寒发微论》《医经正本书》《阴证略例》
《医学十书》	陈璞	光绪七年(1881)	《医垒元戎》
《藏修堂丛书》	刘晚荣	光绪十六年(1890)	《伤寒百证歌》
《仲景全书》	邓少如	光绪二十年(1894)	《伤寒明理论》《伤寒类证》
《求志居医学丛书》	陈隆泽	光绪二十二年(1896)	《伤寒九十论》
《豫恕堂丛书》	沈善登	光绪间	《伤寒微旨论》
《豫医双璧》	吴重憙	宣统元年(1909)	《伤寒补亡论》

　　这些丛书多为学者或官员所汇编,因而选目考究,刊刻质量也较高。以王琦《医林指月》为例。此丛书辑录宋、元、明、清时期十位医家的十二种医著,包括《本草崇原》《医家心法》《易氏医案》《学古诊则》等等,既有考察脏腑生理病理、病因病机的医书,又有论述脉学、舌诊的专著,也有阐述病证治则的医案医话。编者王琦字琢崖,钱塘人,清代雍正、乾隆间著名学者,著有《李太白文集

辑注》《李长吉歌诗汇辑》等。《医林指月》卷前有乾隆三十二年
(1767)王琦自序述其编辑原委，其云："余抱疾有年，端居多暇，裒
集医书，用消永日。中有未尝锓板而以移写留传者、有已锓板而
中遭蠹毁、仅存旧印本留传者，其书一尊《灵》《素》要旨，异乎时俗
所尚庸妄无稽之说，洵可以为后学之规矩准绳者，而今时已难觏
矣。诚惧更历岁月，或至于湮没无传，使前人著述之苦心竟归泯
灭，殊为恨事。因思刊刻而流布之。凡长编巨帙，力有弗逮，取其
卷叶少者，先付匠氏，凡十余种，合而成编，名曰《医林指月》。"王
琦对所选录的医书每部皆撰有跋语，对作者的生平及学术源流有
所考论。《伤寒金镜录》跋语略云："伤寒书莫先于张仲景，亦莫详
于张仲景，其言舌上白胎者五条，未尝及黄、黑、灰、白、纯红诸色。
元之敖氏始以十二舌作图验证，杜氏增以二十四舌。明薛立斋极
称之，谓其与仲景钤法相协，依此用药多效，可以补仲景之所未
及。其后申斗垣辑《观舌心法》推广至一百三十七图，长洲张诞先
删其重复，汰其无与于伤寒者，定为一百二十图，作《伤寒舌鉴》。
余尝汇而观之，不简不支，取杜氏三十六图足矣。太加分析，恐有
毫厘千里之差，反致左而不验，奚必以多多为善耶？卢不远先生
谓，伤寒可以视舌识病，则风暑燥湿恐亦有定法，斯言也，诚足为
三隅之反。然伤寒杂证同异不齐，若胶柱鼓瑟而不善会，其意竟
以视伤寒之舌色推以验杂证之舌色，鲜有不误，是又不可不知
也。"通过考察伤寒舌诊的各种著述，王琦认为，无论是申斗垣的
《伤寒观舌心法》还是张诞先的《伤寒舌鉴》，皆不及《伤寒金镜录》
的三十六舌简洁有效，因而重刻此书。从王琦的这两则序跋可以
看出他对所选刻医书的研究之深。

　　又比如刘晚荣所刻的《藏修堂丛书》。刘晚荣，晚清藏书家，
幼年读书勤奋，后迫于生计弃学经商，然究心治学，性喜藏书。所

刻《藏修堂丛书》是他历时十余年，广搜博考，精加校勘而成的一部大型综合性丛书。全书共六集四十种，其中第五集多为医书。第五集前有刘晚荣序言一则，谈到了他选辑图书的标准，其谓："古人云：'不为良相则为良医。'又云：'为人子者不可不知医。'甚矣，岐黄之术之切于日用而不可缺也。《四库》收采医书，视他家为尤夥，其珍重可知，而在今日斯技百出，尤属更仆难穷，余故择其书之约而精、钩玄而提要者弁诸《藏修丛书》五集之首，诚重之也。"云云。《伤寒百证歌》虽然仅有百韵，但综括伤寒一证之辨证论治，恰合于刘氏所谓"约而精、钩玄而提要"的特色，因而被选中刊入丛书中。《伤寒百问歌》卷前有咸丰壬子(1852)唐棉村序，谓其辛亥(1851)秋自书贾购得宋残本《伤寒百证歌》五卷，其标题曰"新编张仲景注解伤寒百证歌"，前后缺去序跋，书中脱落三十余字，藏书家亦无有蓄之者，故影摹录副。刘晚荣刻本或据此影摹本刊行。与今所藏元刻本相对照，刘氏刻本虽晚出，但其误字却远少于元刻本。比如元刻本第一证"阳病见阴终死厄"下小注"脉沉涩若弦微"，《藏修堂丛书》本"若"作"弱"。第二证"烦渴五苓安可缺"下小注"止烦汤"，《藏修堂丛书》本"汤"作"渴"。第二十五证"调卫调荣斯两得"下小注"无三阴证者，大青龙汤主之"，《藏修堂丛书》本"三"作"少"。第二十八证"大便反快小便硬"下小注"若下之早则戚"，《藏修堂丛书》本"戚"作"哕"；"病若头中寒湿"，《藏修堂丛书》本"若"作"在"。第四十二证"死候难医不可道"下小注"病不解汗衰"，《藏修堂丛书》本"解"作"为"。第七十五证"额上手背时时透"下小注"朱迪"，《藏修堂丛书》本作"宋迪"。第八十二证"宜用茯苓桂枝术"下小注"眩胃"，《藏修堂丛书》本作"眩冒"。第九十六证"变证来时恐无及"下小注"热除后遍身凉"，《藏修堂丛书》本"后遍"作"脉迟"等等。以上文字《藏修堂丛书》

本皆优于元刻本,这有可能是其所依据的宋刻本本身质量较高,但另一方面也说明刘晚荣刻本的校勘精良。

　　再比如吴重憙所汇刻的《豫医双璧》。吴重憙(1838—1918)字仲怿,号石莲,山东海丰人。同治元年(1862)举人,官河南陈州知府,调仓场侍郎,后升任江西、河南巡抚。《豫医双璧》卷前有吴氏序言记其汇刻始末云:"予先后宦豫逾二十年,视豫犹桑梓。前在豫时,先得宋河南郭雍著《伤寒补亡论》二十卷,为传抄之秘,足以补医圣之未完,嗣又得东洋本金考城张从正《儒门事亲》十五卷……二书奇正相生,正可相需为用,因汇而刻之,题以《豫医双璧》。"又有开封名医王如恂序言一篇,记其具体校勘事宜云:"其书坊间向无印本,宣统纪元正月,恂卸署原武篆务,宝应朱曼伯方伯委监督医学。海丰吴仲怿中丞,出其家藏抄本一函,并加有眉批旁注,阅之如获连城。中丞为海丰累世名家,藏书万卷,凡经史子集以及技艺术数,无不博览淹通。今抚汴而兼行河日,以博济众民为己任,命将是书中批注分析段落,增加目录,别为抄写成帙,欲付剞劂,以登斯民于寿域。"《豫医双璧》本《伤寒补亡论》在重刻时对文字进行了细致的校正。这些校正有根据《伤寒论》原文所做的对校,比如卷五《太阳经证治下》"仲景曰:伤寒八九日,风温相搏","温"字《双璧》本改作"湿"。卷七《少阳经证治》"又曰:少阴病下利清谷,里寒外热,手足厥逆,脉微欲绝,身反不恶寒。其人面赤色"云云,"面赤色"《双璧》本改作"面色赤"等等。以上诸文字见于《伤寒论》者,皆据《伤寒论》文字订正。还有一些校改是根据文意或医理所做的理校,比如卷一《治法大要九问》"葛稚川曰:若初觉头疼肉热","肉"字《双璧》本改作"内"。卷三《仲景平脉法四十五条》"寸口脉微而涩,微者微气衰",末一"微"字《双璧》本改作"卫"。这些校改都大大提高了医书文字的质量。

除此之外,《豫医双璧》本在之前刻本的基础上还增加了许多注释。在形式上分为双行小注与眉批两种,眉批多为方药,注文多为解释或引申文义,引用成无己、赵以德、王肯堂、方有执等人的论述与原文相互参证。这些注释也为进一步理解文义提供了便利。

从整体上来看,以上丛书收录的伤寒著述多为前代流传较少的医书版本,其校刻质量也相对较高。因为对于丛书的选辑来说,丛书的刊刻本来就是他们意欲藉此垂名后世的大事,故多能谨慎为之。丛书本宋金元伤寒著述的价值也正在于此。

3.《四库全书》本的相关问题

事实上,《四库全书》也是一部丛书,可以说是清代最大规模的丛书。由于《四库全书》本伤寒著述牵涉的问题较多,因此别立一小节单独分疏。

《四库全书》子部医家类共收录伤寒类医籍十四部,其中宋金元时期的伤寒著述就有九部,包括《伤寒论注释》《伤寒微旨》《伤寒总病论》、《仁斋直指伤寒类书活人总括》(收入《仁斋直指》)、《伤寒直格方》《伤寒标本心法类萃》《医垒元戎》《此事难知》、《伤寒金镜录》(收入《薛氏医案》),占了总数的三分之二,由此可见这一时期伤寒著述的分量。

《四库全书》本目前较为常见的版本有文渊阁本与文津阁本。文渊阁本的影印本出版较早,影响也较大,成为一些古籍整理所用的参校本甚至底本。文津阁本的影印本出版稍晚,但近年来的利用也不断增加。通过对两个版本的校勘发现,二者在文字上存在不少差异,这些差异的背后是两种版本医籍校勘理念的不同。了解这些差异有助于把握这两种版本不同的特点,也有助于古籍整理时底本的选择。二者的差异主要有以下几个方面:

　　第一，书名、作者不同。就伤寒类医书而言，书名不同的有杨士瀛与刘完素的两种伤寒著述。杨士瀛的伤寒著述文渊阁本题作《仁斋伤寒类书》，文津阁本则题作《伤寒类书活人总括》。刘完素的伤寒著述文渊阁本题作《伤寒直格方》，文津阁本则题作《伤寒直格论方》。作者著录不同的有《伤寒论注释》与《伤寒直格论方》。《伤寒论注释》文津阁本作者项题作"汉张机撰、金成无己注"，文渊阁本则删去"汉张机撰"。《伤寒直格论方》的作者，文渊阁本作"宋刘守真"，文津阁本题作"金刘完素"。检所据旧刻本发现，文津阁本对书名与作者的抄录皆与旧刻本一致，而文渊阁本则进行了删改。

　　第二，卷数形式不同。比如《伤寒论注释》一书，文渊阁本和文津阁本与之前的旧刻本相比在分卷上皆做了调整，主要涉及卷七、卷八的内容。文津阁本的卷七包括辨霍乱病脉证并治法第十三、辨阴阳易差后劳复病证并治法第十四、辨不可发汗病脉证并治法第十五、辨可发汗病脉证并治法第十六四部分内容。卷八包括辨发汗后病脉证并治法第十七、辨不可吐第十八、辨可吐第十九三部分内容，而文渊阁本的卷七则仅有辨霍乱病脉证并治法第十三、辨阴阳易差后劳复病证并治法第十四两部分内容，辨不可发汗病脉证并治法第十五、辨可发汗病脉证并治法第十六这两部分内容被移至卷八中。实际上，考察之前的版本，卷七、卷八内容皆合卷刊刻，题作"卷第七之八"，文渊阁本与文津阁本各自重新分为两卷，因而导致了不同。又比如《此事难知》，是书共两卷，文渊阁本卷数题作卷一、卷二，文津阁本题作卷上、卷下，而旧刻本皆题作卷上、卷下。

　　第三，抄写形式不同。抄写形式的不同在现代出版术语中可约略归入排版的范畴，即文字皆相一致，但文字在版面中的位置或大小等抄写形式上的因素不相一致。比如,《伤寒论注释》卷三《辨太阳脉证并治第六》麻黄杏人甘草石膏汤方,杏人"五十个"、石膏"半斤",桂枝甘草汤方中桂枝"四两"、甘草"二两"等数处文字,其中的药物剂量文津阁本皆作大字,文渊阁本则改为双行小字。又如《此事难知》中,卷上"易老解利法""大承气汤"等方剂中的药物,文津阁本顺次连写,而文渊阁本则每一药物单独另起一行书写,在形式上更为整齐清朗。又如"寒毒之气从标入本"条"自下之上"四字,文津阁本倒写,而文渊阁本改为正写。对于此书条目标题中的小字注文,文津阁本多为双行抄写,而文渊阁本则改为单行抄写。将二书与之前的版本相对照发现,文津阁本在形式上更接近于原刻本,而文渊阁本则做了一定程度的调整。

第四,字形不同。二书虽皆是抄本,但二者相比,文渊阁本在字形上似乎做过统一规范,将一些"不规范"的字形改为"规范"字形。比如在《伤寒论注释》中,文渊阁本将书中药物升两原来写作"大写数字"的绝大多都改为了"小写数字"。其他规范文字的校改比如,"大承气汤方"中"芒消"文渊阁本改作"芒硝","桃人承气汤方"中"桃人"文渊阁本改作"桃仁","大陷胸丸方"中"白密"文渊阁本改作"白蜜"。此外,其他字形不同如"煑"字文渊阁本作"煮","愶熱"的"愶"字文渊阁本作"協","内赤石脂末"的"内"字文渊阁本作"纳"等等。又比如在《伤寒总病论》中,"粗"字,文津阁本多作"麤",文渊阁本则作"粗"。"沉"字,文津阁本多作"沈",文渊阁本作"沉"。文津阁本"府藏"二字,文渊阁本则作"腑臟"。

第五,文字不同。将文渊阁本与文津阁本以及之前的版本相对照可以发现,它们之间各有异同,但这些异同之间也有规律可循。《伤寒总病论》一书根据大学士于敏中家藏本抄录,这一抄本当据宋刻本而来。将文渊阁本、文津阁本与现存宋刻本相对照,三者间互有异同。文渊阁本与宋刻本相同而与文津阁本不同的比如卷四《素问载五种暑病》"脾热病者鼻先赤",文渊阁本下有小注"上主中央",与宋本同,文津阁本小注作"上主中"。卷五《伤寒感异气成温病坏候并疟证》"温疟内热甚,昏昏嘿嘿者,麦奴丸主之","疟"字文津阁本作"疹"。同卷《小儿伤寒证》"芦根汤"条,"小儿伤寒后胃中有热,烦闷,不食","胃"字文津阁本作"胸"。同卷"钩藤大黄汤"条"皆可斟酌服,以利为度","度"字文津阁本作"便"。文津阁本与宋刻本相同而与文渊阁本不同的比如卷二《可下证》,文津阁本"桃仁承气汤又治产后恶露不下,喘胀欲死,服之十差十",与宋刻本相同,文渊阁本"服之十差十"改作"服之无不差者"。卷三《痉》文津阁本题目作"痉",同宋本,文渊阁本改为"痉证"。卷五《青筋牵证》,文津阁本"若欲转动即合目回侧"下有双行小字注文"不可作煮散"五字,与宋刻本同,文渊阁本则移至"石膏竹叶汤"下。下文黄肉随证、白气狸证、黑骨温证皆作如是改动。细绎以上的不同之处可以发现,文津阁本与宋刻本的不同之处,皆是因文字相近而误或漏抄,属于抄校者无意中的失误,但文渊阁本与宋刻本的不同之处,则是因为人为的校改。这一特点在其他医书中也有明显的体现。

　　《伤寒类书活人总括》根据明代朱崇正附遗本抄录,文渊阁本与文津阁本在文字上有多处不同,这些异文如果以明刻本为参照也可分作两类:第一类异文是文渊阁本与明刻本相同,而与文津阁本不同的。比如文渊阁本卷一"其脉浮紧比为伤风",文津阁本"比"作"者"。文渊阁本"甘辛以表之皆去桂甘",文津阁本无"甘"字。卷二《阴阳虚盛用药寒温辩义》,文渊阁本"所以为用药寒温设也",文津阁本无"用药"二字。卷三文渊阁本《伤寒见风伤寒见风脉证》,文津阁本作《伤风见寒伤寒见风脉证》。卷四《寒热》文渊阁本"脉不甚实",文津阁本作"脉不胜实"。《自汗》文渊阁本"惟风暑湿之邪有干于卫皆为自汗之证也",文津阁本"湿"字作"温"字。《不可下》文渊阁本"有表仍兼失气无",文津阁本"气"字作"血"字。卷五《大便下利》文渊阁本"胃寒利者曰鸭溏",文津阁本"鸭溏"作"肠垢"。这一类情况的异文绝大多数是文津阁本的文字有误,应该是文津阁本的误抄或漏抄。第二类是文津阁本与明刻本相同,与文渊阁本不同的。比如文津阁本卷一"三论随变随应不可拘以日数及荣卫腑脏受病治法",文渊阁本"治法"作"深浅";"病在太阳而究心",文渊阁本"而"作"宜";"下后脉数久便当解瘀红之毒",文渊阁本"久便"作"大便坚"。卷三"是虽责邪四时",文渊阁本"责"作"积"。文津阁本《虚烦脚气类伤寒》"温多者除温汤五苓散,痰多者除温汤",文渊阁本"温"作"湿"。卷四《发热》"勿攻只用小柴胡",文渊阁本"只"作"则"。卷五《气短》"太阳误下结胸不",文渊阁本"不"作"痞";"食少泄多水停心下",文渊阁本"泄"作"饮"等等。在以上这些例子里,文渊阁本的异文在医理与文义上显然更为优长,但从目前现存的版本来看,这些异文并无版本上的依据。文渊阁本改字的依据更多的是看意义是否合乎医理、字句是否通达顺畅,这样的校勘可以称之为理校。

从文渊阁本其他医书的抄录情形来看,以理校改字的情况在文渊阁本中较为常见。又比如《伤寒直格》一书,《四库全书》的底本为吴勉学刊《古今医统正脉全书》本,底本卷上《六所不余不足》"子午卯酉四仲为一阴一阳也",文渊阁本改"一阴一阳"为"二阴二阳"。卷中"后下后微热不解,凉膈散调之",第一个"后"字改为"若";"兼愚吹乳乳发,或已觉吹乳、乳痈,叔服即愈","愚"字改为"治";"而但喘急、闷结、谵妄、昏冒,关脉觉数而紧者,尤宜此法急下之","胃"改为"冒";"时发微热,喘冒不能卧者,有燥粪也",

"胃"改为"急";"或斑疹后热毒不遏,久不作痂者","遏"改为"退"。卷下《茵陈汤》"凡治发黄,亢越此法也","亢"改为"不"等等。而文津阁本以上各处皆与底本相同。《伤寒直格方》现存清代乾隆之前的版本共七种①,在以上这些例子中,文渊阁本的改字依据皆非来自旧有版本,而是以理校校之。

总结以上不同之处可以发现,无论是在形式上还是内容上,文津阁本更加"忠实"于原来的版本,因而多直接抄录,一些错误之处也未加校正。文渊阁本则对文字进行过校订与删改,这些校订与删改绝大多数没有版本上的依据,更多的是采用理校的方式处理文本。这一结论是否可以推广至其他门类的图书尚待考证,但至少在医书类的校勘上,这是两部《四库全书》抄本非常鲜明的特色。

目前有关《四库全书》文渊阁本、文津阁本的研究多止于二者之间异同的比较与优劣的评骘。也有学者进一步认为:"从渊本、津本众多异文这一事实,可知从事编修的四库馆臣,从版本选择以至文字抄录,尚有一定的自由空间。"②但从《四库全书》伤寒类医书的情况来看,二者的差异并不仅仅是馆臣自由选择的问题。

影印本《四库全书》无论文渊阁本还是文津阁本,每部图书卷前皆有总校官、校对官、誊录、详校官及覆勘人员名单。检《四库全书》伤寒类医书可以发现,二者的校对官皆为文官,独文渊阁本详校官皆为太医院医官。自无品级的太医院恩粮生与医士,到八品、九品的吏目,一直到太医院院史皆分任不同医书的详校官。而文津阁本医书的详校官则皆为国子监助教李岩(见表0—4)。

①逯铭昕:《〈伤寒直格〉版本述考》,《图书馆研究与工作》2018年第2期。
②孔凡礼:《〈随隐漫录〉四库全书文渊阁本与文津阁本异文及其研究价值》,《南京师范大学文学院学报》2008年第2期。

表0-4　文渊阁本与文津阁本伤寒医书详校官对照表

书名	文渊阁本详校官	文津阁本详校官
《伤寒总病论》	太医院医士赵正池	助教李岩
《伤寒微旨论》	太医院医士赵正池	助教李岩
《伤寒论注释》	太医院八品吏目黄发	助教李岩
《伤寒明理论》	太医院医官姜晟	助教李岩
《仁斋伤寒类书活人总括》	太医院院史张肇基	助教李岩
《伤寒直格方》	太医院吏目周世泰	助教李岩
《伤寒标本心法类萃》	太医院吏目周世泰	助教李岩
《医垒元戎》	太医院八品吏目黄发	助教李岩
《此事难知》	太医院医官姜晟	助教李岩
《伤寒金镜录》	太医院医士舒岱	助教李岩

　　详校官这一概念的出现与内廷四阁《四库全书》的覆勘有着密切关系。乾隆五十二年(1787)五月,高宗翻阅热河文津所贮《四库全书》,发现其中讹谬甚多,下诏令随从各员详加校阅改正。同时又虑及文渊阁、文源阁《四库全书》中讹舛亦皆不一而足,因谕令"文渊阁书籍著在文华殿、内阁等处阅看;文源阁书籍著在圆明园朝房阅看。内中天文推算等书交钦天监堂司各官专看;乐律等书交乐部专看,医药等书交太医院官员专看"①。其中太医院

---

①《寄谕六阿哥永瑢等文渊文源所贮全书著派科甲出身尚书等校阅》(乾隆五十二年五月十九日),中国第一历史档案馆:《纂修四库全书档案》,上海古籍出版社,1997年,第2007页。

共负责"医药方书二百四十七函,计一千三百十六册"①。此次覆勘制定了严格的章程,如发现讹错及应删应改文字,须上报登记后挖改换页,并于书前副页下以黄纸粘签注明详校官衔名。今影印本《四库全书》将原书书前副页上黄纸粘贴的详校官衔名与书后副页上抄录的总校官、校对官衔名皆移至卷首,则失却了原书本来的面貌。文渊阁本、文源阁本《四库全书》的覆勘于乾隆五十二年(1787)七月基本完竣,校出"各书内缮写草率讹错换篇者,亦颇不少"②。与之相比,文津阁图书的覆勘则较为匆忙。虽然早在乾隆初次发现文津阁全书错谬之处时,就谕令随从官员详加校阅改正,但这次覆勘随着乾隆及从扈诸臣回京而中止,仅校阅了三分之一。至文渊、文源两阁全书校阅完毕之后,文津阁全书的覆勘工作再次启动。乾隆五十七年三月,纪昀带领相关官员复至避暑山庄,重订规章制度,"每人每日各看书二匣,早晚收发,俱在避暑山庄门外。有应挖改换页之处,收拾完善,即令送阁归架,照式安设"③。历经两个多月,至乾隆五十七年五月,"文津阁全书六千余函,现俱勘完归架"④。

　　关于文渊阁本、文津阁本覆勘过程的史料较少,这些覆勘人员对所校图书有哪些删改撤换已经难以考索。但从覆勘人员的

①《质郡王永瑢等奏现办覆勘文渊文源两阁书籍事宜折》(乾隆五十二年五月二十三日),《纂修四库全书档案》,第2015页。

②《质郡王永瑢等奏奉命校阅文渊文源阁书籍将次告竣折》(乾隆五十二年七月二十七日),《纂修四库全书档案》,第2049页。

③《热河总管全德等奏覆勘书籍人员已到热河并收发办理缘由折》(乾隆五十二年十月二十四日),《纂修四库全书档案》,第2082—2083页。

④《军机大臣阿桂等奏遵旨核议纪昀覆勘文津阁书籍各情折》(乾隆五十七年五月十三日),《纂修四库全书档案》,第2305页。

身份上来推断,文渊阁本的详校官皆为太医院的专业人员,他们在覆勘医籍时必然会以其职业素养改正医书中的错误文字。而文津阁本的详校官李岩则为国子监助教,专业医学知识的缺乏使得他无法在文字的正误上有所校正删改,因而文津阁本医书在整体面貌上更加"忠实"于原书版本与覆勘者的身份不无关系。

文渊阁本、文津阁本的覆勘,皆持续了两个月的时间。据四库全书档案,参加这次覆勘的太医院人员共二十二人[1],《四库全书》子部医家类共收录医籍九十七部。二十二人在两个月内覆勘九十七部医书,在时间上似乎略显匆忙。太医院人员的此次覆勘是否会造成文渊阁本与文津阁本医家类如此之大的差异仍可考量。这些差异也有可能在抄校时已经产生。《四库全书》医家类图书的初次抄校人员皆为文官,根据乾隆四十七年(1782)四库全书馆开列的任事诸臣衔名,在四库全书馆的建置中,除天文算学与篆隶绘图分别设置分校官外,并无太医院官员参加[2]。对于这些非专业人员的抄校,四库馆制定了严格的奖惩制度。乾隆三十八年十月十八日《多罗质郡王永瑢等奏议添派覆校官及功过处分条例折》所附《功过处分条例》对各书分校官的校勘提出了要求,"至分校各员,除校改誊录错误,分所应为,毋庸记功外,若能将原本讹舛应改之处,校正签出,精确得当者,每一处记功一次……若覆校人员能于原本错误处签改切当者,将覆校官记功一次"[3]。

---

① 《军机大臣遵旨查明文渊文源阁详校官各员等拟赏缎匹名单进呈片》(乾隆五十二年十月初九日),《纂修四库全书档案》,第 2072 页。

② [清]纪昀等:《钦定四库全书总目》,中华书局,1997 年,第 15—30 页。

③ 《多罗质郡王永瑢等奏议添派覆校官及功过处分条例折(附条例)》(乾隆三十八年十月十八日),《纂修四库全书档案》,第 169 页。

由此可见,这一处分条例的核心理念是鼓励分校官与覆校官尽量校出原书的错误:校出誊录本的错误是份内应该,但校出原书错误却可以记功。"功多过少者,列为上等,功过相抵者,次之,过多功少者,又次之。由臣等公同核定,移咨吏部,分别班次铨用"①。所记之功不仅可以抵消其校书的过错,更是关系到分校官员的薪资与议叙升迁。在这样的制度影响下,分校官为了获得奖励,无疑会更加汲汲于签出原书的错误。文渊阁《四库全书》作为《四库全书》的"第一分",在制度管理上无疑更为严格,分校人员或于此用力尤勤,故多以理校订正文字,校勘精详细密。而文津阁本则是内廷四阁中最后完成的抄本,"当时事届垂成,未免急图完竣,错谬尤多"②。在制度的执行上,自然远不及文渊阁本,抄录时或略于校雠而多径录原书。在《四库全书》其他部类的图书中,据学者的研究,也存在文渊阁本多理校且细致而文津阁本多直录且粗疏的现象③。因而文渊阁本与文津阁本间的差异,究其根源,似与四库馆这一功过奖惩制度的制定与执行也有关系。

　　要之,通过考察文渊阁本与文津阁本《四库全书》伤寒类医书可以看出,二者在书名、作者、卷数、抄写形式与文字内容等方面

①《多罗质郡王永瑢等奏议添派覆校官及功过处分条例折(附条例)》(乾隆三十八年十月十八日),《纂修四库全书档案》,第170页。
②《礼部尚书纪昀奏请将文渊阁缮译册档移送热河一分等事折》(乾隆五十二年十月二十四日),《纂修四库全书档案》,第2081页。
③比如孔凡礼:《〈随隐漫录〉四库全书文渊阁本与文津阁本异文及其研究价值》,《南京师范大学文学院学报》2008年第2期。孙麒:《〈四库全书〉本〈艺文类聚〉考论——以文渊阁本与文津阁本为例》,《图书情报工作》2011年第4期。逯铭昕:《〈彭城集〉整理说明》,《彭城集》,齐鲁书社,2018年,第34—38页。

都存在差异。分析这些差异可知，文渊阁本相对于所据旧本的改动较大，且多以理校改字，而文津阁本则更加忠实于原书，对其中舛误多未加改正。这二者的不同特色一方面与抄校时四库馆奖惩制度的制定与执行相关，另一方面也与覆勘时详校官的不同身份有着密切关系。至于抄校与覆勘这两个阶段在决定二书医家类的最终面貌上分别起到了多大作用，则有赖于相关四库底本的发现与进一步研究。这也提示使用者在将其作为校勘底本时需格外留心文渊阁本与文津阁本的各自特色，以免对医书的整理质量造成影响。

四、撰写体例与研究方法

本书对存世宋金元伤寒著述的版本研究分为"成书""版本""版本源流图"三部分。"成书"部分主要对作者生平、成书年代等问题进行考察。"版本"部分则关注每部医书现存有哪些版本，这些版本在刻印上有哪些特征，在内容上较之前的版本有哪些变化，并在此基础上梳理它的源流，比较版本优劣。最后的"版本源流图"是对以上考察的图示化总结，以更直观的方式呈现现存版本的承续流传情况。

本书在撰写过程中也尝试探讨一个问题，即如何更好地呈现一部书各个版本的面貌与其间的源流关系。版本研究的任务可以分三个方面：一是版本的鉴定与断代，二是版本间的源流关系，三是版本的得失。此三方面的内容皆能得以较为完整恰当地呈现才是合格的版本研究，以下从此三方面略加分疏：

1. 版本的鉴定与断代

本书所涉及的伤寒医书存藏于国内外各大图书馆，这些图书馆多数已有古籍书目或善本书志，其中对医籍的版本皆有著录。

但这些目录中不免存在版刻年代或出版者著录错误等问题。刻书时间著录有误的比如国家图书馆藏有被标为元刻本的《新编张仲景注解伤寒百证歌》一部,今影印收入《中华再造善本》。南京图书馆亦藏有元刻本一部。黄丕烈曾收藏有元刻本《新编张仲景注解伤寒百证歌》一部,《士礼居藏书题跋记》卷三谓此书载《读书敏求记》,书中遵王图记宛然,为钱曾旧藏。此书后归陆心源插架,《皕宋楼藏书志》卷四十五著录此书。后为日本静嘉堂文库购入。今将国图藏本与日本静嘉堂文库藏本对照发现,二者为同一版本的先后印本。并且,从行款版式与字体形态上来看,有学者通过比勘国图与南图二本发现,南图藏本字体为元代建刻本的通行体式,而国图藏本为明前期摹仿体①。倘此判断无误,则国图与静嘉堂藏本的著录应改作明刻本为宜。又比如,北京大学图书馆藏有著录为元天历元年(1328)刻本的《伤寒直格》一部,其版本著录的依据是目录前有牌记五行,云:“伤寒方论自汉长沙张仲景之后惟前金河/间刘守真深究厥旨著为伤寒直格一书诚/有益于世今求到江北善本乃临川葛仲穆/编校敬刻梓行嘉与天下卫生君子共之/岁次戊辰仲冬建安翠岩精舍刊行。”天历元年即为“戊辰”岁。此书无序言,但上海图书馆所藏万历三十七年(1609)书林张斐刻本卷前保留了《伤寒直格序》一篇,序末有年款及撰人:“洪武戊辰冬至翠岩老人谨题。”这里的“戊辰冬至”与牌记中的“岁次戊辰仲冬”可相印证。洪武戊辰即洪武二十一年(1388)。翠岩老人今难详考,或为翠岩精舍某一时期的主人。翠岩精舍虽始创于元代,但刻书活动自元代延祐年间一直持续到明代万历年间,其入明之后所刻图书存世有多部。因此,将北大藏本定为洪武二十一

①郭立暄:《中国古籍原刻翻刻与初印后印研究》,中西书局,2015年,第60页。

年(1388)刻本似更为可靠。还有一些版本的著录也有进一步细化的余地。比如台北"国家图书馆"藏《活人书》一部,二十卷,著录为万历天启间(1573—1620)河南重刻本,其根据是卷末有河南按察司分巡大梁道副使曹尔桢《南阳活人书跋》(曹尔桢,顺天人,进士)。但如果进一步考察就会发现,据(顺治)《河南通志》卷十四,曹尔桢任河南按察副使在万历末年,故此刻本刊刻的时间范围可缩小至万历末年。

　　至于全国性的古籍联合目录比如《中国古籍善本书目》《中国古籍总目》《中国中医古籍总目》等等,其中的著录错误较普通馆藏书目无疑更多。较为常见的问题是同一版本的图书被不同收藏单位著录为不同名称,因而在收入联合目录时被当作了不同的版本。比如朱肱的《类证活人书》,《中国中医古籍总目》著录有"秣陵吴鸣凤校刻本"一部,现藏中国科学院图书馆。它多被学者当作一个独立的版本,但经过比对,这一版本与医统本是同一书版的不同印本。著录者因卷十八与卷二十一卷末有"秣陵吴鸣凤重校"七字,故题"秣陵吴鸣凤校刻本",其实是《医统正脉全书》的零种。又比如杜本所编《敖氏伤寒金镜录》,国家图书馆著录有"明嘉靖陈楠刻本"一部,国家图书馆、上海图书馆等地又藏有"明嘉靖三十八年(1559)马崇儒刻本"一部。但经目验原书发现,这两个版本实际是同一版片刷印,属于前后印本的关系,"明嘉靖陈楠刻本"版面较为邋遢,印刷时间较晚。著录为"明嘉靖陈楠刻本"很可能是只注意到了书前的陈楠序而忽视了其后嘉靖三十八年马崇儒的落款所致。

　　因此,在利用这些书目时,首先需要目验原书,比照相关版本与记载,对版本的年代与著录做出甄别,重新进行著录。这是版本研究的基础。

2.版本间的源流关系

考察一部书的版本源流是版本研究的重要任务之一。所谓版本源流,是图书在传抄、刊刻等流传过程中形成的错综复杂的源流关系。考察版本源流的方法,根据学者的总结与归纲,主要从以下几个方面着眼:

第一是根据序跋记载来考订。序跋记载中所提及的据以刊刻的版本是考订版本源流最直接的史料。但明确地在序跋中提到所据刻版本的,直到明清两代才渐渐增多,之前宋元时期的书籍序跋中,罕有明确记录者。具体到伤寒著述,明代的官员序刻本以及清代的名家名刻本在序跋中皆对所据刊刻版本的来龙去脉记载非常详实。比如万历四十四年(1616)张惟任序刻本、万历末年河南曹尔桢重刻本、天启元年(1621)广陵沈文炯重刻本《活人书》,在这些官员的序文中都提及了据以重刊时所用的版本。而后来汇辑成书的黄丕烈《士礼居藏书题跋记》与陆心源《仪顾堂题跋》更是记述详备的典范。黄丕烈的《题宋刻庞安时伤寒总病论后》不仅交待了宋刻本的来源,更有刊刻时所用其他校本的说明。陆心源的《重雕元刊伤寒百证歌发微论叙》也对元刻本的来源有详细的说明。像这样对版本来源有明确记载的序跋无疑是考订版本源流最直接的证据。

第二是根据版本的牌记来考订。牌记一般位于全书之末或内封面,以记录刊刻的时代、地点与刊刻者为主,也可反映与其他版本之间的关系,作为考订版本源流的参考。比如咸丰三年(1853)《琳琅秘室丛书》本《伤寒九十论》卷末有牌记数行曰"昭文张金吾爱日精庐传抄本/仁和胡树声震之藏书 男珽校/吴县贝毓诚、金匮江文炜、元和徐立方仝校/阳湖吴国正刷印",据此可知,是书据张金吾爱日精庐传抄本刊刻。又如,翠岩精舍刻本《伤寒直格方》卷前的牌记曰:"伤寒方论自汉长沙张仲景之后惟前金河/间刘守真深究厥旨著为伤寒直格一书诚/有益于世今求到江北善本乃临川葛仲穆/编校敬刻梓行嘉与天下卫生君子共之/岁次戊辰仲冬建安翠岩精舍刊行",此后的洪武六年(1373)建安陈氏书堂刻本亦有此牌记,仅将最末一列刊刻日期与书坊改为"岁次癸丑仲冬妃仙陈氏书堂刊",天顺七年(1463)建安熊氏种德堂刻本亦有此牌记,改为"岁次癸未仲冬建安熊氏种德堂刊"。由此可见这三种版本间的继承关系。

　　第三是根据版本的版式特征来考订。重刻本、翻刻本往往会在版刻特征上承袭模仿原本。在序跋与牌记不能提供版本信息时,版式特征也是考察版本源流的重要线索。光绪七年(1881)广州云林阁刊有《医学十书》,此书虽然卷前有序言谓据前明坊刻刊印,但明代坊刻本《东垣十书》众多,仍不能确定根据何本刊刻。经过与明代诸版本相比较,只有吴勉学所刻《古今医统正脉全书》本与此本行款版式相同,皆为半叶十行,行二十字,故其版本源流据此可知。考察同版异名的图书不仅需要对比版式特征,更要细致比对板片的裂痕、字体的形态等更加细微的版本形貌特征。比如台北"国家图书馆"藏明崇祯间歙县程衍道修刻本《注解伤寒论》一部,为海内孤本。与之前的版本相对照,此本与嘉靖二十四年(1545)汪济川主一斋刻本为同版,只是将"明汪济川校正"挖改为"程衍道敬通订"。同样的例子还有国家图书馆所藏《新刊仁斋直指附遗方论》二十六卷附《新刊仁斋直指小儿附遗方论》五卷《新刊仁斋伤寒类书活人总括》七卷,是书著录为明书林熊咸初重刻本,事实上,经过对照发现,这一刻本与明嘉靖新安黄镀刻本是同一版本。书林更迭,板片易手,这是坊刻图书常见的现象。只有仔细对照两种版本板片特征,才能发现其中的递藏关系。

　　第四是根据版本的内容文字来考订。比较不同版本间的文字异同在缺乏其他相关资料的情况下是考订其源流最重要的方法，也是提炼归纳一种刻本的版本特征的重要方法。这一方法在缺少其他信息时尤为重要，体现在《四库全书》底本的判断上也最为有效。比如《四库全书》收录《此事难知》二卷，《四库全书总目提要》谓据"江苏巡府采进本"抄录，但对这一"江苏巡府采进本"究竟是何版本并未明言。从文字上来看，在一些地方文渊阁《四库全书》本仅与金陵书林周曰校刻本相同而与其他版本不同。比如卷一"或问手足太阳手足阳明手足少阳俱会于首，故曰六阳会于首者，亦有阴乎"，"故曰"二字，其他版本皆作"然"。《冬伤寒于寒春必温病》"故为温病，使民腠理开则少阴不藏"，"则"字其他版本皆作"泄"。卷二《仲景叔和合而为一》"引余脉八九至"，"余"字其他版本皆作"饮"。《针经》"只当言右手手足阳明中求之"，第二个"手"字其他版本或缺或作"于"字。《天元图》"脾一心二元数三也"，"三"字其他版本皆作"二"。《大接经从阳引阴》，"足厥阴之脉起于大指之端"一则最末有小字注文"七呼六呼"，"七"字其他版本皆作"十"字等等。从以上这些文字对比可以看出，文渊阁《四库全书》本《此事难知》的底本应该是金陵书林周曰校刻本。又比如《伤寒直格方》一书，《四库全书总目提要》谓据"通行本"抄录，经过对照版本发现，吴勉学《古今医统正脉全书》本的几个独有的特征，文渊阁《四库本书》本皆一一符合，故知此"通行本"即为吴勉学《古今医统正脉全书》本。

　　以上谈到的这些方法，在考察版本间相互关系、梳理古书版本源流时较为有效，同时，这些方法在实践中也有进一步深入探讨的空间。我们现在讨论版本源流考察的是现存版本之间的关系，而文献记载中的版本由于没有更详细的信息，不得不付之阙如。但事实上,存世的文献仅仅占一本古书所有版本的一部分,另外大量的版本则淹没在历史中。以《活人书》为例,在作者朱肱在世时即有京师、成都、湖南、福建、两浙五种刻本,又有杭州大隐坊所刻中字本(《重校正活人书序》),南宋时有建州坊刻本、饶州坊刻本、池州公使库刻本(程迥《医经正本书》),明代徐镕校刻时,则"止得刻本十一卷,余九卷系四样抄本",又参考了正德十四年(1519)宁夏刻本(徐镕《南阳活人书征说》)。从这些记述来看,一种刻本的出现,所依据的不仅有刻本,也包括了各种抄本,如果这一刻本又根据多种版本校正而刊行,其版本源流远比想象的要复杂。理想的版本源流是一本古书所有版本及其相互关系的集合,而当下所谓版本源流的考察大多仅仅是存世版本间关系的简单梳理。

在对宋金元伤寒著述的版本研究中发现,只有少数的版本可以根据以上谈到的四种途径确定其间的关系,大部分版本通过与之前版本的文字对照会发现,它们之间互有异同,很难确切地判定它的来源。如果说在理想的状态下一本古书全部的版本可以绘制成一张秩序井然、源流有序的网状图示,那么现存的版本仅仅是其中的几个或十几个节点。考察这些有限的节点间的源流关系并绘制出的"版本源流图",其面貌必然与全部版本的理想源流图示迥然相异。这是我们目前考察版本源流时不得不注意的。

学者对版本源流的认识也是一个逐渐变化的过程,对于版本源流的考察会随着更多未知新版本的发现而发生变化。以《伤寒明理论》一书为例,日本学者森立之在谈及葛澄刻本的影响时说:"吴勉学《医统正脉》所收,盖据此本。"[1]但他的这一论断是根据

---

[1][日]涩江全善、森立之等:《经籍访古志》,上海古籍出版社,2017年,第274页。

与他所见到的版本相比对得出的。从文字上来看,《医统》本与之前的版本皆有相对较大的差异。在当时所见的诸种版本里,《医统》本在文字上与葛澄刻本最为接近。但今天我们能够见到他当时未及见到的宋刻本、元刻本,经过比对发现,《医统》本与元刻本的相同之处更多。这样一来,我们对于《医统》本的来源就有了进一步的认识。如果之后有新的版本被发现,这一认识还将被更新。因此,现阶段所能考订的版本源流,与复杂、全面、理想的版本源流仍有一定差距。如果没有言之凿凿的序跋说明或者对校无异的文字依据,与其谈论一个包含各种假设与推测的版本源流,不如在相互对校的基础上总结出具体而微的版本特征。这也正是本书着重考察的内容之一。

本书综合利用上述四种方法,首先尝试勾勒出存世宋金元伤寒著述的版本源流关系。尤其重视不同版本内容文字的比对,在校勘文字的基础上总结版本间的异同,继而在此基础上结合相关史料考订出确切的版本源流。对于无法确考其刊刻渊源的版本,则重点在描述版本间的异同与版本的各自特征。

3.版本的得失

版本的得失是一种价值性的判断,判断的依据源于其自身形式上的精良与否以及与其他版本内容上的对比而得出的文字优劣。从外观形式上来看,凡纸张洁白、版本整洁、行格疏朗、字体端正、墨色浓黑、刷印清晰的版本可称为较好的版本。但版本研究的目的在于为文献研究提供真实可信的版本依据,因此衡量版本优劣的主要因素不在形式外观,而在于文字内容。文字内容的优劣只能通过版本间的对校来发现。一般来说,以字句的脱、讹、倒、衍较少的版本为优。本书在对勘各个版本的基础上,对每一个版本的优劣也会做出说明。

　　以上所谈及的版本的鉴定与断代、版本的源流关系以及版本的得失是版本研究的三个基本任务。事实上，用何种方式将版本研究的各个方面一一呈现出来也是版本研究的题中应有之义。在撰写形式上，本书在版本鉴定与著录上接续的是中国古代图书叙录或者说书志的传统。在中国传统版本目录学中，自宋代晁公武《郡斋读书志》、陈振孙《直斋书录解题》、尤袤《遂初堂书目》已经开始标注版本。至有清一代达到了版本学发展的一个高峰。更为详细的版本叙录范本，于公藏书志则有清代《钦定天禄琳琅书目》《钦定天禄琳琅书目后编》，于私藏书志则有钱曾《读书敏求记》、耿文光《万卷精华楼藏书记》等，这些书目在对版本的著录上更加详尽细密。1949 年后出版的版本叙录，较早的以王重民所撰《中国善本书提要》最为优长。近年来各大图书馆"善本书志"或"善本提要"也出版渐多，其中以《"国家图书馆"善本书志初稿》《美国哈佛大学哈佛燕京图书馆中文善本书志》《柏克莱加州大学东亚图书馆中文古籍善本书志》最为精审细致。不仅包括书名、卷数、行款、板框、题跋等信息，更有作者之简介、各卷之内容、撰著之缘由、版本认定之依据、全书之特点，以及讳字、刻工、写工、印工、出版者、他处之入藏与收藏钤记等。至于版本源流的表述，从形式上来看，则有提要式、附录式、图表式、论文式与专著式等①。本书综合考量上述写作体例各自的特点，在版本提要的撰写上遵循以下两点：

　　第一，在版本的叙述上，对于海内孤本，则依照善本书志的写法，记录此书的版式、字体、讳字、刻工、序跋、牌记、印章、题识等各种信息。对于有两种印本以上的医书，则尽可能访求到更多的

①严佐之：《古籍版本学概论》，华东师范大学出版社，1989 年，第 163—169 页。

印本。以其中一个印本为例撰写,兼及其他印本。在记录上述信息之外,对各个印本的印刷时间先后以及各自特征做出总结。在叙述的侧重点上,详于宋元明刻本而略于清刻本,详于孤本或罕睹之版本而略于常见本、通行本,详于《四库全书》本等问题较多的版本略于问题较少的版本。宋元明刻本及海内孤本一般著录馆藏地,清代版本由于馆藏众多,一般不再著录馆藏地。为行文方便,版本叙述中所引用的古籍文献皆随文标明,不另出脚注。

第二,在版本源流的叙述上,由于版本间关系的复杂性与历史流传中许多版本的亡佚,能够确切考订版本源流的医书仅占现存版本的一小部分,有的只能根据卷数的多寡或文字的异同大致划分出版本系统。因此对于同一部医书的各个版本,在撰写顺序上如果能够明确归纳版本系统的,则优先以版本系统为序;没有明确版本系统的,则以版本的时间先后为序。并综合采用提要式与图表式来描述版本源流,在提要中加以考订,在图表中加以呈现。

曹炳章在编辑《历代伤寒书目考》时曾言及他的编撰目的:"俾研究伤寒者,以知时代之变迁,沿革之考证,而伤寒学术始有系统,不致兴望洋之叹。"[1]本书重新梳理与呈现宋金元时期伤寒著述的版本,所期亦不外此。希望通过对伤寒医书的深入考察与揭示,使相关领域的研究者能够了解这一时期伤寒著述的整体面貌,进而以此为基础发掘其中的伤寒学术思想,批判地继承与发展传统中医药文化。

---

[1] 曹炳章:《历代伤寒书目考序》,《中国医学大成终集》(三十一),上海科学技术出版社,2013年,第141页。

庞安时《伤寒总病论》

【成书】

《通志·艺文略》著录有庞安时撰《伤寒总病论》七卷。庞安时(1042—1099)字安常,蕲州蕲水人,生于世医家庭。父授脉诀,不以为意,独取黄帝、扁鹊之脉书治之。凡经传百家之涉其道者,靡不通贯,尤长于伤寒。著有《难经解》《主对集》《本草补遗》等,皆佚。事见张耒《庞安时墓志铭》、《宋史·庞安时传》。

张耒《庞安时墓志铭》记载戊寅(1098)之春见庞安时于蕲水山中,庞氏自述其著述曰:"予欲以其术告后世,故著《难经解》数万言。观草木之性与五脏之宜,秩其职位,官其寒热,班其奇偶,以疗百疾,著《主对集》一卷。古今异宜,方术脱遗,备伤寒之变,补仲景《伤寒论》。药有后出,古所未知,今不能辨,尝试有功不可遗也,作《本草补遗》一卷,吁,其备矣。"今宋刻本《伤寒总病论》卷六庞安时《上苏子瞻端明辨伤寒论书》自谓:"安时所撰《伤寒解》,实用心三十余年。"其所谓"补仲景《伤寒论》",或谓"《伤寒解》",很可能即是《伤寒总病论》一书。根据《上苏子瞻端明辨伤寒论书》的题名,苏轼除端明殿学士在元祐七年(1092),知其成书最早不过此年。据张耒《墓志铭》,庞安时卒于元符二年(1099)。故其成书时间,当在庞安时晚年。

【版本】

（一）宋刻本

日本静嘉堂文库藏有宋刻本《伤寒总病论》一部六卷，附《伤寒论音训》一卷、《修治药法》一卷。为陆心源旧藏，《静嘉堂秘籍志》卷七著录为北宋政和癸巳（1113）刻本。陆心源《宋椠伤寒总病论跋》云："《伤寒总病论》六卷《修治药法》一卷，题蕲水庞安时撰。卷前有元符二年黄山谷序、苏东坡答安常札，卷六后有'政和岁次癸巳门人布衣魏炳编'十三字。每卷有目连属篇目。每叶二十行，每行二十字，宋讳皆为字不成，'丸'不改'圆'，盖政和中刻本，即士礼居刻本所祖也。黄《序》、苏《札》，其名皆空，盖徽宗崇宁时党禁甚严，苏黄文字皆毁版，故刻其文而隐其名。苏札后有咸淳时名伯忠题字两行。册中有'士礼居'朱文方印、'黄丕烈印'朱文方印、'荛圃'朱文方印、'袁氏尚之'朱文方印、'王韵斋图书印'朱文方印、'有竹居'朱文方印、汪士钟名号珍藏印尤多。"（《仪顾堂续跋》卷九）

是书卷前有《庞先生伤寒论序》、元符三年（1100）黄庭坚《序》、苏东坡《答庞安时札》。书札后有手书"庞学士《伤寒方》，奇书也。坡仙赏音宜矣。伯忠咸淳"十九字。卷端题"伤寒总病论卷第一／蕲水庞安时撰"。正文半叶十行，行二十字，注文小字双行，行二十五字，单黑鱼尾，间有双黑鱼尾，左右双边。每卷前有本卷目次。卷中避讳缺笔字有"玄""弦""眩""警""恒""徵"等，"丸"字不讳。

卷一为六经病，择《伤寒论》中三阴三阳相关条文分别编次，间有案语。卷二为诸可与不可。卷三的主要内容可分四部分，一是属伤寒范畴的结胸与心下痞二证，二是属杂病范畴的阴阳毒、狐惑、百合证，三是与伤寒相鉴别的痉湿暍证，四是发汗吐下后杂病及伤寒劳复与阴阳易证。卷四、卷五论温热诸病。卷六载伤寒、妊娠杂方，伤寒、热病、温病死生候及差后禁忌，复论仲景脉学、华佗内外实说以及古方用量与剂型。《上苏子瞻端明辨伤寒论书》为全书最末一篇，其内容与《辨论》多有重复。

据黄丕烈《题宋刻庞安时伤寒总病论后》，此本自清初朱奂家中流出。朱奂字文游，吴县（今江苏苏州）人。家有滋兰堂，藏书之富甲于吴中。其藏书多收自钱曾、毛晋、席玉照、陆敕先、冯定远、曹彬侯等各家散出之书，此本当渊源有自。后经小读书堆顾之逵（1752—1797）、五砚楼袁廷梼（1764—1810）之手而入于百宋一廛，黄氏又赠诸汪士钟艺芸精舍。后归陆心源皕宋楼，今藏日本静嘉堂文库。

(二)明本

1.《永乐大典》本

现存《永乐大典》卷三千六百十四、三千六百十五"寒"字下"诸寒证治"中引录了《伤寒总病论》的内容，现存残卷中尚可辑录数则，如表1—1所示。

表1—1　《永乐大典》本引录《伤寒总病论》内容表

卷次	《永乐大典》引录内容	《总病论》卷次
卷3614	发于阳者，随证用汗药攻其外；发于阴者，用四逆辈温其内。	卷一《太阳证》
卷3614	补足阳明土三里穴也。	卷一《太阳证》
卷3614	南楚方言疾愈谓之差，或谓之了。	卷一《太阳证》
卷3614	凡桂枝汤证，病常自汗出，小便不数，手足温和。或手足梢露之则微冷，覆之则温。浑身热，微烦，而又憎寒，始可行之。若病者身无汗，小便数，或手足逆冷，不恶寒反恶热，或饮酒后，慎不可行桂枝汤也。脉紧必无汗，设有汗，不可误作桂枝证。	卷二《可发汗证》

卷次	《永乐大典》引录内容	《总病论》卷次
卷3614	太阳病,身体几几,脉反沉迟者,欲作痉,宜桂枝加栝蒌汤。栝蒌不主中风,项强几几,其意治肺热,令不能移于肾也,桂枝汤内当加栝蒌四两。	卷三《痓湿暍证》
卷3614	桂枝汤内加附子一枚,炮,去皮尖,切片,同煎如前,小便难为有津液,可作汗,若小便数,不可误认阳旦证也。	卷二《可发汗证》
卷3614	桂枝汤内去芍药,只用四味也。芍药味酸,脉促胸满,恐成结胸,故去芍药之佐,全用辛甘发散其毒气也。	卷二《可发汗证》
卷3614	太阳病初服桂枝汤,反烦不解者,先刺风池风府,却与桂枝汤则愈。按,风池是少阳之经,阳维之会,不针天柱而取风池者阳维,维于诸阳,巨阳与诸阳主气故也。	卷二《可发汗证》
卷3614	桂枝二麻黄一汤用桂枝汤末一两,麻黄汤末半两,以水一升半,姜三片,枣三个煎,减半去滓,温饮一盏,未有小汗再服之。	卷二《和表证》
卷3614	太阳病自汗,四肢难以屈伸,若小便难者,可与阳旦证内加附子一枚,炮,去皮尖,八破同煎服之。阳旦即桂枝汤异名。若小便数者,慎不可行此汤,宜用芍药甘草汤云云。	卷一《太阳证》
卷3615	伤寒之脉,紧盛而按之温是也。脉浮而紧,浮为风,紧为寒,风伤卫,寒伤荣,荣卫俱病,骨节烦疼,外证必发热无汗,或喘,其人但憎寒,手足指末必微厥,久而复温,掌心不厥,此伤寒无汗用麻黄证。凡脉浮数,或浮紧,无汗,小便不数,病虽十余日,尚宜麻黄汤也。	卷二《可发汗证》
卷3615	病十日以上,脉浮细嗜卧者为已安候,小柴胡和之,细而迟者勿与。	卷二《和表证》

续表

卷次	《永乐大典》引录内容	《总病论》卷次
卷3615	少阴当言太阴,按太阴证内有脉浮缓,手足温者,系太阴。太阴当发黄,证属青龙汤,似桂枝汤证反无汗而脉紧,似麻黄证反身不疼而脉浮缓。	卷二《可发汗证》
卷3615	如无莞花,以桃花一鸭子大不炒代之。	卷二《和表证》
卷3615	脉浮紧无汗,服汤未中病,其人发烦目瞑,极者必衄,小衄而脉尚浮者,宜麻黄汤。衄后脉已微者,不可再行也。凡脉浮自汗,服汤不中病,桂枝证尚在,必头痛甚而致衄。小衄而脉尚浮者,再与桂枝汤。衄后脉已微者,不可再行也。	卷二《可发汗证》
卷3615	二阳并病,太阳初得时发其汗,汗先出复不彻,因转属阳明,自微汗,不恶寒,若太阳证不罢,不可下,下之为逆。如此者,可小发其汗。设面色正赤者,阳气怫郁在表,当解之蒸之。若汗出不彻,当短息不足,言阳气怫郁不得越,当汗出而不汗,其人短气,但坐以汗出不彻故也,宜麻黄汤更发其汗即愈。何以知其汗不彻,其脉涩故知也。古本字多差误,以从来所见病人证候中符合如此,故改正。	卷一《阳明证》
卷3615	不可作煮散。	卷三《发汗吐下后杂病证》
卷3615	以痈疮家脓血过多。	卷二《不可发汗证》

　　从文字上来看,《永乐大典》的引录多与宋刻本相同,更有数则可补宋本之阙。如《永乐大典》卷三千六百十四"伤寒脉浮缓"条"太阴当发黄",宋刻本无"黄"字,清顾之逵抄本"黄"字作"汗"。《千金翼方》卷九正作"病脉浮而缓手足温,是为系在太阴,太阴当发黄"。又如《永乐大典》本"脉浮紧者,法当身疼痛"条,"此必软

紧而迟”,黄丕烈覆宋本作“此若软紧而迟”,谓“原本'若'字破损,照薛本补”。行草“必”“若”二字倘笔画残损则极易混,按文意当从《永乐大典》作“必”字。

2. 明刻本《新刊伤寒总病论》

2018年6月,上海博古斋拍卖有限公司春季艺术品拍卖会古籍善本专场拍品中有明刻本《新刊伤寒总病论》一册一函。著录为明早期刻本(见图1)。

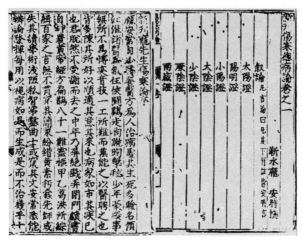

图1　明刻本《新刊伤寒总病论》序文及卷端

拍品介绍谓“本品作为诸目从未提及的,现存最早的《伤寒总病论》刻本,今光显于世,值得学界藏界注意。与黄氏重刻本对校,有较黄本脱阙者,亦有较黄本增益者。举其二例,(一)卷六,最后有'与有位辨伤寒论书'、'伤寒音训'等,此本无。(二)卷三廿八叶,黄本'又方滴眼汤'后接'下部褥疮雄黄散',而此本则多出'伤寒病服内有热'及'伤寒及诸病之后'两条。今艺芸书舍影宋钞本已入《中国古籍善本书目》,而所据宋本已佚,故此本当为现存最早的《伤寒总病论》刻本,这是以时代次序而论。而从版本学而言,此书可以与黄本相互校正,此本所据古本,或是另有出处,殆后来学者详加校雠,以图庞书旧貌"。谓宋本已佚显然是撰者未加详考,是书宋本今存日本静嘉堂文库。从拍品书影来看,是书卷前有《新刊庞先生伤寒论序》,目录页题"伤寒总论第一目录",卷端题"新刊伤寒总病论卷之一　蕲水庞安时撰"。正文半叶十行,行二十一字,白口,双顺鱼尾,四周双边。书名在上鱼尾之上,上鱼尾下标明卷次,此种版式在正德、嘉靖时才开始出现,以上极为少见,拍卖者著录为"明早期刻本",盖欲图厚利也。据黄丕烈《题宋刻庞安时伤寒总病论后》,《伤寒总病论》一书在明代有王宇泰活字本,共印二百部,行世绝少。此次拍卖的《新刊伤寒总病论》从字体版式上来看很有活字本的特色,这一刻本也有可能是王宇泰活字本的覆刻本。这样一来,其版刻年代大概要在明代万历之后了。

　　根据拍品预展所公布的书影来看,此明刻本《新刊伤寒总病论》与宋刻本差异较大,仅卷前黄庭坚《庞先生伤寒论序》一文,即有异文数处,如表1—2所示。

表1—2　宋刻本与明刻本序文对照表

宋刻本	明刻本
庞安常自少时善医方,为人治病,处其生死多验,名倾**淮南**诸医。然为气任侠,斗鸡走狗,蹴鞠击球,少年豪纵,事无所不为,博弈音技,一工难而兼能。**家富多后房,不出户而所欲得。人之以医聘之也**,皆多陈其所好,以顺适其意。其来也,病家如市,其疾已也,君脱然不	庞安常自少时善医方,为人治病,处其生死多验,名倾**江淮**诸医。然为气任侠,斗鸡走狗,蹴鞠击球,少年豪纵,事无所不为,博弈音技,一工所难而兼能之。**以医聘之也**,皆多陈其所好,以顺适其意。其来也,病家如市,其疾已也,君脱然不受谢而去**之**。中年乃屏绝戏弄,闭门读书。自神农、黄帝、经方、扁鹊

续表

宋刻本	明刻本
受谢而去。中年乃屏绝戏弄,闭门读书。自神农、黄帝、经方、扁鹊《八十一难经》、皇甫谧《甲乙》,无不贯穿。其简策纷错,黄素朽蠹,先师或失其**意**,学术浅**薄**,私智穿凿,曲士或窜其文,安常悉能**辩**论发挥。**每用以治病**,几乎十全矣。**然人疾诣门,不问贫富,为便斋曲房**,调护寒暑所宜,**珍膳美蔬**,时节其饥饱之度,**爱老而慈幼,不以人之疾尝试其方**,如痛在己也。盖其轻财如粪土,耐事如慈母而有常。似秦汉间**任**侠而不害**其**人,似战国四公子而不争利。所以能动而得意,起人之疾,不可**为**数。**他**日过之,未尝有德色也。其所**惣辑**《伤寒论》,**皆其日用书也**。欲撮其大要,论其**精妙**,使士大夫稍知之,然未尝游其庭者,虽得吾说而不解。若有意于斯者,**读其书自足以揽其精微**,**故不**著其行事以为后序云。前序海上人诺为之,故虚其右以待。	《八十一难》、《灵枢》、《甲乙》、葛洪所综**缉**,**百家之言**,无不贯穿。其简策纷错,黄素朽蠹,先师或失其**读**,学术浅**陋**,私智穿凿,曲士或窜其文,安常悉能**辨**论发挥。**每用以视病,如是而生,如是而不治**,几乎十全矣。**然人以病造,不择贵贱贫富,便斋曲房,调护以寒暑之宜,珍膳美馔**,时节其饥饱之度,**爱其老而慈其幼**,如痛在己也。**未尝轻用人之病尝试其所不知之方**。盖其轻财如粪土**而乐义**,耐事如慈母而有常。似秦汉间**游**侠而不害人,似战国四公子而不争利。所以能动而得意,起人之疾,不可**缕**数。它日过之,未尝有德色也。其所**论著**《伤寒论》,**多得古人不言之意**。**其所师用而得意于病家之阴阳虚实,今世所谓良医,十不得其五也。余始**欲撮其大要,论其精微,使士大夫稍知之。**适有心腹之疾未能卒业**,然未尝游其庭者,虽得吾说而不解,**诚加意读其书则过半矣**,**故特**著其行事以为后序云。**其**前序海上**道**人诺为之,故虚右以待。

从这些异文来看,宋刻本与明刻本应为完全不同的两个版本。检宋乾道刻本《豫章黄先生文集》,其中所收《庞先生伤寒论序》与明刻本文字基本相同。此外,明刻本《新刊伤寒总病论》的正文部分也与宋刻本有所不同。宋刻本卷一目录《叙论》下有双行小注谓“凡言庞曰其下有注皆安时言”,明刻本改“庞曰”二字为“论曰”。在正文部分,明刻本中所有的“庞曰”亦改为“论曰”。从

现有的这些信息来看，这一明刻本确为国内孤本，在内容上应该有与宋刻本互相参详对照的地方，值得关注。

(三)清本

1.《四库全书》本

《四库全书》中收录《伤寒总病论》六卷附《伤寒论音训》一卷、《修治药法》一卷，《四库全书总目提要》谓据"大学士于敏中家藏本"抄录。

卷前《提要》中记载了与此书版本相关的一些信息，其云："此本犹从宋本抄出，故仍其旧耳。《宋史·艺文志》但载安时《难经解》，前后两见，而不载此书。《文献通考》载《庞氏家藏秘宝方》五卷，引陈振孙之言，谓：'安时以医名世者惟伤寒而已，此书南城吴炎晦叔录以见遗。'似乎别为一书，而下列庭坚之序与此本同。疑当时已无刻本，故传写互异欤？又载张耒一跋云：'张仲景《伤寒论》病方纤悉必具，又为之增损进退之法以预告人。嗟夫！仁人之用心哉！自非通神造妙不能为也。安常又窃忧其有病证而无方者，续著为论数卷。淮南人谓安常能与伤寒说话，岂不信哉！'此本未载此跋，殆传写偶佚欤？"《庞氏家藏秘宝方》今已不存，张耒的跋今见于《张右史文集》卷四十七，题作《跋庞安常伤寒论》。《文献通考》所引张耒的这篇跋文为节引，事实上，张耒在《跋》文中记述了写作缘起："予将去黄，栾仲实以黄别驾后序求予书，而仲实之父为医，得庞君之妙，谓予言何如也？"由此可见，张耒的这篇跋文并非刻于书后的"跋"，而是序跋之"跋"。宋人之序跋，亦有赠序赠跋之义。因此，四库馆臣的"传写偶佚"之问便不足为据。张耒的这篇跋文也从另一方面透露了庞安常的医学造诣与在当时的影响，不容忽视。

《四库全书》目前较为常见的有文渊阁本与文津阁本。经过对比发现，一方面它们与宋刻本之间有一些不同之处，另一方面，它们二者之间在文字上也存在一些差异。

二者与宋刻本之间的不同最明显的是卷三之末的一大段文字。"宜此方足甲褪灰散"后，宋本有足甲褪灰散的药方与炮制方法，文渊阁本与文津阁本皆无。在具体的文字上，二者也有一些不同。卷二《可下证》大柴胡汤方条，宋刻本"后服大柴胡胡汤"，文渊阁、文津阁本作"后服大柴胡汤"。如卷三《结胸证》"结胸证，其脉尺寸浮大者不可下，下之则死"，宋刻本下有双行小字"复宜发汗也"，文渊阁、文津阁本无此五字。同卷《发汗吐下后杂病证》元祐五年（1090）条，"下草一分"文渊阁、文津阁本作"甘草一分"。同卷《伤寒劳复证》芦根汤条"温饮一盏大故"，"故"二本作"效"。同卷《阴阳易证》"手足拳则皆死"，"皆"二本作"暴"。由此可见，《四库全书》所依据的底本并非宋刻本。

更为值得注意的是文渊阁与文津阁本之间的差异。从成书时间上来看，文渊阁本卷前提要落款时间为乾隆四十六年（1781）十月，文津阁本卷前提要落款为乾隆四十九年三月。从负责人员上，文渊阁本为详校官太医院医士赵正池、编修仓圣脉、总校官王然绪、校对官程琰、誊录陈太初，人员名单在每卷之前。文津阁本为详校官助教李岩、总校官王燕绪、校对官张九镡、誊录古锡。人员名单在每卷之末。

二者卷前提要的内容也不相同，文渊阁本较文津阁本多出一大段，其云："第六卷末附与轼书一篇，论是编之义甚悉。卷首载轼答安时一帖，犹从手迹钩摹，形模略具。又以黄庭坚后序一篇冠之于前序末，称前序海上人诺为之，故虚其名以待署。元符三年三月作时，轼方谪儋州，至五月始移廉州，七月始渡海至廉，故是年三月犹称海上人也。然轼以是年八月北归,至次年七月即卒于常州,前序竟未及作,故即移后序为弁首也。原本序中铲庭坚名,帖中亦铲去轼名,考卷末附载音训一卷、修治药法一卷,题政和癸巳门人董炳编字,知正当禁绝苏黄文字之日,讳而阙之。此本犹从宋本抄出,故仍其旧,今悉补入焉。"在序言部分,文渊阁本《伤寒总病论》卷前有黄庭坚与苏轼的《伤寒总病论原序》,而文津阁本则无。宋刻本序言中缺苏轼、黄庭坚二人名字,文渊阁本抄录时一并补完。

在文字上,二者的不同主要有两点:

第一,二者皆有缺文,但文渊阁本中的缺文更多。比如,卷一《叙论》"以阴主杀,故木传足太阴土,土传足少阴水",文渊阁本缺"足太阴土,土传"六字。"调经论云:阳虚则外寒,阴虚则内热,阳盛则外热,阴盛则内寒",文渊阁本缺"外寒阴虚则"五字。同卷《两感证》"其邪气盛故不知人,三日其气乃绝,故死,夫邪气盛则实",文津本缺"故不知人,三日其气乃绝,故死,夫邪气盛"十六字。从内容上来看,这些缺文前后文字相似,很有可能是书手的误抄。除此之外,文渊阁本中一些地方标明有"阙"字,而文津阁本则不缺。如卷四"大青消毒汤条","石膏四两"下一味药宋刻本作"豉",文渊阁本下注明"阙"字,文津阁本作"豉"。同卷"五香汤"条,文渊阁本服法处空四字,注明"阙",文津阁本补"麤末每服"四字,与宋本同。卷五《辟温疫论》"受师法保应三日服,阙岁名疫,则预服之","阙"字补作"遇",宋本作"之"。

第二,二者文字与宋刻本相对比,各有异同。文津阁本与宋刻本相同而与文渊阁本不同的比如卷二《可下证》,文津阁本"桃仁承气汤又治产后恶露不下,喘胀欲死,服之十差十","服之十差十",与宋刻本相同,文渊阁本作"服之无不差者"。卷三《痓》,文津阁本题目作"痓",同宋本,文渊阁本改为"痓证"。同卷《阳毒证》"不可作煮散",文渊阁本作大字,文津阁本作小字,原本小字。卷五《青筋牵证》,文津阁本"若欲转动即合目回侧"下有双行小字注文"不可作煮散"五字,与宋刻本同,文渊阁本则移至"石膏竹叶汤"下。下文黄肉随证、白气狸证、黑骨温证皆作如是改动。而文渊阁本与宋刻本相同的比如卷四《素问载五种暑病》"脾热病者鼻先赤",文渊阁本下有小注"上主中央",与宋本同,文津阁本小注作"上主中"。卷五《伤寒感异气成温病坏候并疟证》"温疟内热甚,昏昏嘿嘿者,麦奴丸主之","疟"字文津阁本作"疹"。同卷《小儿伤寒证》"芦根汤"条,"小儿伤寒后胃中有热,烦闷,不食","胃"字文津阁本作"胸"。同卷"钩藤大黄汤"条"皆可斟酌服,以利为度"。"度"字文津阁本作"便"。细绎以上的不同之处可以发现,文津阁本与宋刻本的不同之处,多是宋刻本文字正确而文津阁本有误,盖因文字相近或漏抄而误。但文渊阁本与宋刻本的不同之处,多是宋刻本有误而文渊阁本不误,这很可能是文渊阁本在抄录时进行了校改。

此外,在文字的写法上,二者也有差异。比如"粗"字,文津阁本多作"麤",文渊阁本作"粗"。"沉"字,文津阁本多作"沈",文渊阁本作"沉"。文津阁本"府藏"二字,文渊阁本改作"腑臟"。

2.道光三年(1823)黄丕烈士礼居刻本

道光三年,黄丕烈以宋刻本为底本覆刻《伤寒总病论》。黄氏《题宋刻庞安时伤寒总病论后》记其刊刻始末:"郡中藏书家,所谓朱奂文游者,余犹及见。其人家多书,以老故,大半散去。最后一单中,有庞安常《伤寒总病论》。亦第与群籍并出。主人不以为宋刻,估人之买者,亦未知为宋刻也,杂置坊间。有识者过而识之,以青蚨五星易归。自是我辈之好言收藏者,皆争相购矣。是书先至小读书堆顾抱冲家，既而五砚楼袁寿阶知之，余亦知之。因寿阶先与议易，故归之。抱冲先见是书，遂先录其副。抱冲所录，余未之见，见其友人施君少谷手录本。少谷时在抱冲家教其子弟习书法，故见而借抄。抄毕，原书归寿阶。余从之倩工影抄一本。统而计之，宋刻一，影宋刻者，抱冲、少谷与余有三矣。厥后余与寿阶以影抄易宋刻，是书遂为百宋一廛中物……是书自王宇泰活字印行之后，未见重梓，即王本相传，止有二百部，故行世绝少。余姪曾有之，为友人借去被焚，故未及一校为憾。朋好中皆想望是书，渴欲一见，故命工梓行。"

　　黄丕烈覆宋刻本《伤寒总病论》正文六卷，附《伤寒论音训》一卷、《修治药法》一卷、《札记》一卷。内封面镌"道光癸未仲春　士礼居影宋重雕"。卷前有《庞先生伤寒论序》、元符三年（1100）黄庭坚《序》、苏东坡《答庞安时札》，次目录及正文。正文半叶十行，行二十字，白口，单黑鱼尾，左右双边。卷端题"伤寒总病论卷第一/蕲水庞安时撰"。卷末附《伤寒论音训》《修治药法》《庞先生伤寒论序》《重雕宋刻伤寒总病论札记》，《题宋刻庞安时伤寒总病论后》。卷末有牌记："道光癸未岁吴门黄氏士礼居开雕同邑施南金书。"

　　据黄氏《题宋刻庞安时伤寒总病论后》，原宋刻本在归于艺芸书舍前，已有顾抱冲、施少谷与黄丕烈三家影抄本。黄丕烈谓："（原宋刻本）三卷三十三叶，唯少谷影抄本有之，余本都缺。五卷十五叶，宋本缺，惟薛性天家抄本有之，字迹行款与原本殊，未知何据。后见抱冲所抄者，中亦有此叶，谓是王宇泰活字本补入。今余覆刻，据薛本补，据观本校，存其异同可耳。宋刻不无误处，余复借张蒥塘家藏抄本、薛性天家藏抄本、顾容安家藏抄本，虽未知其同出一源与否，而字有异同，悉为标出。可从者，或改正文以就之,未敢信者,或存校语以参之。"黄丕烈在书后《重雕宋刻伤寒总病论札记》对覆刻的原则有更为详尽的说明,其云:"今将宋刻庞论翻雕,未敢辄改原文。即有抄本义长者,亦第摘取备考,别疏为札记附于后。"黄丕烈所刻《伤寒总病论》一书,基本上是根据宋本影写翻雕,仅卷三第三十三叶据施少谷抄本补入,卷五第十五叶据薛抄本补入,卷五第十五叶版心有"宋本原阙从薛氏抄本补"十字。其中与各抄本不同者,皆入《札记》。今顾本、薛本、张本已佚,《札记》的意义显得更为重要。

根据黄丕烈所做的《札记》,我们发现,黄氏覆刻宋本,并非他所说的"未敢辄改原文",而是在一些文字上做了改动。黄丕烈在宋刻本上的改动主要包括补字与改字两方面。补足缺字的比如卷一第五叶第三行"欲温",黄校曰:"原本'欲'字破损,今照顾本补,薛本、张本皆作'饮',非。"卷二第七叶后四行注"此若软紧而迟",黄校曰:"原本'若'字破损,照薛本补,张本同,顾本作'此浮紧而迟'。"卷三第十一叶八行"强项",黄校曰:"薛本、张本俱作'项强'。按,'项'字原本系坏字,作'只',而抄本误作'曰',今依薛本、张本改作'项'字,顾本亦误作'曰'。"卷六第十二叶第一行"觉",黄校曰:"此字原本半字破去,描写作'学',各本亦作'学'。按文义似当作'觉',不当作'学',故以意改之。"径改原文的比如卷一第八叶后四行"大汤剂",黄校曰:"原本'大'作'人',今依薛本改。"卷二第三叶第三行"憎寒",黄校曰:"原本作'增',误。今依薛本改,以下'憎寒'以后二行皆仿此。"卷二第十四叶后七行"互",黄校曰:"原本作'玄',误,顾本作'弦',薛本、张本均作'互'。案,'互'字是,今改。"卷五第八叶第三行"腧",黄校曰:"原本作'踰',误,今依各本改。"

除了径改原文以外,黄丕烈的校语中还有许多校而未改的地方，即仅做出判断而未改原文。这些判断的依据，有的来自《内经》《伤寒论》的原文。比如卷一第十叶第十行"于寐也"，黄校曰："宋本有脱误，案，仲景原文当作'但欲寐'也。"第三第五叶后三行"引小腹入阴筋者"，黄校曰："各本同，案，此乃仲景《伤寒论》原文，但原文引上有'痛'字，此'痛'字似不可少。"同卷第六叶第八行"如被杖"，黄校曰："薛本、张本如字，上俱有'身痛'二字。案此亦仲景原文，本有此二字。"卷四第三叶后五行"洗淅"，黄校曰："薛本同，张本、顾本俱作'先淅'。按，此亦《内经·刺热》文，本作'先淅'，似当从'先'为是。"有的直接根据文义而校，比如卷一第十二叶后九行"伤寒三四日阳为尽"。黄校曰："薛本作'伤寒三日三阳为尽'，顾本作'伤寒三四日三阳为尽'，案，当依薛本是。"卷二第八叶后一行"少气逆"，黄校曰："薛本'气'字下重一'气'字，案，'气'字当重为是。"卷三第十叶第二行"如煎洗"，黄校曰："薛本、张本'煎洗'俱作'前浸'。按，下有'渍'字，若用'浸'字则重意，当作如前'洗'字为是。"卷四第十叶第二行"每"，黄校曰："各本皆作'毒'，按，'毒'字是。"

《伤寒总病论》一书的版本源流较为简单，黄丕烈士礼居刻本的意义不仅在于覆刻宋本，促进了此书的广泛流传，更在于保存了以抄本形式流传的其他版本的异文，并且撰写了非常有价值的札记，为《伤寒总病论》的校勘提供了有利的参照。

3. 光绪十三年(1887)上海蜚英馆石印本

光绪十三年上海蜚英馆石印局将黄丕烈《士礼居丛书》石印出版，其中包含庞安时的《伤寒总病论》。蜚英馆石印局由李盛铎于光绪十三年创办于上海，印书机十余架，工人数百名，是当时规模较大的石印书局。蜚英馆石印本依照原书照相影印，与原刻版式完全相同，内封面镌："光绪丁亥年季秋上海蜚英馆石印。"杨守敬《增订丛书举要》卷四十四谓:"荛圃多藏古本,又与顾涧薲商榷,故所刻各书,校订精审,摹刻亦绝伦。惜当时印行不多。近日上海蜚英馆有石印本,然丰采已失。惺吾识。"

(四)民国印本

1.民国元年(1912)武昌医馆刻本

民国间刻本仅有民国元年柯逢时武昌医馆刻本一种。柯逢时(1845—1912)名益敏,字懋修,号钦臣,亦号逊庵,湖北武昌人,历任江西按察使、湖南布政使,江西、广西巡抚、户部右侍郎等职。柯逢时生平喜藏书校书,先后纂修《湖北通志》《武昌县志》等书。与缪荃孙、杨守敬等学者交往甚密。尝设武昌医馆,收学生四十余人,共同校勘医籍。自清光绪三十年(1904)至宣统三年(1911),费时八年,陆续刻成医书八种九十六卷,后世称之为《武昌医学馆丛书》。包括宋唐慎微《经史证类大观本草》三十一卷附柯逢时《大观本草札记》二卷、宋寇宗奭《本草衍义》二十卷、汉张机《伤寒论》一卷、宋庞安时《伤寒总病论》六卷、宋钱闻礼《类证增注伤寒百问歌》四卷、宋郭雍《伤寒补亡论》二十卷、元曾世荣《活幼心书》三卷。其中《伤寒总病论》据黄丕烈《士礼居丛书》本重刻,但同时也加入了新的内容。此书书版后归中国书店所有,至今仍刷印出版。

是书内封面镌"民国元年十二月武昌医馆重刊"。卷前有苏轼、黄庭坚序文,较黄丕烈重刻本增加了《宋史本传》。正文半叶十行,行二十字,黑口,单黑鱼尾,左右双边。卷末《伤寒论音训》《修治药法》后有《钦定四库全书总目卷一百三》《伤寒总病论》提要二页。卷末有《伤寒总病论重校记》及宣统三年武昌柯逢时跋。柯逢时在跋文中记述了此书的刊刻原委,其谓:"庞先生于长沙之学,探原《内》《难》诸经,阐古圣之精微,而发明其所未备者也。《宋史》本传载所著《补仲景论》当即是书。此外有《主对集》一卷,古今异宜,方术脱遗,及《本草补遗》诸书。又见《宋志》者有《难经解义》一卷、《验方书》一卷、《胜金方》一卷,见《文献通考》者有《家藏秘宝方》,而严器之序《伤寒明理论》言所作有《卒病论》,则于长沙之书殆无遗义。今皆未见。观于《书录解题》言所传惟伤寒,则其他著述自宋已佚矣。宋时论伤寒者尚存数家,而先生之书首尾完具,所得为最多。叶石林不以东坡圣散子为然,究称先生善医伤寒,是在当日已莫之或先,岂待久而后论定哉?张季明称先生为道人,某氏跋又曰学士,本传所不著,殆无足辨。湖州陆氏所藏政和原刻不可复得,士礼居刻本传世渐稀,因复缩摹,以惠学者。蕲水郭生慕韩家世习医,肄业馆中,所诣益邃,重加雠校,成札记数千言,余为审定,附刊卷末。郭生庶几闻乡先生之遗风而起者与?"

　　柯氏刻本中有一部分墨丁。如卷二第九页"若误汗■此证先宜五苓散三服""此为逆难■",卷二第十三页"病■日脉续浮者",卷五第十五页"欲攻内■沉重拘急"、第十六页"唯证■■而用药用殊耳",卷六第二页"甘草■■"、第五页"■■■■■潢不得小便"等处,留有墨丁的原因应是刊刻所据的黄丕烈本部分版面残缺不全。

　　与黄丕烈影刻宋刻本的做法一样,柯逢时在影刻黄刻本时也并非依原书覆刻,而是做了一些校正。这包括补字与改字两方面。

　　第一,补字的情况比如目录"第四叶并第五叶前十行,黄刻因宋本缺目录一叶有半。今据本书第一二三卷方论中逐一辑补,得论证目二十有一汤方,目六十有七,共计补三十行,以便寻检"。

目录第四卷《温病发斑治法》下黄本"黄连"下空一字,柯本补作"黄连汤"。

第二,柯本对一些文字进行了校改,这些校改的依据主要是《伤寒论》《外台秘要》等经典医书,比如卷一《阳明证》"大便已鞕",柯校曰:"'鞕',黄本从宋刻作'鞕',今据《伤寒论》改,后仿此。"《厥阴证》"结在胸中",柯校曰:"'胸'原误'胃',据仲景原文改。"卷三《结胸证》"心下因鞕",柯校曰:"'因'原作'固',今据《伤寒论》改。"卷三《发汗吐下后杂病证》"痛入心肝",柯校曰:"'痛'原误作'明',依《外台》引《小品》改。"此外,也有少数参考了黄丕烈的校勘记,比如卷二《和表证》"五味子",柯校曰:"'味'已详黄札,今据改正。"按,黄札云:"薛本作'五味子',顾本同。案,小青龙汤本方有'五味子',无'五倍子',当作'五味子'为是。"

但更多时候,柯逢时还是吸取了黄丕烈出校记而不改字的理念,仅在校记中注明异文,比如卷一《叙论》"水冰也地裂",柯校曰:"《素问·四气调神大论》'水冰地坼',此'也'字衍。""身汗得而后利则实者可活",柯校曰:"《素问·玉机真藏论》'得'下无'而'字,'者'下无'可'字。"《少阴证》"水三胜半",柯校曰:"'胜'当作'升',下同。"卷三《发汗吐下后杂病证》"伸吟错误",柯校曰:"《外台秘要》引《崔氏方》作'错语',是。"卷四《时行寒疫治法》"麻黄汤",柯校曰:"《外台》引《肘后方》作'麻黄解肌汤'。"此外,柯逢时在校勘时将其他医书在异文前后的文字也一并抄录,对理解文意助益良多,比如卷三《阴阳易证》"身体疼痛",柯校曰:"《巢源》作'身体重',无'疼痛'二字,有'小腹里急,或引阴中拘挛'二句。"卷四《时行寒疫论》"此时行寒疫也",柯校曰:"此句下《巢源》有'一名时行伤寒,此是节候有寒伤于人,非触冒之过也',共二十一字。""治法在可水五苓散证中",柯校曰:"《巢源》原文'勿以火迫,但以猪苓散一方寸匕'二句在'不与人相主当者'句下。"

2. 其他石印本

民国间所出版的《伤寒总病论》多为石印本,如 1915 年上海石竹山房本(内封 B 面有"民国乙卯年上海石竹山房印")、1922 年上海博古斋本(内封 B 面有"壬戌岁上海博古斋景印",A 面右下,石芝书藏)、进业书局本(内封 B 面有"进业书局仿原印行")、上海千顷堂书局本(内封 B 面有"上海千顷堂书局")皆据黄丕烈士礼居丛书本影印,版式皆相同,不复赘述。

(五)附说

1. 王肯堂活字本

黄丕烈《题宋刻庞安时伤寒总病论后》谓:"(宋刻本)五卷十五叶缺……后见抱冲(顾之逵)所抄者中亦有此叶,谓是从王宇泰活字本补入。"又谓:"是书自王宇泰活字印行之后,未见重梓,即王本相传,止有二百部,故行世绝少。余姪曾有之,为友人借去被焚,故未及一校为憾。"王肯堂(1549—1613),字宇泰,号损庵,江苏金坛人,儒医,著有《六科证治准绳》,辑刻有《古今医统正脉全书》四十四种。或与前文所述明本《新刊伤寒总病论》关系密切。

2. 黄丕烈影宋抄本

上海图书馆藏有黄丕烈影宋抄本《伤寒总病论》一部。卷末有黄氏嘉庆癸亥识语,其云:"袁氏五砚楼所藏宋刻《庞先生伤寒论》为朱文游家故物,余故人顾抱冲、施少谷皆录其副。今春闲居无聊,裒集家藏宋刻书汇成一目,因思宋刻之在朋友处者,拟次弟借抄,以广流传,此书其首基也。笔墨之费,几逾廿贯钱,较宋刻原本之价殆有过之。然规摹矩仿,与宋刻毫发无差,窃谓毛抄之精或不迨是矣。"凡宋刻本卜烂不清之处，此影抄本皆作空格，最大限度地保留了宋刻本的原貌，可与后来收入《士礼居丛书》的影刻本相参观。是书今收入《子海珍本编·大陆卷》上海图书馆辑。

【版本源流图】

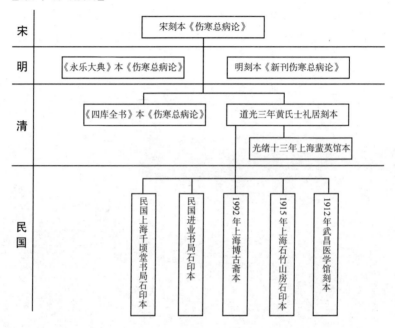

朱肱《活人书》

【成书】

《活人书》是宋代影响最大的伤寒著作。作者朱肱字翼中,自号无求子,吴兴人,哲宗元祐三年(1088)进士,后除医学博士,精于伤寒。《直斋书录解题》卷十三《南阳活人书》条谓:"以张仲景伤寒方论各以类聚,为之问答,本号《无求子伤寒百问方》,有武夷张蔵作序,易此名。"衢本《郡斋读书志》卷十五著录《伤寒百问》三卷,云:"题曰无求子,大观初所著书。"大观五年(1111)张蔵的《活人书序》云:"张长沙南阳人也,其言虽详,其法难知,奉议公祖述其说,神而明之,以遗惠天下后世,余因扬其名,为《南阳活人书》。"由此可知,朱肱的伤寒著述最初名《伤寒百问》,后张蔵重刊,易名为《南阳活人书》。《活人书》成书后刊行多次,今宋刻本《重校证活人书》卷前有政和八年(1118)朱肱序,记述了《活人书》在当时的流通刊印情况,以及重校证本撰著之由。序云:"仆乙未(1115)秋以罪去国。明年,就领宫祠以归。过方城,见同年范内翰,云《活人书》详矣,比《百问》十倍,然证与方分为两卷,仓促难检耳。及至洛阳,又见王先生,云《活人书》京师、成都、湖南、福建、两浙,凡五处印行。惜其不曾校勘,错误颇多。遂取缮本,重为参详,改一百余处,及并证与方为一卷,因命工于杭州大隐坊镂板,作中字印行,庶几缓急易以检阅。"这一重校证本的《活人书》成书于政和八年。

【版本】

朱肱的《活人书》刊行多次,名称也数次改易。作为《活人书》前身的《伤寒百问》有两个版本存世。一是元燕山活济堂刻本《伤寒百问经络图》,今藏日本宫内厅书陵部。一是日本宝历三年(1758)涩川清右卫门刻本《伤寒百问》,收入《续修四库全书》。这两个版本的《活人书》,百问的次序相一致,文字上也有所差异。与后来的《活人书》皆有较大的不同。

《活人书》的版本相对而言更加复杂,现存主要有十八卷、二十卷、二十二卷几种。我们固然可以依据卷数的多少划分版本系统,但除此之外尚有《医方类聚》本、《永乐大典》本以及一些早期刻本的残本,这些无法考察卷数的版本不便按照卷数归类,因此以时间先后为序进行考述更为直观。

(一)宋刻本

《活人书》在宋代已有数个刻本。朱肱在大观五年(1111)的《进表》中说:"谨遣男遗直赍臣所撰书一函八册共二十卷,躬诣检院,投进以闻。"由此可知,朱肱最早进上的《活人书》共二十卷。衢本《郡斋读书志》著录有《南阳活人书》二十卷,或即此本。《活人书》卷前朱肱的自序中提到了杭州大隐坊的刻本,但这一刻本"并证与方为一卷",与现存各个刻本皆不相同。又据序文可知,朱肱在世时《活人书》就有京师、成都、湖南、福建、两浙五种刻本。南宋时,有记载可考的不仅建州、饶州民间各刊旧本,池州公库也有刊校正本(程迥《医经正本书》)。但这些版本今皆不存。

日本静嘉堂文库今藏《重校证活人书》一部,十八卷,为海内孤本,国内未见收藏。南宋陈振孙《直斋书录解题》卷十三著录《南阳活人书》十八卷,其云:"朝奉郎直秘阁吴兴朱肱翼中撰。以张仲景伤寒方论，各以类聚，为之问答。本号《无求子伤寒百问方》，有武夷张藏作序，易此名。仲景，南阳人，而活人者，本华陀语也。肱，秘丞临之子，中书舍人服之弟，亦登进士科。"此《重校证活人书》卷数与《直斋书录解题》的著录相同。《静嘉堂秘籍志》卷七著录为南宋刻本。盖因版心有刻工姓名，如王安、陈伸、郭可、江清、余十八、清、郭、陈、魏等，皆为南宋绍兴间浙江地区刻字工人。卷中避讳缺笔字有"玄""弦""眩""惊""恒"等，"丸"字不讳。

是书为陆心源皕宋楼藏本，陆氏《仪顾堂题跋》卷七《宋板南阳活人书跋》记此书云："《重校证活人书》十八卷，宋朱肱撰，宋刊本。前有肱《自序》《进书表》《青词》《谢启》，后有肱《后序》。每叶二十行，每行十九字，每卷各有小序。卷一论经络，卷二论切脉，卷三论表里，卷四论阴阳，卷五论治法，卷六论伤寒、伤风、热病、中暑、温病、温疟、风温、风疫、中湿、风湿、湿温、痉病、温毒之名，卷七论痰证、食积、虚烦、脚气与伤寒相似，卷八论发热，卷九论恶寒，卷十论结胸与痞，卷十一论咳逆，卷十二、十三论药证，卷十四、十五杂方，卷十六妇人伤寒，卷十七论小儿伤寒，卷十八论小儿疮疹。《直斋书录解题》《文献通考》《宋史艺文志》皆著于录。《四库》未收，阮文达亦未进呈。吴勉学《医统正脉》所刊二十二卷，首题'增注无求子伤寒类证南阳活人书'，与此不同，非原书也。案，肱字翼中，自号无求子，归安人。父临，胡安定弟子，精于《春秋》。兄服，《宋史》有传。肱，元祐三年进士，著有《酒经》，《四库全书》著于录。建中靖国元年，官雄州防御推官，知邓州录事参军，因日蚀地震上书，攻辅弼之失，并遗曾布书随奏进呈。诏付三省，知不为布所容，遂致仕归。寻起为医学博士。政和元年，坐书东坡诗，谪达州。明年，提举洞霄宫，寓居杭州之西湖，官至朝奉郎、直秘阁。肱善论医，尤深于伤寒。在邓州时，太守盛次仲疾，召肱视之，曰小柴胡汤证也……自煮以进，二服遂安。见《通鉴长编》《纪事本末》《泊宅编》、谈钥《吴兴志》、《酒经序》《直斋书录解题》。据肱自序，京师、湖南、福建、两浙先有印本，错误颇多。政和八年重为参详，镂板杭州大隐坊，故曰'重校正'云。《直斋》当据杭州刻本著录，故亦分十八卷。《郡斋读书志》'二十卷'，当据别本著录。《宋志》《通考》又以《郡斋》为蓝本耳。原名《无求子伤寒百问方》，大观中武夷张藏为易今名。南阳，仲景里贯。活人者，取华佗语也。肱为安定再传弟子，以抗直忤时相，恬于仕进。《湖州府志》列之'艺术'，浅之乎视肱矣。"

此《重校证活人书》卷前有《活人书序》，题"政和八年季夏朔朝奉郎提点洞霄宫朱肱重校"，次《青词》《进表》《谢表》《谢启》，次目录及正文。卷端题"重校证活人书卷第一"。正文半叶十行，行十九字，注文小字双行约二十四字，白口，单黑鱼尾，左右双边。卷十八末有大观元年（1107）朱肱后序。首卷系影写抄补。卷中钤有"谦牧堂藏书记""兼牧堂书画记""汪士钟印""左允直""臣陆树声""归安陆树声叔桐父印"等印记。知是书经纳兰揆叙、汪士钟、陆心源等相继递藏，源流清晰有序。

（二）元刻本

台北"国家图书馆"藏《增注类证活人书》一部，十卷。《"国立中央图书馆"善本书目》著录为元刻本。

是书为残本，存卷一至卷十，共八十六问，全书卷数不详。卷端题"增注类证活人书"。与宋刻本《重校证活人书》相对照，无《自序》《青词》《进表》《谢表》《谢启》、目录。书前有《辨误》，对方剂剂量及炮制方法进行补正，内容涉及第二、三、四、十三、三十

一、三十二、三十三、三十四、三十八、三十九、四十、五十三、六十、八十四、九十、九十五方。次《释音》，分身体、病证、药、制锻、器用、拾遗六类，对书中的难字注音释义。次为卷一至卷十正文。正文部分半叶十一行，行二十字，注文小字双行同，黑口，三黑鱼尾，左右双边。分卷情况与宋刻本皆相同，百问部分仅存八十六问，第八十七问以后及方药部分缺。卷中钤有"铜柱""别号润圃"诸印记。

卷端正文前有一段刊印说明，当是重刻时所撰："旧本经络脉穴殊不详明，间有方讹阙略，字画讹谬。今重增注校正，仍附入《释音》《药性》，及近时李子建《伤寒十劝》，凡可备校阅者，写作大字刊行，以广其传。"故知是书原本除《辨误》《释音》外，还包括《药性》与《伤寒十劝》。李子建《伤寒十劝自序》云："予每念父祖俱死于伤寒，及取仲景所著，深绎熟玩。八年之后，始大通悟，阴阳经络，病证药性，俱了然于胸中。缘此年江淮之民冒寒避寇，得此疾者颇重，遂依仲景法，随证而施之药，所活不啻数百人。""江淮之民冒寒避寇"似谓南渡之事，李子建约为南北宋之交人。刊印说明云"近时李子建"，故知此段文字撰写时间为南宋初年。

与宋刻本《重校证活人书》相比，正文及小注与宋刻本大致相同，其所谓"重增注校正"除辨误与释音外，主要包括以下几个方面：

第一，宋刻本每问最末一句皆有"何也"二字，是书皆删去。

第二，增加序号。是书每问皆以次编号，并在百问部分的方剂下标明方剂在药证与杂方中的序号，便于检索。

第三，增加注释。较宋刻本增加的注释在形式上有大字与小字两种，以小字双行为多。卷一经络图部分，在宋刻本经络循行与主治之后，每一经又增补《灵枢经》中有关经脉循行的文字加以注释补充,皆作小字双行。此外,正文中也有补充的注释,亦作小字双行,在形式上与宋刻本《重校证活人书》的注释没有差别。比如卷一第一问"此足太阳膀胱经受病也",补注:"仲景云:太阳病欲解时从巳至未上。"卷六第五十问,最末补注:"《活人续集解惑论》云:合面而卧为阴痓,仰目者为阳痓。又云:因湿家发汗多,则发痓也。"

从元刻本与宋刻本的对比来看,二者无论在形式上还是在内容上皆有一定差异,元刻本之来源尚不可考。

(三)明刻本

1.《医方类聚》本《无求子活人书》

《医方类聚》是朝鲜金礼蒙等收辑中国明代以前医籍150余种加以分类汇编而成的一部大型医书。1443年开始编纂,成书于1447年。《医方类聚》属于传统意义上的类书,但因其医书汇纂的体例是将"诸方以世代先后,分门编入,不分细目"(《医方类聚》卷首《凡列》),并未像一般类书那样将整部书拆分为较短的条文继而分类编排,而是基本保留原书面貌汇入各卷的"主题"中。通过稽考比较现存医书与《医方类聚》的收录情况可以发现,此书不同的"主题"之下收录的多是整卷医书。在文字系统上,由于《医方类聚》成书较早,所用底本多保留了早期刻本的面貌。在某种意义上,《医方类聚》中所保存的医书亦可视为一个独立的版本。《医方类聚》一书在朝鲜不传,日人丹波元坚将家藏残本于1861年重刊,是为江户学训堂本。九州出版社于2002年影印出版。

《医方类聚》收录了朱肱《活人书》的全部内容,题作"无求子活人书",并标示原有卷数,以此可推见所据之本的面貌。《文渊阁书目》卷十五著录《无求子活人书》一部一册,或是此书。根据

《医方类聚》的引录恰可考察是书之面貌。

《医方类聚》卷三十、卷三十一收录了《无求子活人书》百问部分的内容，原书卷数为卷一至卷十一。卷五十四、卷五十五收录《无求子活人书》正方与杂方的内容，对应的原书卷数为：卷十二至卷十五为正方，卷十六至卷十八为杂方。此外，《医方类聚》卷二百一十五收录《无求子活人书》《说药证并药方加减法》与《妇人药方》，卷二百二十四收录《妊娠伤寒药方》，卷二百三十五收录《产后药方》，卷二百六十二收录《小儿伤寒》，卷二百六十三收录《小儿疹痘》，皆未注明卷数。由此可推断，《医方类聚》所依据的版本至少有十八卷。

《医方类聚》本《无求子活人书》卷一之前有《伤寒十劝》《释音》《伤寒药性》《妇人药性》《小儿药性》。与元刻本《活人书》相对照，上文提及的经络图、文字、注文等形式皆相同，属同一系统。

与宋刻本相比，《医方类聚》本《无求子活人书》还增加了六首方剂：卷十六杂方天雄散（十四）下附续添正元散、退阴散二方，卷十七杂方竹皮汤（二十七）下附有添干姜汤、续添青竹茹汤、续添当归白术汤三方，务成子萤火圆（五十）下附续添圣散子方。由于元刻本《活人书》的药方部分今本已缺，因此无法核验，这很有可能也是元刻本中已有的内容。

2.《医方类聚》本《南阳活人书》

在《医方类聚》卷前的《引用诸书》目录中，包括了《无求子活人书》与《南阳活人书》两部著作。《南阳活人书》之名与《直斋书录解题》与《郡斋读书志》的著录相一致，应该是更为早期的版本。《医方类聚》的体例是将医书按照内容拆分后编入各卷的"主题"中，对于重出的内容，则以互见的方法注明。《南阳活人书》的一部分以这种方式被标注于《无求子活人书》相关的条目之下。以互注方式标明在《医方类聚》卷三十、卷三十一、卷二百一十五《说药证并药方加减法》、卷二百二十四《妊娠伤寒药方》、卷二百三十五《产后药方》。此外,在卷二百一十五《妇人门》中则径直标明《南阳活人书》,收录柴胡当归汤、干姜柴胡汤、海蛤散三方,其文字与《无求子活人书》有较大不同。衰辑这些散见于注释中的文字,我们可以窥见《南阳活人书》的一些面貌。明代前期医家刘纯的著作《伤寒治例》卷前有“引用诸书诸家姓名”,其中既有“朱肱”又有“无求子”,也是当时并存两种不同版本的旁证。

　　在百问部分,二书相异之处,《南阳活人书》皆在每句下注明。其中最大的不同是第五十一问后《南阳活人书》多出“问初春病人肌肉发斑瘾疹如锦纹”一大段。《无求子活人书》本无此段,《南阳活人书》与宋刻本相同。在二者的异文中,《南阳活人书》与宋刻本相同的还有第三十问“或引岁月方死”,“方”字作“不”字。第五十六问“然后晬时用小柴胡汤”,“晬”字作“临”字。也有一些异文是《南阳活人书》独有的,比如第十九问“发热恶寒,头疼腰痛而脉浮也”,“热”字作“汗”字。第二十四问“常见少阴无阳证者”,“无”字作“热”字。第二十六问“速用大承气加分剂”,“分剂”作“腻粉”。第七十一问之末,《南阳活人书》多出“阴证喘促者,惟返阴丹主之”一句。

　　在药方部分,二者的差异则更大。在《医方类聚》卷首的《凡例》中,编者阐述了其纂修的体例:“一门内一药重出,而治证、药材、服法无加减,则于初见处书某方同;大同小异,则其异者分附;小同大异,则全方附录。”其中对《无求子活人书》与《南阳活人书》二书的处理,正遵循上述凡例。“于初见处书某方同”的属于二者无异文,下面将“大同小异”与“小同大异”者分别列表如下(表2—1、表2—2):

表2—1　《无求子活人书》与《南阳活人书》文字异同表之"大同小异"

方名	《无求子活人书》	《南阳活人书》
桂枝汤(正一)	桂枝三两、甘草二两炙	桂枝一两去皮、甘草一两、生姜一两、大枣六两半
桂枝二麻黄一汤(正三)	方末	生姜五钱半、大枣二个
桂枝去芍药加附子汤(正八)	方末	生姜一两半、大枣六个
新加汤(正十一)	方末	生姜二两、大枣六个
桂枝加葛根汤(正十八)	项强几几	项背强疼疼
桂枝加厚朴杏子汤(正十九)	厚朴六钱三字	厚朴三钱一字、生姜一两、大枣四个
葛根汤(正二十六)	方末	生姜三分小切、大枣三个
小建中汤(正三十六)	方末	胶饴半斤、生姜一两半、大枣六枚
理中汤(正七十四)	人参、干姜炮、甘草炙、白术各三两,寒者,加人参一两半	人参一两、干姜炮一两、甘草炙三两、白术三两,寒者,加人参一两
四逆加人参汤(正七十七)	甘草二两	甘草一两
黄芩汤(正八十五)	黄芩一两一分	黄芩三分
黄芩加半夏生姜汤(八十六)	半夏二分半	半夏六钱
吴茱萸汤	人参一两	人参三分
升麻汤(杂一)	白芍药	赤芍药

方名	《无求子活人书》	《南阳活人书》
李根汤(杂三)	方末	加生姜半两
大橘皮汤(杂四)	方本	加生姜一两、枣子八个去核
橘皮竹茹汤(杂五)	橘皮二两	橘皮一升
生姜橘皮汤(杂六)	生姜半升	生姜半斤
正阳散(杂十)	麝香一钱	麝香一分
肉桂散(杂十一)	高良姜三分	高良姜二分
天雄散(杂十四)	干姜三分	生姜二钱
阳毒升麻汤(杂十七)	升麻一分	升麻二分
栀子仁汤(杂十九)	芍药三两	芍药二两
丹砂丸(杂二十四)	玄精石一两	玄精石一两半
人参顺气散(杂三十)	连进二服	连进三服
苍术散(杂三十一)	每服二钱	每服一钱
桂枝石膏汤(杂三十五)	石膏二两	石膏一两
解肌汤(杂三十八)	麻黄三分	麻黄三两
小柴胡加桂汤(杂三十九)	人参、甘草、半夏、黄芩、桂各三两	人参、甘草、半夏、黄芩、桂各二两
白虎加桂汤(杂四十)	甘草二两	甘草三两
祛邪丸(杂四十三)	恒山、甘草、大黄、知母各二两	恒山、甘草、大黄、知母各三两
葳蕤汤(杂四十四)	白薇五钱	白柔五钱
知母干葛汤(杂四十六)	甘草、黄芩、木香各二两	甘草、黄芩、木香各二钱
栝楼根汤(杂四十七)	石膏二两	石膏一两

方名	《无求子活人书》	《南阳活人书》
汉防己汤(杂四十八)	甘草、黄耆各二两	甘草、黄耆各一两
附术散(杂五十八)	桂心二钱	桂心三钱
金沸草散(杂六十三)	赤茯苓二两	赤茯苓三两
大半夏汤(杂六十四)	治膈间有寒痰	治痰饮及脾胃不和
越婢汤(杂六十五)	白术二两	白术一两
脾约丸(杂六十六)	枳壳、厚朴各半两	枳壳、厚朴各一两半
桂枝红花汤(妇人伤寒)	桂心、芍药、甘草各三两	桂心、芍药、甘草各一两
青竹茹汤(妇人伤寒)	煎取一升一合,去滓,分作二三服	煮取一升二合,去滓,分作三服
苏木汤(妊娠方)	以水一盏	以水一盏半
黄龙汤(妊娠方)	柴胡、黄芩、人参、甘草各一两	柴胡、黄芩、人参、甘草各一分半
柴胡石膏汤(妊娠方)	甘草二两	甘草一两
栀子大青汤(妊娠方)	黄芩一两半	黄芩半两
前胡汤(妊娠方)	大青五分	大青四分

表2—2　《无求子活人书》与《南阳活人书》文字异同表之"小同大异"

方名	《无求子活人书》	《南阳活人书》
桂枝麻黄各半汤(二)	桂枝、芍药、甘草炙各八钱、麻黄半两汤泡焙秤、杏仁一十二个汤浸去皮尖双仁者。 右剉如麻豆大,每服抄五钱匕,生姜四片,枣子一枚,水一盏半,煮至八分,去滓,温服。	桂枝八分一字去皮、芍药半两、生姜半两切、甘草半两炙,麻黄半两百沸汤泡去黄汁焙干秤、杏仁一十二个汤浸去皮尖、五枣二枚。 右剉如麻豆大,每服五钱,水一盏半,煮至八分,去滓,温服。

方名	《无求子活人书》	《南阳活人书》
柴胡加芒硝汤(三十四)	黄芩、人参各半两、柴胡一两三钱三字、芒硝一两、甘草炙半两、半夏四钱一字汤洗。右剉如麻豆大，每服抄五钱匕，生姜四片，枣子一枚，水一盏半，煮至八分，去滓，内芒硝，更微沸，温服。	柴胡一两三钱、黄芩、人参、甘草炙、生姜以上半两、半夏三个汤洗，大枣二个、芒硝一两。右剉如麻豆大，每服抄五钱，水一盏半，煮至八分，去滓，内芒硝，更微沸，温服。
小承气汤(四十二)	大黄四两去皮、厚朴二两去皮、姜汁炙、枳实四枚或作三枚去穰炒净秤半两也。右剉如麻豆大，每服抄五钱匕，以水一大盏半，煎至八分，去滓，温服，以利为度。	大黄一两去皮、厚朴二分去皮姜汁炙、枳实一枚麸炒去白穰。右剉如麻豆大，水一大盏，煮取三分，去滓，温服，以利为度。及服须更衣者，止后服，不利者，再服之。
谓胃承气汤(四十三)	甘草一两、大黄二两去皮、芒硝一两三分，或作一两一分。右剉如麻豆大，每服五钱，以水一大盏，煎至七分，去滓，下硝，更上火二三沸，温顿服之。	甘草半两、芒硝九钱、大黄一两去皮。右剉如麻豆大，水一大盏，煮二味，取七分，去滓，下硝，更上火二三沸，顷服之。
茯苓桂枝甘草大枣汤(五十一)	桂枝二两去皮、甘草一两炙、茯苓去皮六两或作四两。右剉如麻豆大，每服五钱，枣二个，用甘澜水一盏半，煎至八分，去滓，温服。	茯苓去皮二两、桂枝一两去皮、甘草半两炙、大枣四个去核。右剉如麻豆大，甘澜水二大盏半，先煮茯苓，减五合，下诸药，煮取七合半，温服。
茯苓甘草汤(五十三)	桂枝去皮、茯苓各二两、甘草一两炙。右剉如麻豆大，每服五钱匕，水一盏，生姜五片，煎至八分，去滓，温服。	茯苓二两、甘草一两炙、桂枝三两去皮、生姜三两。右剉如麻豆大，每服五钱，水一盏半，煮取八分，去滓，温服。

续表

方名	《无求子活人书》	《南阳活人书》
厚姜半甘参汤(五十八)	厚朴四两去皮、半夏一两一分、甘草一两、人参半两。右剉如麻豆大,每服五钱匕,水一盏半,生姜五片,煮至八分,去滓,温服。	厚朴二两去皮、生姜一两切、半夏六钱一字洗、甘草半两、人参一分。右剉如麻豆大,每服五钱,水一盏半,煮取八分,去滓,温服。
大黄黄连泻心汤(五十九)	大黄二两、黄连一两、黄芩一两。右剉如麻豆大,每服五钱匕,以百沸汤二大盏,热渍之一时久,绞去滓,暖动分二服。	大黄二两、黄连二两、黄芩一两。右剉如麻豆大,百沸汤二大盏,热渍之一时久,绞去滓,暖动分二服。
当归四逆加茱萸生姜汤(八十)	当归洗、桂枝去皮、芍药、细辛各一两半、甘草炙、木通各一两、茱萸五两。右剉如麻豆大,每服五钱匕,生姜四片,大枣一枚,水一盏,煎至八分,去滓,温服。	当归一两、桂枝二两去皮、芍药一两、细辛一两、大枣八个、甘草去皮、通草各六钱三、茱萸七个、生姜二两六钱。右剉如麻豆大,每服五钱,水一盏半,煮至八分,去滓,温服,日三服。

由上表可以看出,《南阳活人书》在药物的剂量上与《无求子活人书》有较大的差异,也有少数症状与服法的不同,这些差异与现存的其他版本皆不相同。药物的剂量对医者来说至关重要,它关系到方剂的配伍与疗效。但从《南阳活人书》中"小同大异"的这些药方来看,它们显然有另外的来源。我们也可以进一步推测,这些差异的存在而导致医者的用药不效,很有可能是这一版本的《活人书》最终被淘汰而亡佚的原因。由此也可以反观《活人书》在当时版本的丰富性。

3. 万历间吴勉学刻《古今医统正脉全书》本《增注类证活人书》

《古今医统正脉全书》是题为王肯堂辑、吴勉学校刻的一部大型医学丛书,汇辑了《黄帝内经》《伤寒论》《脉经》等多部医学经典。吴氏序谓:"不佞勉学,闻见寡昧,而于医学独加意焉。窃谓医有统有脉,得其正脉而后可以接医家之统。医之正脉,始于神农黄帝,而诸贤直溯正脉,以绍其统于不衰,犹之禅家仙派千万世相续而不绝,未可令其阙略不全,使观者无所考见也。因诠次成编,名曰《医统正脉》而刻之。"其中收录有朱肱《增注类证活人书》二十二卷。

《古今医统正脉全书》本《增注类证活人书》见于前人著录的,有陆心源《明刊类证伤寒活人书跋》与日本学者森立之《经籍访古志补遗》。陆心源《仪顾堂题跋》卷七《明刊类证伤寒活人书跋》云:"《增注无求之类证伤寒活人书》二十二卷,明吴勉学《医统正脉》刊本。以宋本校之,前多《释音》四叶、《伤寒药性》四叶、《目录》十六叶。又引《素问》《灵枢》《难经》、仲景诸家之说为之注。有双行注者,有低二格双行列于各条后者。肱有自注,与增注不分,大约不引旧说者为肱自注,其引旧说者皆增注也。卷一至十一,分卷与宋本同;卷十三、十四、十五,即宋本之卷十六;卷二十即宋本之卷十七;卷二十一即宋本之卷十八。其卷二十二为李子建《伤寒十劝》,非肱所著。与卷首之《释音》《药性》皆后人所增也。增注出何人之手,明刻不著其名。查楼钥《攻媿集》卷五十三《增释南阳活人书序》曰:'无求子朱公肱,士大夫中通儒也,著《南阳活人书》。吾乡王君作肃,为士而习医,自号诚庵野人,以《活人书》为本,博取前辈诸书,凡数十家,手自编纂,参入各条之下,名曰《增释南阳书》。'据此,则此本为王作肃所辑,当改题曰'吴兴朱肱撰、四明王作肃增注',则得其实矣。"

日本学者森立之《经籍访古志补遗》记云:"《增注类证活人书》二十二卷。明吴勉学刻本,收在《医统正脉》中。首有大观元年朱肱自序，及政和八年《重校证记》。又有大观五年张蒇《序》、政和元年朱肱《进表》《青词》及《谢启》。次有《释音》《辨误》《伤寒药性》。目录首题'增注无求子类证伤寒活人书'，与每卷异。第二十一卷末记'秣陵吴鸣凤重校'。按：朱氏进表及张蒇序，是书原本二十卷，乃与《宋志》所载合。但《书录解题》作十八卷，岂其所见本逸妇人、小儿两卷乎？今此本分为二十二卷，固非朱氏之旧。然每卷小序详言分卷义例，则似亦非后人妄析者。考陈造集载是书跋，云：'爱而读之，《百问》十一卷，略能上口。'因检此本第一卷至十一卷，设为百问，与陈氏所言相符。汪琥又称凡二十卷，末后第十九、二十卷论妇人伤寒，复继以小儿疮疹，此本二十卷论小儿伤寒，二十一卷论小儿疮疹，然俱卷页寥寥，与他卷不同，或是后来所分。据汪氏之言并为一卷，则殆与原本之数合。若其第二十二卷载李氏《十劝》与卷首释音以下三篇，俱后人所附。此本目录既题'续增'而不记卷数，则实全书之外耳。要之是书虽颇经后来增修，而其编次体例犹存朱氏之旧观，与元明人校前方书，改易窜乱失作者本意者迥异矣。柳沜先生跋曰：右本不记成于谁手，而莫从考也。顷读楼大防《攻媿集》，有《增释南阳活人书序》，称同乡诚庵野人王作肃所编。乃考诸是书，其言凿凿相符，则知实系王书。唯'增注'作'增释'为异耳。吴师古辑入《正脉》中，何以削其名字，岂当时所见原本脱之欤。今录大防序于卷首，以谂后之览者。"①

陆心源与丹波元胤（柳沜先生）皆认为此《增注类证活人书》为南宋王作肃所作。这一判断似稍嫌武断。据楼钥的序言，王作

①［日］涩江全善、森立之等：《经籍访古志》，上海古籍出版社，2017年，第302—303页。

肃书名为《增释南阳活人书》,《医统正脉全书》本目录页题书名作"增注无求子类证伤寒活人书"。从上文《医方类聚》的引录来看,《无求子活人书》与《南阳活人书》差异较大,此二书书名明显不同,仅凭这一点并不能确证其所谓《增释南阳活人书》即是《医统正脉全书》本《增注类证活人书》。并且《活人书》在宋代版本较多,为之注释作解者亦应不在少数,陆心源与丹波元胤的这一结论尚待更为有力的论据支撑。

现存《古今医统正脉全书》的印本较多,几乎各大图书馆皆有藏本,而内封牌记各不相同。北京大学图书馆藏有蕴古堂、百城楼印本。《全书》第一册内封大字题"古今医统正脉全书",上有"医学准绳"四字,右栏小字题"金坛王宇泰先生汇订",左栏下方题"金陵蕴古堂、百城楼藏板"。卷首亦有万历二十九年(1601)彭好古及吴勉学序。朱肱《增注类证活人书》收录于小丛编《伤寒全书》中。内封面中间大字题"伤寒全书",右栏小字为"张仲景先生著",左栏上方为"伤寒全书"的书目"伤寒论、明理论、金匮要略、活人书",左栏下方题"吴门蕴古堂、百城楼藏板"。国家图书馆、上海图书馆、北京大学图书馆等地又藏有映旭斋印本,与蕴古堂、百城楼印本同版。内封与上书版式相同,唯右栏下增小字"映旭斋藏板",左栏下改为"步月楼发兑"。左下钤"映旭斋藏板"朱文方印。哈佛大学哈佛燕京图书馆藏本内封面左下方镌"本衙藏版",《伤寒全书》内封面右栏下方题"映旭斋藏板",左栏下方题"步月楼梓行"。以上各书皆不讳"玄"字。今各大图书馆对此书的著录不一,或题明万历二十九年刻本,盖据卷前序言而定;或题清初修补本,盖据避讳而定,实际上皆为同一版本。

《古今医统正脉全书》其中所收《增注类证活人书》卷前有大观元年(1107)朱肱《类证活人书序》、大观五年张蒇《增注类证活人书序》、政和元年(1111)朱肱《进表》《谢启》《释音》《增注类证活人书辨误》《伤寒药性》、目录。正文半叶十行,行二十字,注文小字双行同,白口,单黑鱼尾,左右双边或四周双边。卷端题"增注类证活人书/明新安师古吴勉学校"。

是书卷一至卷十一与宋刻本相同,卷十二至卷十五为正方,卷十六至卷十八为杂方,卷十九为妇人伤寒,卷二十为小儿伤寒,卷二十一为小儿疮疹,卷二十二为李子建《伤寒十劝》,题"无阂居士李子建撰　新安师古吴勉学校"。

医统本似由元刻本《活人书》而来。由元刻本《活人书》现存的部分来看,二书版式行款皆相同。二书卷首皆有《辨误》,但医统本较元刻本的《辨误》中少第三十四、三十八、三十九、四十、五十三、六十、八十四、九十、九十五方,疑为漏刻。医统本卷一之首删去元刻本《活人书》的刊印说明,但却保留了卷五第三十三问的按语。元刻本卷一第五页足太阴经后引"《灵枢经》云"为单行小字,上空两行,且"腨"字注音"示兖切"三字有两条边框,这些特征,医统本明显根据元刻本版式而来。前文所提及的宋刻本与元刻本《活人书》有所出入之处,医统本皆与元刻本相同。这些都可以看出二者的密切关系。唯医统本卷六末增加一问,题"又五十问,初春病人肌肉发班瘾疹如锦纹,或咳嗽心闷,但呕清汁者",这是宋刻本中的内容,说明医统本在校正时应当也参考了其他版本。

此外,与宋刻本相比,医统本增加了六首方剂:卷十六杂方天雄散(十四)下附续添正元散、退阴散二方,卷十七杂方竹皮汤(二十七)下附有添干姜汤、续添青竹茹汤、续添当归白术汤三方,务成子萤火圆(五十)下附续添圣散子方。这与《医方类聚》本《无求子百问方》相同,但从上面与元刻本的对照来看,这些内容的最早来源很有可能是元刻本。

　　4.万历四十四年(1616)张惟任序刻本《活人书》

　　国家图书馆、中国科学院国家科学图书馆、中国中医科学院图书馆、台北"国家图书馆"等藏有万历四十四年张惟任序刻本《活人书》二十卷。中国中医科学院藏本影印收入《续修四库全书》。

　　是书为清汪琥《伤寒论辨证广注》所著录,卷前《采辑书目》云:"《南阳活人书》,宋奉议郎朱肱著。书凡二十卷,其第一卷至十一卷设为一百一问,以畅发仲景奥义。第十二卷至十五卷,纂桂枝汤等一百一十二方。第十六卷至十八卷,自升麻汤起至麦门冬汤止,共一百二十六方。此系《外台》《千金》《圣惠》等方,以补仲景之未备。末后第十九、二十卷,则论妇人伤寒,复继以小儿痘疹,斯诚仲景之大功臣也。但其中三十六问治两感证,谓宜发表攻里,此是朱奉议一片救人之苦心也,及其用药,则误引下利、身疼痛、虚实救里之例,而以四逆汤竟施之于烦渴、腹满、谵语、囊缩实热之证。以至后世如陶华之无知,而亦轻诋其书之失也。李知先《活人书括序》云'无求子真一世之雄,长沙公乃百川之宗',此为真知二公之书者矣。"

　　是书卷前有万历四十四年张惟任《南阳活人书叙》、大观五年张蒇《活人书序》、乡绅诸公助刊姓氏附来复识语、朱肱《青词》《进表》《谢表》《谢启》、万历十九年徐镕《后序》、徐镕集《南阳活人书征说》《南阳活人书释音》,次目录,次正文。正文半叶九行,行二十字,注文小字双行同,眉批小字双行,行六字,白口,单黑鱼尾,四周双边。目录首页题"大明应天匿迹自隐逸人徐镕镕之父重校正/关中来复阳伯甫校批",卷端题"活人书卷第一/大明应天浴沂人徐镕镕之父重校正"。

卷首徐镕辑《南阳活人书征说》末有识语谓："余业传五代,学究卅年,遇术寻访睹板,四样凑之,止得刻本十一卷,余九卷系四样抄本。其正方四卷,有仲景方法,雠校庶无差讹。若杂方及妇人小儿疮疹五卷,间有三同者,因附的字于其下。至岁甲辰,西入秦中三原来复海阳伯甫宅,因睹正德十四年宁夏刻本,九卷一册,因去了的字。若九卷抄本及刻本,鱼鲁亥豕,无从对阅,则仍其旧云。因此不合序言九万一千三百六十八字也。始于辛卯季春,完于壬辰孟夏,春沂徐镕谨识。"以是故知,(甲)是书明代有数本流传。(乙)徐镕所用校本前十一卷为刻本,后九卷采自"四样抄本"及来复所藏正德十四年(1519)宁夏刻本。(丙)徐镕校勘此书,始于辛卯(1591)季春,完于壬辰(1592)孟夏。

与之前各本相对照,张惟任刻本有几个以下特点:

第一,张惟任刻本分卷情况与之前版本有所不同。它将被医统本分做两卷的小儿伤寒与小儿疮疹两部分合为一卷,且无《伤寒十劝》,因此全书共二十卷。

第二,张惟任刻本在校订时增补了许多内容。比如,宋刻本、元刻本、《医方类聚》本《无求子活人书》百问部分皆无"答曰",张惟任刻本增加了"答曰"二字。依照徐镕校书的体例,卷二至卷十一中,各方剂后皆标明出处,元刻本、《医方类聚》本漏标者张惟任刻本多加以补全。同时,在卷十二至卷十五仲景"正方"部分每方下标有六经归属,宋刻本、《医方类聚》本《无求子活人书》有缺者张惟任刻本亦加以补全。此外,张惟任刻本在有些条目下还补充了注释,加以说明。如卷十八脾约圆(六十六)后有小注"与正方九十异同,分两各别",半夏生姜汤(九十二)后有小注"即《金匮》小半夏汤"。

第三,方剂部分改动较大。在宋刻本、《医方类聚》本《无求子活人书》中,医统本妇人伤寒、小儿伤寒、小儿疮疹三卷方剂皆无序号。张惟任刻本则将卷十九、卷二十妇人伤寒与小儿伤寒重新编号,且文字多有改动,方剂中药物的次序与剂量也多不一致。

要之,张惟任序刻本与之前版本相比做了较大范围的改动,这些改动使得全书的体例更加整齐统一,其所做批校也为后人理解《活人书》提供了有益的参考,是较有特色的《活人书》版本。

5. 万历末年河南曹尔桢重刻本

台北"国家图书馆"藏《活人书》一部,二十卷,著录为万历天启间(1573—1620)河南重刻本,以其卷末有河南按察司分巡大梁道副使曹尔桢《南阳活人书跋》故也。曹尔桢,顺天人,进士。据(顺治)《河南通志》卷十四,曹尔桢任河南按察副使在万历末年,故此刻本可确定为万历末年河南重刻本。曹尔桢所刊医籍存世者尚有天启五年(1625)重刊《重修政和经史证类备用本草》,结衔题"山东等处承宣布政使司左布政使直隶和洲曹尔桢"。

是书卷首有万历四十四年(1616)张惟任《南阳活人书叙》、乡绅诸公助刊姓氏、来复《活人书总述》、大观五年张蔵《活人书序》、朱肱《青词》《进表》《谢表》《谢启》、万历十九年徐镕《后序》、徐镕集《南阳活人书征说》《南阳活人书释音》,次目录,次正文。目录首页题"大明应天匮迹自隐逸人徐镕镕之父重校正 关中来复阳伯甫校批",卷端题"活人书卷第一/大明应天浴沂人徐镕镕之父重校正"。正文半叶九行,行十八字,注文小字双行同,眉批小字双行,行四字,白口,单黑鱼尾,四周双边。版心下有刻工姓名,如崔聪、良、许、雷、登、祚、祺、仁、郭、贞、云、舟、春、贵、羊、江、欠、冬、王正、佳、沈、夏等,多为明万历间刻工。书中钤有"'国立中央'图书馆考藏""吴兴刘氏嘉业堂藏书记""柳蓉春经眼印""博古斋收藏善本书籍"诸印记。

　　曹尔桢《南阳活人书跋》曰："直指台关西张公之按中州也,以活人心运拯人手,凡宗藩、河道、吏治、民生、兵戎、盗贼、豪猾,一切症各以一切药对治之,恰好中病,举膏肓中二竖,无不瞿然。思遁者大都国老将军,兼收互济,而要在扶元气以厚培神气,而非耸神气以驰骋元气也。猗与休哉,其越人仓公者流乎,殆岐黄上人也。一日,出《伤寒百问》示不敏。桢曰:此三原计部来公刻之京师者,桢受而卒业,曰:寒,急症也,数传而善变。今人挟方寸匙者,每好予病以错,错不独在寒,而寒苦不耐错,错更不耐寒。一剂不亟盖合,九死立至;一味不君臣式,全剂阁功。非若他病之可揣摩凑泊,徐计而倖改,累试而一中,故寒科费人与? 寒病魔医,谈之令人色变。《百问》者,先之外症,主之经络,参之脉理,定之汤名,四者合而寒且自呈其状,以醒医目,故手不必国藉,第令少识陈半者视某症与某问合,还以某问治之,药未下咽而寒且退三舍矣。抉至幽于至显,稳至变于至一。是《百问》未出,寒为第一难病,《百问》既出,寒为第一易症,《百问》可无广乎? 此直指台再刊《百问》意也。若计部公孝友渊睦,忠信明洁,天文地理,星历医卜,世间但有之事,无所不窥,窥又无不深入而精契者,医尤得旨。夫医本道也,而世伎视之矣,则毋乃命也而草视之矣。桢不独喜计部之善医,而独喜计部之重医于道也。加以直指台俨然为此道树以赤帜,从此而医且与良相比隆较烈,唯是桢之先俱以医显家,方伯中丞称贵倨矣,平生所葆一段生机,犹隐隐以医行于世,医子孙见重,人重医光大我先业而全活,我胞与乌得不感且泣也。若计部公有云:医为一身,用则小嗟,嗟身先不小,医乌得不与身共塞天地横四海,而讵一身之为浅鲜也。余将更之曰:医为一无用之身用则小,医为一有用之身用则不小。究竟言之,果且无用人而不身,是急乎身无小时,则医亦无小时,而《百问》者而病之大崇而医之神镜也。《百问》之用用切，刻《百问》之功伟，广《百问》之功伟之伟矣。不敏桢何增而得与斯役也。河南按察司分巡大梁道副史曹尔桢顿首谨跋。"

曹尔桢重刻本与张惟任序刻本相比，除了行款不同外，还有许多形式上的变化，比如在版式上，张惟任序刻本版框尺寸略小，为18.6×13.5厘米，曹尔桢重刻本尺寸较大，为20.9×13.8厘米。卷首张惟任的《南阳活人书序》，张惟任序刻本为行草书，而曹尔桢重刻本改为楷体刊刻。"乡绅诸公助刊姓氏"部分，曹尔桢重刻本较张惟任序刻本少张国祥、李孔度二人。来复的识语张惟任序刻本紧接"乡绅诸公助刊姓氏"刊刻，曹尔桢重刻本独立分页，题为"活人书总述"。二者在注释文字的大小上也有不同，比如卷二人迎脉下"人迎属太阴肺之经"一段、太溪脉下"太溪二穴在足内踝后跟骨上动脉陷中"一句、衝阳脉下"衝阳二穴一名会源在足跗上五寸骨间动脉上去陷谷三寸"一句，风池穴下"风池二穴"一段，张惟任序刻本皆作中字，而曹尔桢重刻本则改作大字。同卷关元穴下"气海穴"一段，张惟任序刻本作双行小字，曹尔桢重刻本则改作大字。

在内容上，曹尔桢重刻本补足了张惟任序刻本中的一些缺字，比如卷一第二问"若无汗尚恶寒宜升麻汤"，张惟任序刻本下标"阙"字，曹尔桢重刻本则补改为"杂方一"；张惟任序刻本"长者阳□□头疼腰痛□太阳也"一句，曹尔桢重刻本补为"明也""者"三字。二者也有一些小的不同之处，比如张惟任序刻本卷九首叶"寒气入腹，血室结聚，针药所不能治矣"，"矣"字曹尔桢重刻本作"也"字。张惟任序刻本卷十一第八十八问中双行小字"丸得为度"，"丸"字曹尔桢重刻本作"元"字。但从整体上来看，曹尔桢重刻本不如原刻本校勘精审，尚有一些误刻漏刻之处。比如，卷一第八问曹尔桢重刻本有墨丁,"医家■肥人脉浮为肌肉厚实",当是原刻本卜烂不清。同卷第三问"调胃承气汤"条,张惟任序刻本作"正四三",曹尔桢重刻本作"正三十四",考卷十三"调胃承气汤"药方,正作四十三,曹尔桢重刻本误。卷四第二十八问,张惟任序刻本"问手足逆冷下"有单行小注"溯集辨厥与逆异",曹尔桢重刻本缺。卷六第四十六问之末,曹尔桢重刻本衍"寒疫止"三字。卷九第七十四问,张惟任序刻本"是谓下厥上竭为难治",曹尔桢重刻本"下"作"不",误。

6.天启元年(1621)广陵沈文炯重刻本

笔者藏有天启元年广陵沈文炯重刻本一部,存十卷,为海内孤本(见图2)。是书卷首有天启元年倪思辉序、大观五年(1111)张蒇《活人书序》、朱肱《青词》《进表》《谢表》《谢启》、万历十九年(1591)徐镕《后序》、徐镕集《南阳活人书征说》《南阳活人书释音》,次目录,次正文。目录首页题"大明应天匿迹自隐逸人徐镕镕之父重校正 关中来复阳伯甫校批 广陵弢之沈文炯重刻",卷端题"活人书卷第一/大明应天浴沂人徐镕镕之父重校正"。

倪思辉序谓:"国初凡操针石之家,靡不奉为蓍蔡,未有非之者。永乐、正统间,张、陶之微议一起,遂湮没近二百年,良医短气,真本罕闻……维扬弢之沈君文炯好义乐善,出于天性,活人是其素心。阅得此书,若青囊肘后不是过也。锐意刊布,而作医林之指南。告成,问序于不佞。不佞谓世之刻医书者,汗牛充栋,比比皆然。或以盈帙为奢,薰莸莫辨;或以好名惑众,楮木俱灾,始以书误人,人即以书误病,何异以鸟喙而饱饥殍,伐崔苇而代舆济,是以仁心而杀人,不亦谬乎?如兹刻之善,前人之评论详矣,不独医家一日不可少,即人持而户箧之,谓之保生之珍、摄命之符可也。从此传广而利溥,沈君之冥福不几逾浮屠七级哉。后之君子再加刊布,俾得弥漫宇内,而攻医博物者,更为搜补阙疑,庶几九万一千三百六十八字之旧复见于圣明龙飞之时,寿民寿国,当跂足竢之。时天启元年春王正月之吉,吏科给事中祁山倪思辉撰。"倪思辉字韫之,号实符,祁门人,万历三十五年(1607)进士。授太常寺博士,历吏科给事中,巡视京营,清操著闻。天启二年(1622)因上疏劾论客氏怙宠窃权,谪福建按察司知事。后皇子生,复故官。崇祯初年起刑部左侍郎,升任南京督粮储、户部尚书。

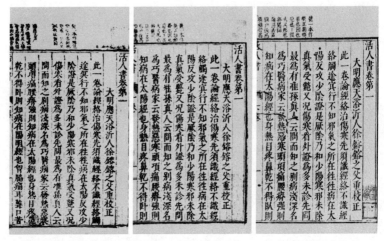

图2 明万历四十四年张惟任序刻本《活人书》(左)、万历末年曹尔桢重刻本《活人书》(中)、天启元年沈文炯重刻本《活人书》(右)

与曹尔桢重刻本相比,是书无卷前乡绅诸公助刊姓氏,无来复《活人书总述》。《活人书后序》之末曹尔桢刻本有"万历十九年季春朔徐镕重校"十二字,此本无。沈文炯重刻本较曹尔桢重刻本在版式形态上非常接近,然稍稍宽大,版框尺寸为20.5×14.9厘米。二书在行款版式上皆一致,但在文字细节上存在一些差异。比如"盖"与"蓋"、"鲜"与"解"、"修"与"脩"、"臟"与"藏"、

"效"与"効"、"囬"与"回"、"卧"与"臥"、"证"与"證"等等,沈文炯重刻本多作前者,曹尔桢重刻本多作后者。此外,二者的差异可谓微乎其微,经过对校可得二书异文如表2—3所示。

表2—3 沈文炯重刻本与曹尔桢重刻本文字对照表

卷目	沈文炯重刻本	曹尔桢重刻本
卷一足少阳胆之经	**胆**与肝为合	**肝**与胆为合
卷二第九问	八**表**属藏病,在于阴	八**里**属藏病,在于阴
卷二第十问	大抵伤寒脉**虽**弦	大抵伤寒脉**须**弦
卷二第十三问	眉批:无表证者,可与白虎,今日汗后一解表其■■	眉批:无表证者,可与白虎,今日汗后一解表**药何耶**
卷三第十七问	表热里寒者,脉**虽**沉而迟	表热里寒者,脉**须**沉而迟
卷四第二十三问	手足冷,脉沉细,**或**情绪,或腹痛	手足冷,脉沉细,**少**情绪,或腹痛
卷六第四十一问	夏至**半**桂枝麻黄大青龙加知母一两	夏至**后**桂枝麻黄大青龙加知母一两
卷七第五十四问	此虚**损**,但当于竹叶汤	此虚**烦**,但当于竹叶汤
卷八第五十八问	且与小柴胡汤**以解**之	且与小柴胡汤**似鲜**之
卷九第六十九问	内瓜蒂**末**鼻中则愈	内瓜蒂**未**鼻中则愈
卷九第七十二问	伤寒**喘**只有太阳阳明二证	伤寒**只有**太阳阳明二证
卷十第七十七问	攻痞宜大黄黄连黄**耆**汤	攻痞宜大黄黄连黄**芩**汤

从二书的异文来看,沈文炯重刻本的误字较多,又从沈氏刻本的墨丁可推知,沈刻本刻印所依据的本子版面当有缺坏卜烂之处。在刊刻质量上,总体不及曹尔桢重刻本。

7.《永乐大典》本

现存《永乐大典》卷三千六百十四、三千六百十五"寒"字条引是书作朱肱《伤寒活人书》，共七条。与宋刻本相校，即卷三第十七问、卷十二桂枝汤（一）"桂枝汤自西北二方居人四时行之"一段、卷十二桂枝加葛根汤（十八）"伊尹汤液论，桂枝汤中加葛根，今监本用麻黄，误也"一句、卷一第二问、卷十二麻黄汤（二十）"伤寒热病，药性须凉"一段、卷六第四十问、卷九第六十九问"又问发汗后身疼痛"一段。由于所引用的这一部分内容诸本相同，尚不能判断其所依据的版本。

至此，《活人书》的宋元明刻本共有十八卷本、二十卷本、二十二卷本三个子系统。其卷目分合皆不相同，具体情形如表2－4所示：

表2－4　《活人书》十八卷本、二十二卷本、二十卷本卷数异同表

卷数	十八卷本（宋刻本）	二十二卷本（医统本）	二十卷本（徐镕校刻本）
卷一	论经络	经络图第一至六问	经络图第一至六问
卷二	论切脉	第七至十二问	第七至十二问
卷三	论表里	第十三至十七问	第十三至十七问
卷四	论阴阳	第十八至三十问	第十八至三十问
卷五	论治法	第三十一至三十七问	第三十一至三十七问
卷六	论伤寒伤风等	第三十八至五十问	第三十八至五十一问
卷七	论伤寒类证	第五十一至五十四问	第五十二至五十五问
卷八	论发热	第五十五至六十二问	第五十六至六十三问
卷九	论恶寒	第六十三至七十四问	第六十四至七十五问
卷十	论结胸与痞	第七十五至八十六问	第七十六至八十七问
卷十一	论咳逆	第八十七至一百问	第八十八至一百零一问

续表

卷数	十八卷本（宋刻本）	二十二卷本（医统本）	二十卷本（徐镕校刻本）
卷十二	论药证上	正方一至二十九	正方一至二十九
卷十三	论药证下	正方三十至四十七	正方三十至四十七
卷十四	杂方上	正方四十八至八十	正方四十八至七十九
卷十五	杂方下	正方八十一至一百一十三	正方八十至一百一十二
卷十六	妇人伤寒	杂方一至二十四	杂方一至二十四
卷十七	小儿伤寒	杂方二十五至六十三	杂方二十五至六十三
卷十八	小儿疮疹	杂方六十四至一百二十六	杂方六十四至一百二十六
卷十九	无	妇人伤寒一至四十一	妇人伤寒一至四十
卷二十	无	小儿伤寒一至十五、小儿疮疹十六至三十三	小儿伤寒一至十五
卷二十一	无	无	小儿疮疹十六至三十三
卷二十二	无	无	伤寒十劝

（四）清刻本

《活人书》在清代前期的刻本不多，所见多是晚清的本子。其中年代较早的是光绪十年（1884）上海江南机器制造总局刻本，之后各地刻本多据此本翻刻。

1. 光绪十年（1884）上海江南机器制造总局刻本

光绪间上海江南机器制造总局曾刊行《增注类证活人书》，二十二卷。此书流传较广，今存印本众多。是书内封面牌记题"上海江南机器制造总局刊版"。卷前有光绪十年潘露《续刻类证话人书序》，大观元年（1107）朱肱《增注类证活人书序》、大观五年张葳《增注类证活人书序》、政和元年（1111）朱肱《进表》《谢启》《增注类证活人书辨误》、徐大椿《活人书论》、目录。卷端题"增注类证活人书卷一/明新安师古吴勉学校"。正文半叶十行，行二十字，注文小字双行同，黑口，双黑鱼尾，左右双边。卷末有《增注类证活人书释音》《伤寒药性》。是书据医统本刊刻，卷二十一末保留了原有的"秣陵吴鸣凤重校"字样。

卷前潘露序记刻书事："国朝刻书之盛为古来所未有，独于此书未见单行善本，岂僻陋所未知耶？癸未秋，得明刻《医统》中本，模糊残缺，错误复多，而坊间已难得矣。此书若不续刻，朱君类集之功、活人之志殆将湮没，继绝衍绵后人之责，亟付本局官匠缮雕，并嘱赵君静涵任斯校对，以精于医而博学者也。"潘露（1827—1890），字敬如，曾任广东批验所大使，参与筹建广东装机器局。两江总督左宗棠尝奏谓："江苏吴县正绅候选运同潘露天赋异能，其气学与制造一切机器，独出心裁，多与西法暗合。曾在广东遵旨绘画广东全省舆图，总办创建机器军火局务，为粤人所推服，洋匠亦自愧不如。江宁藩司梁肇煌在籍时，深知其能。臣现调至江苏，札季总理江南上海、金陵两机器制造局。"（左宗棠《[光绪九年三月三十日]委员办理机器制造局务片》）潘露于光绪九年起，任江南制造局总办。潘露之兄潘霨为清代医家，官至贵州巡抚，精于医术，任官所到之处，恒以医术济民。尝辑刻有《辨园医学六种》。潘露之刊刻医籍，或受其兄之影响。

上海江南机器制造总局于同治七年（1868）开设翻译馆，翻译出版科技书籍。至1907年，翻译馆共翻译出版图书近二百部，多数为石印或铅字印行，也有少数刻版印行，《增注类证活人书》便是其中之一。

上海江南机器制造总局刻本《增注类证活人书》虽谓据医统

本翻刻,但仔细对比发现,它在医统本的基础上做了一些修订,主要有以下几个方面:

第一,江南机器制造总局刻本有缺页。卷前《辨误》仅至第二十三方止,下有"篇终"二字,事实上医统本之后还有数则方剂的订误,包括正方与杂方。江南机器制造总局刻本所据的版本此处当是缺页。

第二,在形式上,调整了部分文字的字号与字形。医统本中的大写数字江南机器制造总局刻本皆改为小写。江南机器制造总局刻本中卷前及正文中单行小字注文皆改为双行小字注文。正文中"正方某某""杂方某某"等单行小字注文则改为大字注文。每卷末增加"增注类证活人书卷某终"十余字。此外,二书在一些字形上也有差异,如沉沈、蓋盖、囘回等字。

第三,在文字上,江南机器制造总局刻本订正了医统本中一些文字错讹。比如卷一"往未寒热而呕则知病在少阳经也","未"字改作"来"字。卷一第一问"汗穴疏而用麻枝","麻"字改作"桂"字。卷一第三问"往来寒燥尚未可吐下","燥"字改作"热"字。卷六又五十问"问初春病人肌肉发班瘾疹如锦纹","班"字改作"斑"字。卷十第七十七问"仲是云:呕多,虽有阳明,慎不可下","是"字改作"景"字。卷十一第九十六问"伤寒发汗后上出多亡津液","小"字改作"汗"字。卷十四白虎加人参汤,"梗米"改作"粳米"。

江南机器制造总局刻本是清代以来《活人书》的第一个正式刻本,它在医统本的基础上进行了校改,在校勘质量上也相对较高。

2.光绪十二年(1886)刻本

《中国古籍总目》著录有"清光绪十二年刻本""清光绪十二年苏州交通图书馆刻本"《伤寒类证活人书》,《中国中医古籍总目》

著录有"清光绪 12 年丙戌广东刻本"《伤寒类证活人书》。经核验发现,这些版本皆为同一版本。上海图书馆藏有"清光绪十二年苏州交通图书馆刻本"《增注类证活人书》二十二卷。内封 A 面镌"增注类证活人书",内封 B 面镌"丙戌仲秋之月重刊"。部分印本右下有"苏州交通益记图书馆精造书籍"朱文戳记,故被著录为"清光绪十二年苏州交通图书馆刻本"。苏州交通益记图书馆虽名为图书馆,但同时也是专业的出版机构,所刻图书以医书为多,今存世有《妇婴三书》《王氏医案》等。其他图书馆藏本内封面右下无朱文戳记,仅有牌记"丙戌种秋之月重刊",故被著录为"清光绪十二年刻本"。

是书卷前有大观元年(1107)朱肱《增注类证活人书序》、大观五年张葳《增注类证活人书序》、政和元年(1111)朱肱《进表》《谢启》《增注类证活人书辨误》、目录。卷端题"增注类证活人书卷一/明新安师古吴勉学校"。正文半叶十行,行二十字,注文小字双行同,黑口,双黑鱼尾,左右双边。卷末有《增注类证活人书释音》《伤寒药性》、徐大椿《活人书论》。是书据上海江南机器制造总局刊刻,版式行款皆相同。

3. 光绪二十三年(1897)广州拾芥园重刻本

光绪二十三年,广州拾芥园重刊《增注类证活人书》二十二卷。内封面中间大字题"增注伤寒类证百问活人书",左栏题"进士朱肱先生著",右栏题"光绪廿三年　广州拾芥园重校刊",版心下镌"拾芥园"。卷前有大观元年(1107)朱肱《增注类证活人书序》、大观五年张葳《增注类证活人书序》、政和元年(1111)朱肱《进表》《谢启》《增注类证活人书辨误》、目录。卷端题"增注类证活人书卷一/明新安师古吴勉学校"。正文半叶十行,行二十字,注文小字双行同,黑口,双黑鱼尾,左右双边。是书据上海江南机器制造总局刊刻,版式行款皆相同。拾芥园是晚清同光间广州书坊,今存拾芥园所刻多为医书,如《傅青主女科》《三科辑要》《医学心悟》等。

坊间又有儒雅堂翻刻本,唯内封面"拾芥园"改为"儒雅堂",余皆相同,版心下方"拾芥园"三字亦未挖改。

4.光绪二十三年(1897)儒林堂刻本

今存世印本较多者又有光绪二十三年儒林堂刊《活人书》二十卷。内封 A 面中间大字题"南阳活人书",左栏题"朱肱老夫子鉴定",右栏题"儒林堂藏板"。内封 B 面中间大字题"伤寒发明",左栏题"光绪丁酉重镌",右栏"翻刻必究"。卷首有张惟任序《南阳活人书叙》、乡绅诸公助刊姓氏附来复识语、大观五年张蒇《活人书序》、朱肱《青词》《进表》《谢表》《谢启》、万历十九年(1591)徐镕《后序》、徐镕集《南阳活人书征说》《南阳活人书释音》,次目录,次正文。卷端题"活人书卷第一/大明应天匿迹自隐逸人徐镕镕之父重校正"。正文半叶九行,行二十字,注文小字双行同,白口,单黑鱼尾,四周双边。是书据张惟任序刻本重刊。

(五)民国印本

民国间印本多据吴勉学《古今医统正脉全书》重印。有上海文瑞楼印本,内封面题"民国八年校印/增注伤寒类证活人书/钱幼菘署"。内封面题"上海棋盘街/文瑞楼印行"或作"上海文瑞楼发行/鸿章书局石印"。卷端题"增注类证活人书卷一/明新安师古吴勉学校"。正文半叶十四行,行三十二字,下黑口,单黑鱼尾,四周双边。

(六)附说

1.清黄丕烈藏宋刻残本《重校正活人书》

黄丕烈《百宋一廛书录》著录有宋刻残本《重校正活人书》,

云:"今此宋刻,题曰《重校正活人书》,书中问答,正与直斋所云合。止存十、十一、十二三卷,纸洁墨莹,印本亦在宋时。卷首有'鸣篪'一印,卷末有'子子孙孙其永保用'一印,虽未知其人,亦久以此书为珍秘矣。"是书未见。

2. 影抄宋本

清张金吾《爱日精庐藏书志》卷二十二著录《重校证活人书》十八卷,影写宋刻本。又,瞿镛《铁琴铜剑楼藏书目录》卷十四云:"《重校正活人书》十八卷,影抄宋本。宋朱肱并序,前有《进书表》《谢表》《谢启》。案,《书录解题》云:肱字翼中,吴兴人,秘丞临之子,中书舍人服之弟。登进士科,以张仲景伤寒方论,各以类聚,为之问答,本号《无求子伤寒百问方》,武夷张藏作序,易此名。晁氏《读书志》所载亦合,惟作二十卷,《文献通考》亦作二十卷,惟《书录解题》卷数与此本同。而此本《进书表》亦云二十卷,刻时当有删并,故少二卷也。政和八年刊于杭州大隐坊。每半叶八行,行十五字。向藏邑中孙氏。卷中有'天真阁'朱记。"宋刻本题作《重校证活人书》且十八卷的今存只有皕宋楼所藏的一部,但铁琴铜剑楼本所记行款却与皕宋楼所藏宋刻本不同,这是由于皕宋楼所记行款是根据宋刻本正文,而铁琴铜剑楼所记行款则是根据了卷前的《青词》《进表》部分,不意宋刻本前后行款不一,故有此著录差异存在。事实上,这些抄本应皆据宋刻本《重校证活人书》十八卷所抄录。

3. 清朱文震刊《古今医统正脉全书》本《类证活人书》

清末江阴朱文震校刻《古今医统正脉全书》,其中收录《类证活人书》二十二卷,题无求子著。考其内容,自卷一中风起至卷二十二遗滑止,凡六十二问,无一言及伤寒。盖朱氏以清人林开遂《活人录汇编》充《类证活人书》刻入,又伪造绍兴元年(1131)甲戌仲秋朱元祐序冠于卷首，虽卷数相同，实与朱肱书无关。光绪三十三年（1907）京师医局、民国十二年（1923）北京中医学社重刊《活人书》皆沿袭此误。冈西为人《宋以前医籍考》论曰："民国十二年北京中医学社所刊《医统正脉全书》，其所收《类证活人书》，亦分为二十二卷。然其分门，自卷一'中风'起，至卷二十二'遗滑'止，凡六十二问，其间无一言及伤寒者，即与明本全异，而不知其所从来。目录首题'闽间无求子林慕莪山人著述'，每卷首但署'无求子著'四字。前有绍兴元年甲戌仲秋朱元祐序。所谓林慕莪、朱元祐，并无可考。按其书中有湿、燥、火、气、血诸门，其为明以后人所伪撰，殆无疑矣。且考南宋绍兴元年即为辛亥，庚戌即其前年也，疑即伪作朱序者偶误之欤。要之，此本虽袭《医统正脉全书》之名，实似未见吴勉学原刊，而漫采杂书以充其数而已。不啻无益于学海，其毒世害人，贻误于后世，当有不可测知者。"①

---

① ［日］冈西为人：《宋以前医籍考》，学苑出版社，2010年，第371页。

【版本源流图】

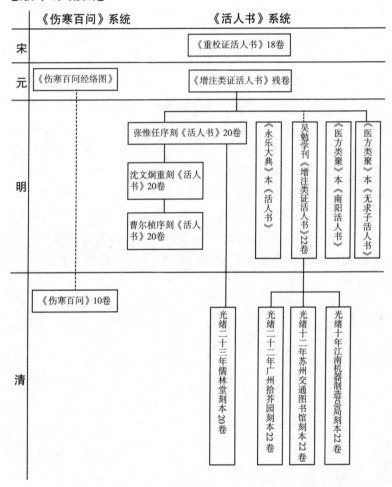

成无己《注解伤寒论》

【成书】

成无己的《注解伤寒论》是现存最早的《伤寒论》全注本。成无己,聊摄人。考察成无己的生平及《注解伤寒论》的成书时间,书中的三篇序跋皆非常重要。

严器之序云:"《伤寒论》十卷,其言精而奥,其法简而详,非寡闻浅见所能赜究。后虽有学者,又各自名家,未见发明。仆忝医业,自幼徂老,耽味仲景之书五十余年矣,虽粗得其门,而近升乎堂,然未入于室,常为之慊然。昨者邂逅聊摄成公,议论该博,术业精通,而有家学,注成《伤寒》十卷,出以示仆。其三百九十七法之内,分析异同,彰明隐奥,调陈脉理,区别阴阳,使表里以昭然,俾汗下而灼见。百一十二方之后,通明名号之由,彰显药性之主,十剂轻重之攸分,七精制用之斯见,别气味之所宜,明补泻之所适,又皆引《内经》,旁牵众说,方法之辨,莫不允当,实前贤所未言,后学所未识,是得仲景之深意者也。昔所谓慊然者,今悉达其奥矣。亲觌其书,诚难默默,不揆荒芜,聊序其略。"

王鼎大定壬辰(1172)序云:"此书乃前宋国医成无己注解,四十余年方成,所谓万全之书也。后为权贵挈居临潢,时已九十余岁矣。仆曩缘访寻舍弟,亲到临潢,寄迹鲍子颙大夫书房,百有余日,目击公治病,百无一失。仆尝求此书,公云:'未经进,不可传。'既归又十七年,一乡人自临潢遇恩放还,首遗此书,不觉惊叹。后自念平日守一小学,于世无毫发补,欲力自刊行,竟不能就。今则年逾从心,晚景无多,兼公别有《明理论》一编,十五年前已为邢台好事者镂板流传于世,独此书沉坠未出。仆是以日夜如负芒刺,食息不遑。遂于辛卯冬,出谒故人,以干所费,一出而就,何其幸也。或曰:非子之幸,世之幸也。医者得之为矜式,好事君子得之,亦可与医家商略,使病人不伏枕而愈,乃此书驾说《难》《素》之功也,于世岂小补哉!"

魏公衡大定壬辰(1172)序云:"张仲景所著《伤寒论》,聊摄成无已为之注解,言意简诣,援引有据,直本仲景之旨,多所发明,非医家余书传释比。未及刊行,而成君不幸去世,此书间关流离,积有岁年,竟自致于退翁先生,若成君之灵宛转授手。然退翁既爱重其书,且愤旧注之浅陋芜驳也,遽欲大传于世,顾其力有所不赡,又不忍付非其人,苟以利为也。每用郁悒,事与愿违,俯仰逾纪。近因感念,慨然谓所知曰:'吾年逾从心,后期难必,诚恐一旦不讳,因循失坠,使成公之志湮没不伸,吾亦抱恨泉壤矣。'遂断意力为之,经营购募,有所不避,岁律迄周,功始克究。嘻,是书之成也,成君得所附托,退翁私愿获毕,相与不朽矣。此其所及属予为序欤?不然则退翁之清节素著,其笔耕余地,足乐终身,岂以迟暮之年,遑遑然为庶人计哉。退翁,道号也,姓王,名鼎,字大来,诗笔之妙,莫不推仰。至于内行过人,世未必尽知也。"

张孝忠开禧元年(1205)所撰《伤寒明理论跋》谓:"成公当乙亥(1155)、丙子(1156)岁,其年九十余,则必生于嘉祐、治平之间。"张孝忠去成氏离世已数十年,其说似据大定壬辰王鼎《注解伤寒论序》推得,王鼎说:"(成公)后为权贵挈居临潢,时已九十余岁矣。仆曩缘访寻舍弟,亲到临潢,寄迹鲍子颙大夫书房有百余日,目击公治病,百无一失。仆尝求此书。公曰:未经进,不可传。既归,又十七年,一乡人自临潢遇恩放还,首遗此书。"又谓:"辛卯(1171)冬,出谒故人,以千所费一出而就,何其幸也。"乙亥、丙子与辛卯、壬辰间正相隔十七年,故张孝忠据此推定乙亥、丙子时成无己九十余岁。然王鼎序谓,得是书后"欲力自刊行,竟不能就"。顾念"今则年逾从心,晚景无多",是以"日夜如负芒刺,食息不遑",遂决意刊行。魏公衡序中既谓"俯仰逾纪",则王鼎偶获此书至刊布流传,相隔又十余岁。故成氏年九十余为权贵挈居临潢时,当在金皇统三年(1143)左右。而成氏之生年,当在北宋庆历末到至和初年(约1044—1052)①。严器之1144年作《注解伤寒论序》时,未言及成无己谢世,其时成氏似犹在。

严器之皇统甲子(1144)《注解伤寒论序》谓:"昨,天眷间,西楼邂逅聊摄成公,议论该博,术业精通,而有家学,注成《伤寒论》十卷,出以示仆。"故知是书完成于金天眷(1138—1140)之前。王鼎《注解伤寒论后序》谓"四十余年方成",其始作当在宋哲宗末、徽宗初年。

【版本】

(一)元刻本

1. 至正二十五年(1365)西园余氏刻本

国家图书馆、北京大学图书馆藏有西园余氏刻本《伤寒论注解》十卷。其中北京大学图书馆藏本影印收入《中华再造善本》。

北京大学图书馆藏本卷首题《图解运气钤》,包括"三阴三阳

---

① 李玉清:《成无己生平及〈注解伤寒论〉撰注年代考》,《中华医史杂志》1997年第4期。

上下加临补泻病证之图""南、北正阴阳脉交死图"等图及《图解运气图说》，次为"伤寒论十卷排门目录"，次"伤寒药方目录"，列出每卷所载方药，卷六"猪肤汤"以下缺。正文半叶十二行，行二十四字，注文小字双行同，黑口，三鱼尾或双鱼尾，四周双边。卷端题"伤寒论注解卷之一/仲景述　王叔和撰次　成无己注解"，卷二卷三题"注解伤寒论"，卷六题"伤寒论註解"，其余题"伤寒论注解"。卷七、卷八合为一卷，第七卷卷首题"伤寒论注解卷第七之八"。每卷后有释音。卷七有缺文，第五页末"咳者则剧，数吐涎沫，咽中必干，小便不利，心中饥烦，晬"后缺文，第六页"下利后，身疼痛，清便自调者，急当救表，宜桂枝汤发汗"之后缺"辨不可发汗病脉证并治法第十五"后半部分与"辨可发汗病脉证并治法第十六"前半部分，其内容大约一页，似刊刻时即缺，故虽缺页而页码相继。卷十缺生姜泻心汤方、甘草泻心汤方、黄芩加半夏生姜汤方、桂枝加大黄汤方、桂枝加芍药汤方、四逆加吴茱萸生姜汤方、四逆加人参汤方、四逆加猪胆汁汤方，共计八首方剂。北京大学藏本卷中钤有"山西等处承宣布政使司之印"，卷前有李盛铎题识一则。

　　事实上，北京大学藏本著录为"至正二十五年西园余氏刻本"依据的是国家图书馆藏本的牌记[1]，二书相对照，行款版式多相同，应为同一版片的先后印本。国家图书馆藏本卷前有甲子中秋日洛阳严器之所撰《注解伤寒论序》，为北京大学藏本所无。次为"伤寒药方目录"，次"南、北政三阴司天、在泉脉图"，亦为北京大学藏本所无。"三阴三阳上下加临补泻病证之图""南、北正阴阳

脉交死图"皆不全。《图解运气图说》之末有牌记题曰"至正乙巳季夏西园余氏重刊"。西园余氏在一些刻本中又被称作"余氏西园精舍",是元代建阳书坊,所刊刻图书今存世者尚有宋陈元靓撰《新编纂图增类群书类要事林广记》,今藏于日本内阁文库。牌记叶国家图书馆藏本与北大藏本不同,国家图书馆藏本为四周双边,北大藏本为左右双边。从整体版面上来看,国家图书馆藏本较北大藏本字形完整,版面净洁,且北大藏本中所缺的数页国家图书馆藏本皆不缺。从这些情况来看,国家图书馆藏本为先印本,北大藏本为后印本,在重印时将牌记叶剜去重刻。

国家图书馆藏本钤有"士钟""阆源父""平阳汪氏藏书印""王玉润印""上海王玉润氏所藏书籍之记""建行""建行堂藏书""引溪世家""中和斋""黄裳珍藏善本""黄裳鉴藏""黄裳藏本""黄裳容氏珍藏图籍"诸印记,知是书经名家递藏,流传有序。

从文字上来看,西园余氏刻本显然不是校勘精审的善本,这一方面由于西园余氏刻本中大量使用俗体字,如"骵、实、于、尔、与、无、厉、属、声"等。另一方面,西园余氏刻本的误字也不在少数,如《辨脉法第一》"脉阴阳俱紧"条注文"吐利之后紧脉不罢者为具脉独不解","具"当为"其"之误;卷一《平脉法第二》"问曰:东方肝脉,其形何似"条注文"脉病得此脉者","脉"字当为"肝"字之误;卷第七之八《辨可吐第十九》"拒,音臣,抑也","臣"字当为"巨"字之误;卷一《辨脉法第一》"身体重,大便反鞕"、卷十《辨可下病脉证并治第二十一》"脉变弦而迟者心下鞕","鞕"字当为"鞭"字之误等等。但从时间上来看,西园余氏刻本年代更为久远,应当保留着较早刻本的面貌,并且之后的版本也与西园余氏刻本有着或多或少的承续关系。

2. 日本藏元刻本

日本静嘉堂文库藏有元刻本《注解伤寒论》一部，残本，缺卷一至卷三，以及卷四的第一、第二叶。正文半叶十一行，行二十字，双黑鱼尾，黑口，左右双边。卷中有"归安陆树声藏书之记"等印记。

台北"国家图书馆"藏有《注解伤寒论》一部，著录为"日本覆元刻本"。经过对比发现，此一版本所覆的元刻本即为日本静嘉堂文库所藏元刻本。覆刻本多据原书影写上板刊刻，因而与原书差别极小。根据这一覆刻本，我们可以间接地考察静嘉堂文库所藏元刻本的一些情况。以下所论，卷四至卷十的内容取静嘉堂文库藏本，其余文字校勘皆用台北所藏覆元刻本。

台北藏本卷前有甲子中秋日洛阳严器之《注解伤寒论序》，张机《伤寒卒病论集》，次"伤寒论十卷排门目录"，次正文。正文半叶十一行，行二十字，注文小字双行同，黑口，双黑鱼尾，左右双边。卷端题"注解伤寒论卷第一／仲景述　王叔和撰次　成无己注解"。卷中钤"吴兴刘氏嘉业堂藏书记""唐西朱氏结庐校藏经籍记""薮氏宗亲"诸印记。

此一元刻本有以下几个特征：

首先，补足了西园余氏刻本中的墨丁。西园余氏刻本中有几处辨识不清而留做墨丁之处，此一版本皆补充完整。如卷一《平脉法第一》"趺阳脉迟而缓"条下小字注文西园余氏刻本作"趺阳之脉以■脾谓"，此本补"候"字。同卷"伤胃动脾，■气乘虚内陷也"，此本补"邪"字。卷二《伤寒例第三》"是以春伤于风，夏必殆泄"下小字注文"是感冒四时正气为病■然之道"，此本补"必"字。同卷"伤寒之病逐日浅深以施方治"下小字注文"内经曰：未满三日者■汗而已"，此本补"可"字。卷三《辨太阳病脉证并治中第六》栀子豉汤条"■烦热而胸中窒塞",此本补"故"字。卷六《辨少阴病脉证并治第十一》"少阴病欲吐不吐"条下小字注文"此自■而渴为寒在下焦",此本补"利"字。

其次,改正了许多西园余氏刻本中的误字。西园余氏刻本的刊刻质量不高,因而有不少误刻的文字,而这一版本皆不误。比如卷一《辨脉法第一》"脉阴阳俱紧"条小字注文西园余氏刻本"吐利之后紧脉不罢者为具脉独不解",此本"具"作"其"字。卷一《平脉法第二》"问曰:东方肝脉,其形何似"条小字注文"脉病得此脉者","脉"字作"肝"字。同卷"师曰:寸脉下不至关为阳绝"条小字注文《内经》曰:阴阳离缺,精气乃绝","缺"字作"决"字。同卷"卫气和名曰缓"条注文"《内经》曰:肝受血而能视","肝"字作"目"字。卷二《伤寒例第三》"死生之要,在乎须臾"条注文"投汤不当,则灾祸三见","三"字作"立"字。卷第七之八《辨可吐第十九》"拒,音臣,抑也","臣"字作"巨"字。卷十《辨可下病脉证并治第二十一》"脉变弦而迟者心下鞕","鞕"字作"鞭"字等等。

再次,在药物剂量的写法上,西园余氏刻本多作"大写"数字,比如叁两、贰两、肆枚、拾贰枚、柒升等,但此一刻本则改作"小写",如三两、二两、四枚、十二枚、七升等。但在服法上,此本却多作"大写"数字,如卷四炙甘草汤方,"右玖味,以清酒柒升,水捌升,先煮捌味,取叁升去滓"。

此外,与西园余氏刻本相比,这一元刻本还有一些较为明显的不同之处。比如西园余氏刻本辨太阳病脉证并治未分作上中下三部,而此本则分别作"辨太阳病脉证并治上第五""辨太阳病脉证并治中第六""辨太阳病脉证并治下第七"。比如"辨不可吐第十八"这一章节名称刻作双行小字附于上一章之末。又比如卷十中衍出"伤寒论注解卷第十"八字。以上这些皆可以作为版本间对照的依据。相比西园余氏刻本，这一元刻本版面更为清朗，其校刻质量也优于余氏刻本。

（二）明本

1.《永乐大典》本

现存《永乐大典》卷三千六百十四与卷三千六百十五"寒"字下引用了成无己《注解伤寒论》的内容。包括从《辨太阳病脉证并治》第一条至第九十五条，皆以"成无己注"起首。与西园余氏刻本皆对照，二者在文字上基本相同。

2.明刊黑口本

台北"国家"图书馆藏有明刻本《注解伤寒论》一部。《"国立中央"图书馆善本书目》著录为"明刊黑口本"。是书卷前有皇统甲子(1144)严器之《注解伤寒论序》、张机《伤寒卒病论集》，次目录，次正文。正文半叶十一行，行二十字，注文小字双行同，黑口，双黑鱼尾，左右双边。卷端题"注解伤寒论卷第一/仲景述　王叔和撰次　成无己注解"。卷四至卷十一卷端题"伤寒论注解"。书中钤有"高□□图书记""子培父""解脱月簃"'国立中央'图书馆考藏"诸印记。这一版本正文文字旁皆有日式"训点"，训点是和刻本中独有的符号标记，包括"反点"与"送假名"两种符号，分别表示用古代日语朗读汉文时的顺序与读音。从这一版本的字体来看，应该更像是早期的和刻本，姑从馆藏地著录。从行款版式来看，这一"明刊黑口本"与"日本藏元刻本"完全一致，其版本渊源可能与"日本藏元刻本"来自同一元刻本。

是书并非完帙，其中有多处抄配。原版中有数量较多的墨丁，如卷一第八叶小注"■为亡阳涩则元血""阳微则■寒不当下""阳脉■候气阴脉以候备血"，第十一叶"若不解者精气脱也■不可治"，第十四叶"■■则不能伸仰护腹以按其痛"，第十九叶"若一强一弱相搏则不能作■此脾胃两各强实■■""若以手■刃而成疮"等等，几乎每卷皆有，当时刊刻所据本辨识不清而致。

与"日本藏元刻本"相对照，这一"明刊黑口本"在文字上远不及"日本藏元刻本"校勘精良，有大量简单低级的错误，比如卷一"瘁者名泄风久久为痂癞"，"痂"字误作"大"字；"趺阳脉不出，脾不上下，身冷肤鞕"，"鞕"误作"不"；"此为尸厥，当刺巨阙"，"阙"字误作"关"。卷一释音部分，"溲"误作"没"，"痂癞"误作"痂疾"，"扤"误作"乳"。卷二"若过十三日以上不间尺寸陷者大危"以下小字注文不几成句。"桂枝汤主之"，"主"字误作"宝"。芍药甘草汤方"白芍药肆两味酸寒"，"味"字误作"若"等等。并且此一版本中俗体字、简体字较多，如"體"作"骵"、"氣"作"气"、"榮"作"荣"、"實"作"实"等等，不一而足。且全书字体较为扭曲，版面邋遢，在整体刊刻校印质量上远不及"日本藏元刻本"。

　3.《医方类聚》本

《医方类聚》收录成无己《注解伤寒论》一书，题《伤寒论注解》。卷二十七为运气诸图，卷二十八为《辨脉法》《平脉法》《伤寒例》《辨痓湿暍脉证》，卷四十二至卷四十五为六经病及药方。

《医方类聚》本《注解伤寒论》在《伤寒例第三》之前有《伤寒论四时八节二十四气七十二候决病法》，分别胪列二十四节气所对应的天干地支，为前述版本所无。按照《医方类聚》的纂辑义例，"一门内一药重出而治证、药材、服法无加减，则于初见处书某方同；大同小异，则其异者分附；小同大异，则全方附录"。故《医方类聚》本正文中有小字校语"《千金方》作某""《圣惠方》作某""见《金匮要略》""《千金翼方》同""《南阳活人书》《伤寒活人书》同"等等，罗列了不同医书之间的文字异同。《医方类聚》本也与宋本

《伤寒论》做过对勘,所缺内容皆以大字补入相关条文之后,标明"伤寒论"或"伤寒论注",比如桂枝二越婢一汤方、小青龙汤方、白虎汤方等后皆引宋本《伤寒论》林亿校语。书中又将《伤寒明理论》《和剂局方》《三因方》《神巧万全方》《无求子活人书》《千金方》《得效方》《伤寒直格》等医书附于相关条文之下,以资参详。

与西园余氏刻本相对比,二者字句大多相同,即便西园余氏刻本中较为明显的错误《医方类聚》本也一一照录。比如卷一《平脉法第二》"问曰:东方肝脉,其形何似"条注文"脉病得此脉者","脉"字应作"肝"字。同卷"师曰:寸脉下不至关为阳绝"条注文"《内经》曰:阴阳离缺,精气乃绝","缺"字应作"决"字。卷二《伤寒例第三》"死生之要,在乎须臾"条注文"投汤不当,则灾祸三见","三"应作"立"字等等。以上误字,《医方类聚》本皆照西园余氏刻本刊刻未改。由此可见二者之关系。

4. 嘉靖二十四年(1545)汪氏主一斋校刻本

《四部丛刊》收录《注解伤寒论》十卷,据上海涵芬楼藏明嘉靖乙巳刻本。今国家图书馆、上海图书馆、吉林白求恩医科大学图书馆有藏本。

《四部丛刊》本卷首有嘉靖二十四年郑佐《新刻伤寒论序》、皇统甲子(1144)严器之《注解伤寒论序》,次"伤寒论十卷目录",次"伤寒论药方目录"。目录后有木记十字曰"歙岩镇汪氏主一斋校刊"。卷首列《图解运气图》,次正文。卷端题"注解伤寒论卷第一/汉张仲景著　晋王叔和撰次/宋成无己注　明汪济川校正"。正文半叶十行,行十九字,白口,单白鱼尾,左右双边。卷末有嘉靖二十四年江瓘《刻伤寒论序》。版心下方记刻工名如黄爱、爱、玄、黄锡、锡、黄锺、黄镒、黄玙、心、黄銮、录、之、璁、英、六、亦、琇、介、兹、留等,皆嘉靖至万历年间安徽歙县虬村刻工。国家图书馆、白求恩医科大学图书馆藏本的牌记与之略有不同,二本前木记为"歙汪通值处敬校刻于主一斋"。白求恩医科大学藏本卷末有汪济川序一篇。上海图书馆藏本目录后则无此牌记。

是书卷前的序言中介绍了其校刻刊行情况。郑佐序谓:"余观成氏注,盖能独究遗经,与之终始,多所发明。间虽依文顺释,如传大将之令于三军,不敢妄为增易,听者惟谨行自得之,其有功于是书不浅也。顾世未有遗其声而徒逐其响者,于是论注同湮。惜哉!……余里人汪君处敬为是愍恻,务购善本,反复校雠,惧其传之不远也,则遂锓刻以为公。"汪璲序谓:"嗟乎!《脉诀》出而《脉经》隐,《百问》行而《伤寒论》乖。譬之俗儒,专诵时文而昧经传,其失均也。汪子希说氏以博雅名家,慨俗学之昏迷,愍烝民之夭札,出其家藏善本,视汪处敬氏三复雠校,乃命入梓。"由此可知,这一刻本最初的底本是汪处敬所购的善本,又经过三次校勘后方付之刊梓。

汪氏所购的"善本"今难详考,与西园余氏刻本相对照,可以约略考见其版本特征。二者有部分相同之处,如卷七、卷八本亦合为一卷,第七卷卷首题"伤寒论注解卷第七之八",这透露出二者之间的关系。但二者相异之处更多,比如西园余氏刻本注文为小字双行,汪本改作大字正文低一格。唯每卷方剂中药物剂量及每卷末所附《释音》下仍作小字双行。又如在方剂部分中,西园余氏刻本药物升两皆用"大写数字"壹、贰,汪本改为"小写数字"一、二。其中部分药物剂量西园余氏刻本作大字,汪本皆改为双行小字,如卷三《辨太阳脉证并治第六》大青龙汤方中石膏"如鸡子大",干姜附子汤中附子"一枚",麻黄杏人甘草石膏汤方中杏人"五十箇"、石膏"半斤",桂枝甘草汤方中桂枝"肆两"、甘草"贰两"等等。此外,在《图解运气图》部分较西园余氏刻本多出《南北政三阴司天在泉脉》《南北政寸尺脉反死》《南北政寸尺脉不反》等图，无《释运气加临民病吉凶图》《汗差棺墓总括歌》，运气诸图的顺序亦不相同。

在具体文字上，相比西园余氏刻本，汪本做过较为细致的校勘。这些校改归纳起来主要有以下两点：

第一，改正了许多明显的误字。如卷一《辨脉法第一》"问曰脉有阴阳者何谓也"条注文"阴道常饶"，"饶"改作"乏"。"趺阳脉浮而涩"条注文"肾胃肺之子为肝之母"，"胃"改作"为"。"脉阴阳俱紧"条注文"吐利之后紧脉不罢者为具脉独不解"，"具"改作"其"。《平脉法第二》"师曰脉病人不病"条，"以无王气卒眩什不识人者"，"什"改作"仆"。

第二，以他校法校改注文。对于注文中征引到的其他医书文字，汪本似皆据原文加以校正。据《内经》校改者如卷一《平脉法第二》"荣卫注行不失衡铨"注文"《内经》曰：春应中规，夏应中衡，秋应中矩，冬应中权"，据《内经》改为"夏应中矩，秋应中衡"。《平脉法第二》"脉浮而大浮为风虚大为气强"条，"《内经》曰：脉风成为厉"，据《内经》改作"脉内成厉"。据《针经》校改者如卷一《平脉法第二》"《针经》曰：营气者泌其津液注之于脉"改作"荣气者必其津液注之于脉"。据《金匮要略》校改者如卷二《辨痓湿暍脉证第四》"太阳病发热脉沉而细者名曰痓"，注文"《金匮要略》曰：太阳病其证痛身体强"，"痛"改为"备"。卷三《辨太阳病脉证并治第五》"《金匮要略》曰：亡血复浮寒多，故令郁冒"，"浮"改为"汗"。相比之前的版本，汪本经过了细致的校雠，改正了许多错误，版面上也从双行小注改为单行大字注文，更为清朗悦目，是《注解伤寒论》较好的版本之一。

5.崇祯间歙县程衍道修刻汪济川本

台北"国家图书馆"藏有明崇祯间歙县程衍道修刻汪济川校刻本《注解伤寒论》十卷。是书卷前有皇统甲子(1144)严器之《注解伤寒论序》,次目录,目录之末镌"皇统甲子歙程衍道敬通/校刻于□斋"木记,次《图解运气图》,次正文。正文半叶十行,行十九字,白口,单白鱼尾,左右双边。卷端题"注解伤寒论第一/汉张仲景著　晋王叔和撰次/宋成无己注　程衍道敬通订"。钤有"刘承幹字贞一号翰怡""吴兴刘氏嘉业堂藏书印""'国立中央'图书馆考藏"诸印记。

是书刻工与汪氏主一斋刻本皆相同,裂版位置也无二致,如卷一第二十七叶下方、卷六第四叶下方、第十六叶下方、第三十三叶上方等等。这说明此书与汪氏主一斋刻本为同版,唯剜改每卷前"明汪济川校正"为"程衍道敬通订"。盖此书版片易手,后归程氏所致。程衍道(1587—1667)字敬通,歙县西乡槐塘人。博闻强识,医德高尚,治医严谨。著有《医法心传》《心法歌诀》《眼科良方》等书,曾重刻《外台秘要》。虽云"程衍道敬通订",但经过对比发现,所谓的"订"并无对书版的校订修正,可能仅仅做了收整书版、理通序次的工作而已。与汪氏主一斋刻本相比,此书的书版断烂模糊的情况更加严重,比如卷一第二十四叶左上部分、卷二第七叶中间、卷二第十三叶左下部分、卷二第四十四叶下半部分等等,皆卜烂不清。

6.万历二十七年(1599)赵开美刊《仲景全书》本

万历二十七年赵开美将张仲景《伤寒论》《金匮要略》、宋云公《伤寒类证》、成无己《注解伤寒论》合刻为《仲景全书》。赵开美(1563—1624)又名琦美,字玄度,一字如白,号清常道人,江苏常熟人,万历中以父荫授刑部郎中,官太仆丞。明代著名藏书家,其藏书楼名曰"脉望馆"，编著有《脉望馆书目》。

　　今中国中医科学院图书馆、上海图书馆、上海中医药大学图书馆、中国医科大学图书馆、台北故宫博物院藏有赵开美刊《仲景全书》本《注解伤寒论》十卷。据真柳诚《台湾访书志Ⅰ：故宫博物院所藏の医药古典籍》，此五部有初印后印之别，中国中医科学院图书馆、上海图书馆、上海中医药大学图书馆藏本为初印本，台北故宫博物院、中国医科大学图书馆藏本为修订后印本。其中中国中医科学院图书馆由人民卫生出版社影印出版。台北故宫博物馆藏本为原国立北平国书馆藏本，战时暂存美国国会图书馆，今影印收入《原国立北平图书馆甲库善本丛书》。

　　《仲景全书》卷前有赵开美万历二十七年（1599）《刻仲景全书序》。序中备叙刊刻之原委，其云："岁乙未，吾邑疫疠大作，予家臧获率六七就枕席。吾吴和缓明卿沈君南昉在海虞，藉其力而起死亡殆遍，予家得大造于沈君矣。不知沈君操何术而若斯之神，因询之。君曰：'予岂探龙藏秘典，剖青囊奥旨而神斯也哉？特于仲景之《伤寒论》窥一斑两斑耳。'予曰：'吾闻是书于家大夫之日久矣，而书肆间绝不可得。'君曰：'予诚有之。'予读而知其为成无己所解之书也。然而鱼亥不可正，句读不可离矣。已而购得数本，字为之正，句为之离，补其脱略，订其舛错。沈君曰：'是可谓完书，仲景之忠臣也。'予谢不敏。先大夫命之：'尔其板行，斯以惠厥同胞。'不肖孤曰：'唯唯。'"《仲景全书目录》包括了四部书的总目录。在《注解伤寒论》目录部分，西园余氏刻本的"伤寒药方目录"在这里被合并至卷中，每卷下注明方几道，并胪列出方剂名称。

　　具体到《注解伤寒论》一书，卷首有皇统甲子（1144）严器之《注解伤寒论序》，次《伤寒卒病论集》，次运气诸图。运气图后有

"娄东仁宇杨士成校图"九字,其中诸图的顺序与其他版本亦略有不同。正文半叶十行,行十九字,注文小字双行,白口,单白鱼尾,四周单边。卷端题"注解伤寒论卷第一　仲景全书第十一/汉长沙守张仲景述/晋太医令王叔和撰次/宋聊摄人成无己注解/明虞山人赵开美校正"。

是书部分版心有刻工姓名,卷二《伤寒例》版心下方镌"姚甫刻"三字,卷三《辨太阳病脉证病治》卷末有"吴门赵应其刻"六字,其他卷中则或有"甫"字或有"其"字。二人皆为明嘉靖间长洲刻字工人,曾刻《东坡先生志林》(脉望馆本)、《新唐书纠缪》(脉望脉本)、《古今万姓统谱》(桂芝馆本)等书。

据赵开美的序言所说,他校刻《注解伤寒论》根据的是坊肆中购得的数个版本,并加以重订字句,补正脱误。与西园余氏刻本相对照,尚保留了西园余氏刻本的一些特征,比如在方剂部分中,西园余氏刻本药物升两皆用"大写数字",如壹、贰,赵本相同。又如在注文大小字的问题上,卷三《辨太阳脉证并治第六》大青龙汤方中石膏"如鸡子大",麻黄杏人甘草石膏汤方中杏人"五十箇"、石膏"半斤",桂枝甘草汤方中桂枝"肆两"、甘草"贰两"等数处文字,其中的药物剂量西园余氏刻本皆作大字,赵本也相同。但赵氏刻本也进行了一些重新编排与补正勘误。

第一,重新调整卷目。之前版本卷七卷八皆合为一卷,作"伤寒论注解卷七之八"。赵氏刻本则析为卷七、卷八两卷。

第二,重新编排方剂。之前的版本中方剂皆无编号,赵氏刻本以原卷次为单位,为每卷中的方剂增加了编号。这一编排方式也较有特色。

第三,在文字上,西园余氏刻本中一些较为明显的误字在赵开美刻本中已经改正。如卷一《平脉法第二》"问曰:东方肝脉,其形何似"条注文"脉病得此脉者","脉"字改作"肝"字。卷二《伤寒例第三》"死生之要,在乎须臾"条注文"投汤不当,则灾祸三见","三"改作"立"字等等。

　　第四,正文部分与其所刊宋本《伤寒论》做过校勘。由于《注解伤寒论》与宋本《伤寒论》一同刊刻,在《伤寒论》的正文部分,二书多相一致。因而可见,赵开美依据宋本《伤寒论》校勘过《注解伤寒论》的原文。但其中一些明显的错误也因袭未改,未为尽善。具体文字异同情况参见表3—1。

表3—1　汪本、赵本《注解伤寒论》与宋本《伤寒论》文字对照表

章节	汪本《注解伤寒论》	赵本《注解伤寒论》	宋本《伤寒论》
辨脉法第一	"立夏,得洪大脉……四时仿此"为注文	为条文	
辨太阳病第五	不可更汗	不可发汗	
	桂枝汤去桂加茯苓白术汤	桂枝去桂加茯苓白术汤	
辨太阳病脉证并治第六	葛根加半夏汤:半夏半斤	半夏半升	
	温粉扑之	温粉粉之	
	加莞花,如鸡子大	加莞花,如鸡子	
	小柴胡汤:大枣十三枚	大枣十二枚	
	柴胡加龙骨牡蛎汤:牡蛎煅	牡蛎熬	
辨太阳病第七	其热被却不得去	其热被劫不得去	
	脉弦,五六日	脉弦,五日	
	柴胡桂枝干姜汤:干姜三两、牡蛎三两	干姜二两,牡蛎二两	
辨阳明病第八	麻仁丸方:厚朴一斤	厚朴一尺	

续表

章节	汪本《注解伤寒论》	赵本《注解伤寒论》	宋本《伤寒论》
	蒸蒸发热者	屋屋发热者	
	合热则消谷善饥	合热则消谷喜饥	
辨少阴病第十	以二三日无里证	以二三日无证	
	桃花汤方:粳米一斤	粳米一升	
	加五味半升	加五味子半升	与赵本《注解伤寒论》文字相同
辨厥阴病第十一	厥阴病,欲解时,从寅至卯上	厥阴病,欲解时,从丑至卯上	
	乌梅圆方:蜀椒四两去子	蜀椒四两去汗	
辨发汗吐下第二十三	桂枝加葛根汤方:麻黄三两去节	方中无麻黄	
	四逆加吴茱萸生姜汤方:"一方水酒各四升"为条文	为注文	

总体来看,赵开美所刊《仲景全书》本《注解伤寒论》是一个校刊精审的本子。与一同收入《仲景全书》的宋版《伤寒论》对后来的版本产生了一定的影响。

7. 万历间吴勉学刻《古今医统正脉全书》本

吴勉学所辑《古今医统正脉全书》亦收录《注解伤寒论》。北京大学图书馆藏有清初蕴古堂、百城楼重刻本,国家图书馆、上海图书馆、美国哈佛大学哈佛燕京图书馆等地藏有映旭斋重刻本,这些版本皆是同一版片的不同印本。《古今医统正脉全书》前有万历辛丑(1601)彭好古及吴勉学序。成无己《注解伤寒论》收于小丛编《伤寒全书》中。

医统本卷前为《医林列传》,有张机、王叔和、成无己三人传记,次皇统甲子(1144)严器之《注解伤寒论序》,次张仲景《伤寒卒病论集》,次林亿《伤寒论序》,次运气诸图。以上内容的次序各印本间有所不同,次伤寒论正文目录,次伤寒论药方目录。卷端题:"注解伤寒论卷第一/汉张仲景述　晋王叔和撰次　金成无己注解/明新安吴勉学师古阅　应天徐镕春沂校"。正文半叶十行,行二十字,白口,单黑鱼尾,四周双边(中有左右双边数卷)。

是书与赵开美本刊行年代相近,运气诸图部分二书顺序完全相同。在正文文字上,上文提及的许多特征,如药物升两与注文大小字等等,二者皆相一致,当与赵本同出一源。

是书印本众多,除题为《古今医统正脉全书》的诸多丛书印本外,尚有一些单行印本存世。如国家图书馆所藏清同德堂刻本。此书实际上是《古今医统正脉全书》本《注解伤寒论》的一种印本,只是改换了内封面。内封面中间栏大字题"张仲景先生伤寒论",右栏题"成无己先生注解",左栏题"同德堂梓行"。是书部分版面已磨损严重,但与映旭斋本相对照,并无抽换或重刻的书版。

(三)清本

《注解伤寒论》的清代版本较多,抄本则有《四库全书》本。刻本据《中国中医古籍总目》著录,有十余种之多。目前所见,流传较广、馆藏较多的主要有同治九年(1870)常郡陆氏双白燕堂刻本、光绪元年(1875)常郡宛委山庄刻本、光绪六年扫叶山房刻本、光绪二十二年湖南书局刻本等。

1.《四库全书》本

《四库全书》本题作《伤寒论注释》,《四库全书总目提要》谓据内府藏本抄录。经过对勘发现,《四库全书》本在文字上与之前的日本藏元刻本更为接近,这一"内府藏本"可能有更早的版本来源。《四库全书》目前较为常见的有文渊阁本与文津阁本。经过对照发现,两个版本在许多方面都存在着差异,故分别述之。

文渊阁本卷前有《伤寒论注释提要》,落款年月为乾隆四十六年(1781)九月。参加校勘的人员为详校官太医院八品吏目黄发、编修仓圣脉、总校官王燕绪、校对官陈文枢、誊录汪志伊。卷前为宋高保衡、孙奇、林亿《伤寒论注释序》、皇统甲子(1144)严器之《伤寒论注释序》,次正文。半叶八行,行二十一字,小字双行同,单鱼尾,四周双边,卷端题"钦定四库全书/伤寒论注释卷一/金成无己注"。

文津阁本卷前提要落款年月为乾隆四十九年三月,但《提要》部分与文渊阁本差别较大,删去了文渊阁本自"国朝喻昌作《尚论篇》"以下近一半的内容。参加人员也全部不同,有详校官助教李严、纪昀、总校官章维桓、校对官胡士震、誊录纳凤鸾。卷前仅保留了宋高保衡、孙奇、林亿的《伤寒论注释序》,而删去了皇统甲子严器之的《伤寒论注释序》。卷端题"钦定四库全书/伤寒论注释卷一 汉张机撰/金成无己注"。

在正文部分,二者的差异也不在少数,总结起来,有以下几个方面:

第一,文渊阁本在分卷上做了调整,主要涉及卷七、卷八的内容。具体如表3-2所示。

表3-2 《伤寒论注释》文津阁本与文渊阁本分卷对照表

卷目	文津阁本	文渊阁本
卷七	辨霍乱病脉证并治法第十三 辨阴阳易差后劳复病证并治法第十四 辨不可发汗病脉证并治法第十五 辨可发汗病脉证并治法第十六	辨霍乱病脉证并治法第十三 辨阴阳易差后劳复病证并治法第十四

卷目	文津阁本	文渊阁本
卷八	辨发汗后病脉证并治法第十七 辨不可吐第十八 辨可吐第十九	辨不可发汗病脉证并治法第十五 辨可发汗病脉证并治法第十六 辨发汗后病脉证并治法第十七 辨不可吐第十八 辨可吐第十九

　　之所以出现这样分卷不同的情况，是因为之前西园余氏刻本、明刻本卷七、卷八皆合卷刊刻，卷首题作"卷第之七八"。文津阁本与文渊阁本分别将其重新分卷，因此有如是差异存在。

　　第二，文渊阁本在文字的排版形式上做了调整。最明显的比如卷三《辨太阳脉证并治第六》麻黄杏人甘草石膏汤方中，杏人"五十箇"、石膏"半斤"，桂枝甘草汤方中桂枝"肆两"、甘草"贰两"等数处文字，其中的药物剂量文津阁本皆作大字，文渊阁本则改为双行小字。

　　第三，文渊阁本在字形上也做了统一规范，将一些"不规范"的字形改为"规范"字形。比如文渊阁四库本将书中药物剂量的"大写数字"大多都改为"小写数字"。其他规范文字的校改比如："大承气汤方"中文津阁本"芒消"文渊阁本改作"芒硝"，"桃人承气汤方"中文津阁本"桃人"文渊阁本改作"桃仁"，"大陷胸丸方"中文津阁本"白密"文渊阁本改作"白蜜"。此外，其他的比如"煑"字改作"煮"，"愶熱"的"愶"字改作"协"，"内赤石脂末"的"内"字改作"纳"等等。

　　第四，二书相对照，文津阁本的误字较文渊阁本为多。比如：卷四文蛤散方，文津阁本"和一两温服"，文渊本"两"字作"升"。"伤寒六七日，发热微恶寒，支节烦疼"条，文津阁本"柴胡加桂枝汤"。文渊本作"柴胡桂枝汤",文津阁本"伤寒发热汗出不解心下痞鞕呕吐而不利者,大柴胡汤主之","不利"二字,文渊阁本作"下利"。瓜蒂散方中文津阁本"取一钱再以香豉",文渊阁本作"取一钱匕以香豉"。卷六麻黄附子甘草汤方,文津阁本"一升三服",文渊阁本作"一升日三服"。所有这些,皆是文津阁本有误而文渊阁本为正。当然,文渊阁本也有少量的误字,比如卷二文津阁本"湿家之为病,一身尽疼,发热身色如似熏黄",文渊阁本"熏"字误作"重"字。卷五"阳明病谵语者有潮热"条,文津阁本"大承气汤下之",文渊阁本作"大气汤下之",脱"承"字。但总体而言,文渊阁本的质量要好于文津阁本。

2.道光三年(1823)贵文堂刻本

国家图书馆、上海图书馆等馆藏有道光三年贵文堂刻本《注解伤寒论》。是书内封面上栏镌"道光三年重刊",中间栏作大字"张仲景先生伤寒论",右栏镌"聊摄成无己注解 附明理论",左下镌"贵文堂梓"。卷前有高保衡、孙奇、林亿《伤寒论序》,次皇统甲子(1144)严器之《序》,次张机《伤寒卒病论集》,次《医林列传》张机、王叔和、成无己小传,次释音及目录,次运气诸图。卷端题"注解伤寒论卷第一/汉南阳张仲景述 晋高平王叔和撰次 宋聊摄成无己注解/明新安吴勉学师古阅 应天徐镕春沂校"。正文半叶十二行,行二十四字,小字双行同,白口,单鱼尾,四周单边。

据是书题名,贵文堂刻本当据吴勉学《古今医统正脉全书》重刻,但细察此书发现,贵文刻本与医统本差异较大。主要有以下几个方面:

第一,贵文堂刻本目录部分为上下两栏,上栏为原医统本每卷最末的释音,题作"释音一卷""释音二卷"云云,下栏为"伤寒论目录"。医统本目录包括两部分,分别为"伤寒论十卷目录"与"伤寒论药方目录",贵文堂刻本则将"伤寒论药方目录"合并入"伤寒论十卷目录"相应的条目之下。

第二,贵文堂刻本分卷与医统本完全不同,将医统本的十卷合并为四卷(见表 3-3)。

表 3-3　贵文堂刻本与医统本分卷对照表

伤寒论章节	医统本分卷	贵文堂本分卷
辨脉法	卷一	卷一
平脉法		
伤寒例	卷二	
辨痉湿暍脉证		卷二
辨太阳病脉证并治法上		
辨太阳病脉证并治法中	卷三	
辨太阳病脉证并治法下	卷四	
辨阳明病脉证并治法	卷五	卷三
辨少阳病脉证并治法		
辨太阴病脉证并治法	卷六	
辨少阴病脉证并治法		
辨厥阴病脉证并治法		
辨霍乱病脉证并治法	卷七	
辨阴阳易差后病脉证并治法		
辨不可发汗病脉证并治法		
辨可发汗病脉证并治法		
辨发汗后病脉证并治法	卷八	

续表

伤寒论章节	医统本分卷	贵文堂本分卷
辨不可吐		卷四
辨可吐		
辨不可下病脉证并治法	卷九	
辨可下病脉证并治法		
辨发汗吐下后病脉证并治法	卷十	

第三，在药方的顺序上，贵文堂本对医统本部分药方的顺序做了调整。医统本卷十为《辨发汗吐下后脉证并治第二十二》，卷前小序谓："此已下诸方于随卷本证下虽已有，缘止以加减言之，未甚明白，似于览者检阅未便，今复校勘，备列于后。"这一部分共有二十五首方剂，其中卷二中有九方，卷三中有六方，卷四中有五方，卷六中有三方，卷七中有二方。贵文堂本则将这些药方，按照其出现的顺序分别调整至各卷相应的条文下。于《辨发汗吐下后脉证并治第二十二》中删去了医统本中的药方，仅保留"此卷第二十二篇凡四十八上前三阴三阳篇中悉具载"一句。

第四，在文字上，贵文堂本相比医统本有许多缺、误、倒、衍文字，缺文如卷一《辨脉法第一》"浮则无血，大则为寒"，缺"无血大则"四字。卷二《辨痉湿暍脉证第四》"太阳病发热无汗反恶寒者名曰刚痉"缺"恶寒"二字。《辨太阳病脉证并治法上第五》"不欲近衣者，寒在皮肤，热而骨髓"，缺"皮"字。"若下之身重心悸者不可发汗，当自汗出乃解"，缺第二个"汗"字。倒文如《辨太阳病脉证病治法上第五》"其身发黄阳盛则欲衄""盛则"二字误倒。衍文如《辨太阳病脉证病治法上第五》"但少腹急结者乃可攻之，宜桃核承气汤"，"汤"后衍一"方"字。误字如卷一《辨脉法第一》"大便反鞕名曰阴结也"，"鞕"字误作"鞭"。"头疼项强颈挛腰痛胫酸"第一个"痛"字作"疼"字。《伤寒例》第三"是故黄帝兴四方之问"，"黄"误作"皇"。《辨太阳病脉证病治法上第五》"小便不利少腹满"，"腹"误作"服"。"当和胃气，与谓胃承气汤"，"汤"误作"阳"。"小柴胡汤方"柴胡"半斤"误作"半升"。"气从少腹上冲心者"，"上"误作"土"。《辨太阳病脉证病治法下第七》"小结胸病正在心下按之则痛"，"痛"作"病"。"大黄黄连泻心汤方"，"须臾绞去滓分温再服"，"臾"误作"更"。《辨阳明病脉证并治法第八》"阳明中风口苦咽干"，"口"误作"日"等等。

　　从整体上来看，贵文堂刻本相比医统本在结构上所做的调整与改动，其目的皆是为了读者阅读检索的方便，在《注解伤寒论》的所有版本里是较有特色的一种，但其中文字上的缺、误、倒、衍拉低了整体的刊刻水准。

　　3. 道光二十四年(1844)信元堂刻本

　　道光二十四年信元堂刻《注解伤寒论》四卷附《明理论》三卷。内封 B 面中间栏题"张仲景先生伤寒论"，上栏镌"道光二十四年新刊"，左下栏镌"信元堂梓"。是书卷前有高保衡、孙奇、林亿的《伤寒论序》，皇统甲子(1144)严器之《序》，次《医林列传》张机、王叔和、成无己小传，次为释音与目录，次五运六气诸图及运气图解。卷端题"注解伤寒论卷第一/汉南阳张仲景述　晋高平王叔和撰次　宋聊摄成无己注解/明新安吴勉学师古阅　应天徐镕春沂校"。正文半叶十行，行三十字，小字双行同，无界行，白口，单鱼尾，四周单边。信元堂所刻医书存世尚有道光二十四年刻《本草原始》十二卷、道光二十八年刻《琼瑶神书》四卷、《图注八十一难经辨真》四卷、《图注脉诀辨真》四卷。

　　信元堂本从全书结构与文字异同上来看，应该是道光三年贵文堂刻本的重刻本。在文字上，信元堂本也有许多缺、误、倒、衍文字，比如卷一《辨脉法第一》"荣气微者加烧，针则血流不行"，信元堂本衍一"针"字。"阳脉浮大而濡"，信元堂本缺"而"字。"弦者状如弓弦"，信元堂本"弓弦"误作"弦者状如弓弦"。"妇人则半产漏下男子则亡血失精"，信元堂本缺"下"字。"表气微虚，里气不守，故使邪中于阴也"，信元堂本"邪"字误作"邢"字。《平脉法第二》"今脉浮大故知愈也"，信元堂本作"今脉而浮大故知愈也"，衍一"而"字。《伤寒例第三》"是以彼春之暖为夏之暑"，信元堂本作"是以彼春之时暖为夏之时暑"，衍二"时"字。"八日阳明病衰身热少歇也"，信元堂本"日"误作"口"。"至七八日大渴欲饮水者"，信元堂本"渴"误作"汤"等等。在字形上，信元堂本多俗体字、简体字，比如"熱"作"热"、"爾"作"尔"、"屬"作"属"、"虛"作"虚"等等。信元堂刻本从整体面貌与刷印质量上来看当是民间小书坊刊刻，远不及贵文堂刻本。

4. 同治九年（1870）常郡陆氏双白燕堂刻本

同治九年常郡陆氏双白燕堂刊《注解伤寒论》十卷附《明理论》四卷。内封 B 面镌"同治庚午重镌/张仲景先生著 成无己先生注解/伤寒论/附明理论 常郡双白燕堂陆氏藏板"。是书卷前有皇统甲子（1144）严器之《注解伤寒论序》，张仲景《伤寒卒病论集》，次运气诸图，次目录及正文。卷端题"注解伤寒论卷第一/汉张仲景述 晋王叔和撰次 金成无己注解"。正文半叶十行，行二十字，注文小字双行同，白口，单黑鱼尾，左右双边。

双白燕堂为陆燿遹堂号，陆燿遹（1771—1836）字绍闻，号劭文，江苏武进人，贡生，道光间官阜宁训导，工诗，与叔父陆继辂齐名，时称二陆，著有《双白燕堂集》《续金石萃编》等。尝刊行尤怡《金匮要略心典》。

　　从版式及文字来看,是书应据《古今医统正脉全书》本重刊。二者虽然行款字数皆相同,但在文字的排版上仍有一些差异。陆氏双白燕堂刻本在版式与文字上皆有校改,字号上的更改比如卷三"大青龙汤方"中医统本"石膏如鸡子大"为大字,"如鸡子大"改作双行小字。"干姜附子汤方"中医统本"附子一枚"为大字,此本"一枚"改为双行小字。"麻黄杏仁甘草石膏汤方"中医统本"杏人五十个"为大字,此本"五十个"改为双行小字。桂枝甘草汤方中医统本"桂枝四两""甘草二两"为大字,此本"四两""二两"皆改为双行小字。此外,医统本中一些二字挤作一字刊刻之处,是书皆重新做了排版,因而在整体版面上也发生了变化。在文字上,陆氏双白燕堂刻本校正了医统本中的一些误字,比如卷二《伤寒例》"也解表而后下之则无复传之邪也",前一"也"字改作"先"字。卷三"大青龙汤方""麻黄杏仁甘草石膏汤方"中的"杏人"皆改作"杏仁"。但在刊刻中也有少量新的错字出现,比如卷一"又里气不守邪乘里弱","又"字误作"人"字。"为人病者名曰八邪","八"字误作"人"字等等,但为数不多。总体来看,陆氏双白燕堂刻本是一个校勘精良的刻本。清代以降的大部分刻本,皆是据此翻刻重刻,这一版式也成为清代《注解伤寒论》的"标准"版式。

　　5. 光绪元年(1875)常郡宛委山庄刻本

　　光绪间常郡宛委山庄亦刊行《注解伤寒论》十卷附《明理论》四卷。内封 B 面镌"光绪己亥重镌/张仲景先生著　成无己先生注解/伤寒论/附明理论　常郡宛委山庄藏板"。卷前有皇统甲子(1144)严器之《注解伤寒论序》,张仲景《伤寒卒病论集》,次运气诸图,次目录及正文。卷端题"注解伤寒论卷第一/汉张仲景述王叔和撰次　成无己注解"。正文半叶十行,行二十字,注文小字双行同,白口,单黑鱼尾,左右双边。宛委山庄为晚清常郡书肆,尝刊章燮《唐诗三百首注疏》、李中梓《医宗必读》等医书。是书与陆氏双白燕堂同版，是先后印本的关系，只是重新增加了内封面。二者的裂版痕迹皆相一致，比如序言部分中间的版面裂痕、目录部分上方的裂痕、卷二首页的裂痕、卷四首页的裂痕等等，足证二者是同一版本。

6.光绪六年(1880)扫叶山房刻本

光绪间扫叶山房亦刊行《注解伤寒论》十卷附《明理论》四卷。内封面镌"光绪庚辰重镌/张仲景先生著　成无己先生注解/伤寒论/附明理论　扫叶山房藏板"。卷前有皇统甲子(1144)严器之《注解伤寒论序》张仲景《伤寒卒病论集》，次运气诸图，次目录及正文。卷端题"注解伤寒论卷第一/汉张仲景述　王叔和撰次　成无己注解"。正文半叶十行，行二十字，注文小字双行同，白口，单黑鱼尾，左右双边。与陆氏双白燕堂版式相同，但并非同版，而是翻刻。

与其他版本相比，扫叶山房刻本也有一些误字，比如卷一中许多"汗"字皆作"汙"字，卷一"又里气不守邪乘里弱"，"又"字误作"人"字。同卷"则上干中焦""中焦为上下二焦之邪溷乱"，二"上"字皆误为"土"字。"为人病者名曰八邪"，"八"字误作"人"字。但从整体来看，扫叶山房刻本是一个质量尚佳的医书普及版本。

7.光绪二十一年(1895)文运书局刻本

光绪间文运书局亦刊行《注解伤寒论》十卷附《明理论》四卷。内封面镌"光绪乙未重镌/张仲景先生著　成无己先生注解/伤寒论/附明理论　文运书局藏板"。卷前有皇统甲子严器之《注解伤寒论序》张仲景《伤寒卒病论集》，次运气诸图，次目录及正文。卷端题"注解伤寒论卷第一/汉张仲景述　王叔和撰次　成无己注解"。正文半叶十行，行二十字，注文小字双行同，白口，单黑鱼尾，左右双边。与前文所述陆氏双白燕堂刻本、扫叶山房刻本版式相同，但并非同版，当是翻刻。

8.光绪二十二年(1896)湖南书局刻本

光绪间湖南书局刊行《注解伤寒论》十卷附《伤寒明理论》四卷。是书内封 B 面镌"光绪廿二年湖南书局刊"。卷前有皇统甲子(1144)严器之《注解伤寒论序》，张仲景《伤寒卒病论集》，次目录及正文。卷端题"汉张仲景述　王叔和撰次　成无己注解"。正文半叶十行，行二十字，白口，单鱼尾，左右双边。与陆氏双白燕堂版式相同。

湖南书局刻本总体上来看是一个较为拙劣的版本。它显然没有经过校勘就匆忙刊行，刻本中的误字比比皆是。这些误字可以分作两类，一类是因为字形相近而误，比如《序》中"乃得著于世矣"，"于"字误作"千"字。卷端"汉张仲景述"，"述"字误作"逃"字。卷一《辨脉法第一》"阳道常饶"，"饶"字误作"譊"字。"脉一息四至曰平"，"平"字误作"千"字。"故能主亡血失精"，"精"字误作"情"字。"头小本大者即前小后大也"，"前"字误作"煎"。"寸口脉浮而大浮为虚大为实"，"寸"字误作"西"。"卫为气，气微者心内饥饥而虚满不能食也"，"者"误作"百"。另一类可能是刊刻时所依据的版本断烂破损、文字不清，以及其他原因造成的刻字失误，比如卷一"如谵语言妄语"，"谶"字作"也"字。"阴结属水"，"属"字误作"开"字。"设令脉不和处言已愈"，"不"字误作"自"。"视若三言三止"，"若"字误作"益"字。"二月得毛浮脉"，"二"字误作"肥"字。"卒眩仆不识人者"，"识"字作"省"字。

9.光绪二十二年(1896)复古书斋石印本

国家图书馆藏有光绪丙申复古书斋石印本《注解伤寒论》一

部。是书内封面题"光绪丙申孟秋复古书斋校印"。卷前有《伤寒卒病论集》与《注解伤寒论序》,次"伤寒论十卷目录""伤寒论药方目录",次五运六气图,次正文。正文半叶十四行,行三十六字,小字双行同,白口,单鱼尾,四周双边。卷端题"注解伤寒论卷第一/汉张仲景述　王叔和撰次　成无己注解"。考其内容,似据通行之扫叶山房本重校石印。

10.光绪三十三年(1907)江阴朱氏重刻《古今医统正脉全书》本

光绪间江阴朱文震重刊《古今医统正脉全书》,其中收录成无己《注解伤寒论》一书,十卷。卷前有皇统甲子(1144)严器之《注解伤寒论序》,张仲景《伤寒卒病论集》,次目录及正文。正文半叶九行,行二十一字,注文小字双行同,白口,单黑鱼尾,四周双边。卷端题"注解伤寒论卷一　江阴朱氏校刻本/汉张仲景述　王叔和撰次　成无己注解"。

朱氏刻本虽谓据《古今医统正脉全书》本刊刻,但在行款版式上与医统本却不相同,较医统本每半叶少一列,每列较医统本多一字。删去了卷前的《医林列传》与"运气诸图"。

(四)民国印本

民国间《注解伤寒论》的刻本只有民国元年(1912)年武昌医馆本,吉林省图书馆有藏本,内封题"民国元年十二月武昌医馆刊毕"。正文半叶十行,行十九字,小字双行同,黑口,单鱼尾,左右双边。《注解伤寒论》的民国石印本较多,常见的有民国元年上海江东书局石印《注解伤寒论》十卷附《明理论》。是书内封A面钤"张仲景先生著　成无己先生注解/伤寒论/附明理论",内封B面镌"民国元年上海江东书局石印"。卷端题"注解伤寒论卷第一/汉张仲景述　王叔和撰次　成无己注解"。正文半叶十六行,行三十七字,注文小字双行同,无界行,白口,单黑鱼尾,四周双边。又有一种石印本,内封 B 面牌记作"中华民国纪元上海江东茂记书局重校发行"。民国三年(1914),上海江东书局重印此书,与初印本版式相同,内封 B 面牌记作"民国三年春月　上海江东书局印行"。又有民国十三年上海广雅书局新新书局石印本,内封 A 面镌"张仲景成无己　伤寒论集注/上海广雅新新书局发行",内封 B 面有"上海启新图书局印行"牌记。卷端题"注解伤寒论卷第一/汉张仲景述　王叔和撰次　成无己注解"。正文半叶十六行,行三十五字,下黑口,单黑鱼尾,四周双边。

(五)附说

1.影写金刻本

钱大昕《竹汀先生日记抄》谓尝见毛氏影金刻抄本《成无己伤寒论》十卷,小字密行,凡四册。此即张金吾《爱日精庐藏书志》卷二十二著录《伤寒论注解》十卷,影写金刻本。题汉张仲景述,晋王叔和撰次,金成无己注解。前有皇统甲子岁(1144)中秋日洛阳严器之序,大定壬辰(1172)重阳日承议郎行渑池令魏公衡序,大定壬辰九月望日武安布衣王纬序,后有大定壬辰下元日冥飞退翁王鼎序。其他版本严器之序中"昨者邂逅聊摄成公",此本作"昨天眷间西楼邂逅聊摄成公"。诸本序末系年为甲子中秋,唯此本甲子前冠有"皇统"二字。莫友芝《郘亭知见传本书目》卷七谓:"昭文张氏有影抄金大定壬辰翻刻皇统甲子本,题《伤寒论注解》。"未知此本是否尚存于世。

2.元大德八年(1304)孝永堂重刻本

孙星衍《平津馆鉴藏书籍记》著录元大德甲辰孝永堂重刻本《伤寒论注解》十卷,题仲景述、王叔和撰次、成无己注解。谓"前

有甲子洛阳严器之序,目录一卷,图解运气图说一卷。后有孝口
木方印、东山鼎式木印、大德甲辰岁孝永堂重刊木长印。每卷后
俱有释音,卷七卷八本合为一卷"。黑口,半叶二十四行,行二十
四字。钤有"古娄龚生"白文方印。莫友芝《邵亭知见传本书目》
卷七著录此书,谓"阳湖孙氏藏"。此一版本后不知所归。

　　3.清光绪二十年(1894)成都邓氏崇文斋刊《仲景全书》本

　　光绪二十年,成都邓少如重刊《仲景全书》。包括张卿子《集
注伤寒论》十卷、《金匮要略方论》三卷、宋云公《伤寒类证》三卷、
曹乐斋《运气掌诀录》一卷、《伤寒明理论》三卷附药方论,共五部。
其中张卿子《集注伤寒论》是以赵开美本《注解伤寒论》的日本翻
刻本为底本刊刻,整合了宋本《伤寒论》的内容与其他注家的论
说。虽与《注解伤寒论》密切相关,但并不能归入《注解伤寒论》的
版本系统中,故附说于此。

　　是书卷前内封面题"光绪甲午成都崇文斋邓氏取日本国摹明
版本校刻"。卷前有光绪十八年武阳胡乾元《重刊仲景全书叙》记
载了此书的刊刻原委:"适余长孙于沪上与日本医人交好,见案头
有伊国所刻《仲景全书》,归而告余。余曰:'噫,此仲圣之原书,中
国所传,久经窜易,不图完璧尤存于海外也,汝曷为我致之?'明
年,余孙至沪,医人名已大噪,因述余意。医人曰:'吾国之书板焚
毁已数十年,此吾祖之所遗也。'余孙力借以归。(余欣然展读,与
余藏运所秘帙正相符合,于是予数十年之心始无歉然矣。)余幸得
睹其全,因亟为抄出而归之。成都邓少如氏愿为重刻以公诸世,
即举以付,并将《运气掌诀录》一册附列于后,读者得以互相印证,
俾先圣遗篇不致失传于东土,斯则医林之大增矣。"

　　赵开美《仲景全书序》之后为严器之《注解伤寒论序》,次《伤
寒论后序》、张仲景《伤寒卒病论集》、林亿《伤寒论序》、《国子监牒

文》、《医林列传》、《伤寒论凡例》、《音释》、《诸家评注姓氏》,次目录及正文。正文半叶十一行,行二十二字,白口,单鱼尾,左右双边。卷端题"集注伤寒论卷第一　仲景全书/汉长沙太守张仲景著　晋太医令王叔和撰次/宋聊摄人成无己注解　宋祠部郎中林亿校正/明虞山人赵开美校句　沈林仝校　钱塘张卿子参"。

　　是书《凡例》谓:"仲景之书,精入无伦,非善诸未免滞于语下。诸家论述各有发明,而聊摄成氏引经析义,尤称详洽,虽牴牾附会,间或时有,然诸家莫能胜之,初学不能舍此索途也。悉依旧本,不敢去取。"因此,是书每条先列《伤寒论》原文,低一字为成无己注解以及诸家评论。每页上方间有眉批标示出其他版本异文。此书与宋刻本及其他版本做过校勘,从刊刻的质量上来看,是较为上乘且方便使用的版本。

【版本源流图】

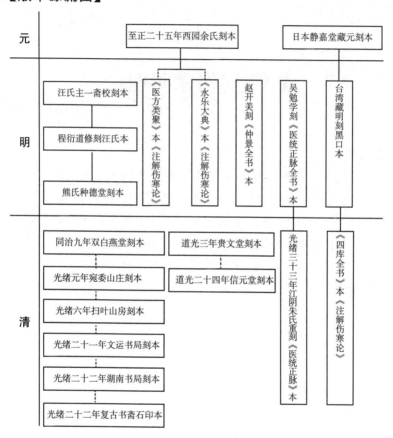

成无己《伤寒明理论》

【成书】

成无己《伤寒明理论》宋刻本卷首有严器之皇统壬戌(1142)八月望日序,其成书当在此年之前。作于大定壬辰(1172)的王鼎《注解伤寒论后序》谓:"《明理论》一篇,十五年前已为邢台好事者镂板,流传于世。"(张金吾《爱日精庐藏书志》卷二十二)故知是书初次刊行在1157年。其版本主要有以下几种。

【版本】

(一)宋刻本

国家图书馆藏有景定辛酉(1261)建安庆有书堂刊《伤寒明理论》三卷附《方论》一卷,影印收入《中华再造善本》。卷末有"景定辛酉建安/庆有书堂新刊"木记二行。上册两卷为宋版原刻,下册从别本抄补。卷前有皇统壬戌八月严器之《伤寒明理论前序》,次目录,次正文。正文半叶十行,行二十字,白口,双黑鱼尾,左右双边。卷端题"伤寒明理论第一/聊摄成无己",卷末有开禧元年(1205)张孝忠跋语,谓"右《注解伤寒论》十卷、《明理论》三卷、《方论》一卷",故知此书最初是与《注解伤寒论》一同刊刻的。版心下镌刻工姓名,如王三、王五、谅、石、政等。

此书张元济在《宝礼堂宋本书录》中对其版本有所辨析,论曰："是书《四库》著录,附《伤寒论注》十卷后。《提要》称金成无己所自撰,发明机说,又云:'无己,聊摄人,生于宋嘉祐治平间。后聊摄地入于金,遂为金人。至海陵王正隆丙子,年九十余尚存。'又历引严器之序、张孝忠跋,叙述颠末,语焉甚详。阮文达乃认为《四库》未收,其呈进提要且定为严器之所著,殊失检矣。钱遵王藏四卷本,见《读书敏求记》,但首尾断烂,故开禧改元之张孝忠跋误以为序,且佚其名。是本前二卷刊本,卷首锦嶙山严器之序,但署'壬戌八月',无年号。后一卷及《方论》,据景定辛酉建安庆有书堂刊本抄配,末有开禧改元五月历阳张孝忠跋。然余以为此二本者,一刊于北,一刊于南,实不相配。何以言之?余尝见明嘉靖覆本成无己《注解伤寒论》,卷首洛阳严器之序,亦但署甲子中秋,无年号。前序称'锦嶙山',此称'洛阳山',今属河南省宜阳县,在洛阳西南境。序称'业医五十余年,《解》后成,公出其书以相示',又张孝忠跋'成公生于嘉祐治平之间'。依此推算,其生后第一甲子为元丰七年,才二十余岁。著成是书必为第二甲子,当绍兴十四年。维时洛阳亦已沦陷,严为成公序所著二书,均不署年号,盖身为遗民犹有故国之思。按:《爱日精庐藏书志》影写金刻本《伤寒论注解》,大定壬辰王鼎后序中有'《明理论》一编,十五年前已为邢台好事者镂版,流传于世'云云。金大定壬辰前十五年为正隆二年,即宋绍兴二十七年之丁丑,上距严序本书之壬戌为十五年,度必于是时刊成。且前二卷中遇宋讳无一避者,亦可为邢台所刊之一证。是当为第一刊本。至开禧改元,其年为乙丑,后邢台镂版四十八年。张孝忠跋谓其书自北而南,于襄阳访得后四卷,刊于郴山,是当为第二刊本。又后五十七年,为景定辛酉庆有书堂覆刻,是当为第三刊本。且前二卷书法镂工与建安刊本绝不相类,余故谓两不相配也。犹不止此。《四库》称无己所作《明理论》凡五十篇,阮文达进书提要亦云'取寒证分为五十门',然金刻严器之序,'始于发热终于劳复,凡五十篇',句中'劳复'二字及'五'字均剜改。又目录中第三卷一行及十四篇之目全系割裂补写,余因疑邢台初刊之本原分四卷,不止五十篇,后附《方论》不刊卷第。观是本抄补《伤寒明理方论》,首行下并无'第四'二字,是亦可证。意者景定覆刻之时第三卷先已遗佚,遂以《方论》凑成四卷,以实孝忠后跋之言。四库馆臣及文达所见均为阙佚已后之覆本。书估据是抄配,察与刻本原目不符,故割弃重写,以泯其迹也。"①

　　据张元济的推断,此书前二卷为邢台刻本,刻于宋绍兴十四年(1144),也就是金皇统四年,后二卷用景定辛酉庆有书堂刻本抄配。此一论断在内容上根据的是卷前严器之、张孝忠等人的序跋,在形式上根据的是避讳及字体,其结论大致可从。但他认为《伤寒明理论》的邢台初刻本不止五十篇尚可斟酌。《伤寒论》在"诸可诸不可"之前的正文部分最末一篇为"辨阴阳易差后劳复病证",这与《明理论》最后一则的劳复正相对应,因而《明理论》似乎不太可能在此之后另有条文。张元济的推论姑备一说。

　　卷中部分文字处有墨丁,如卷一《恶风第三》"其■则疏而不密"、《头痛第十一》"神■居之",卷二《渴第二十九》"因成■祸"、《战栗第三十一》"似此■多不得解"、《郑声第三十四》"兼■■■则语以正之"。

　　此书卷一起自《发热第一》至《烦热第十八》,卷二自《虚烦第十九》至《短气第三十六》,卷三自《摇头第三十七》至《劳复第五十》,卷四为《伤寒明理方论》。

　　卷中钤"怡府世宝""安乐堂藏书记""明善堂览书画印""宣城

---

① 张元济:《张元济全集》第8卷,商务印书馆,2009年,第74—75页。

李氏瞿铟石室图书印记""宛陵李之郇藏书印""寒云鉴赏之珎"
"寒云秘籍珎藏之印""皇二子""佞宋""后百宋一廛"等印记。故
知此书原为怡府图书，怡贤亲王允详（1685—1730），号青山，圣祖
第十三子，室名曰"安乐堂"。子弘晓（？—1778），字秀亭，号冰玉
道人，室名曰"明善堂"。后又为袁克文（1890—1931）所藏，克文
号寒云，袁世凯次子，其藏书之处名曰"后百宋一廛"。

（二）元刻本

台北"国家图书馆"藏有元刻本《伤寒明理论》三卷附《方论》
一卷。今影印收入郑金生主编《海外中医珍善本古籍丛刊》。是
书卷前有影宋写目录、《伤寒明理论后集论方例序·方目》《元刻
本伤寒明理论补字》、黄美缪《元刻本伤寒明理论校勘记》，道光癸
未年（1823）黄丕烈识语、龟巢老人识语、钱天树识语。次元刻本正
文。正文十三行，行二十字，细黑口，双鱼尾，左右双边。分卷与宋
刻本相同。原刻本缺序及目录，缺卷首至"恶风第三"。卷二末有嘉
庆庚申年（1800）钱大昕观书识语。卷中钤"黄丕烈印""复翁""黄美
鎏印""赋孙""臣心如水""曾在汪氏耳石山房""虞山张蓉镜芙川信
印""蓉镜珍藏""芙川心赏""大昕""士礼居藏""吴兴张氏适园收藏
图书""存拙""怡燕堂"诸印记。据以上印记及所附诸跋可知，是
书自黄丕烈及其孙黄美缪校勘后，其影宋抄本后归汪士钟艺芸书
舍，元刻本后归张蓉镜收藏。民国初年，张蓉镜之书转售张钧衡
之适园。适园之书后售于重庆"中央图书馆"。

黄氏识语备记是书渊源，其曰："余向藏《伤寒明理论》，相传
为影宋抄本，纸墨精妙，却未将别本校过，已举而归诸艺芸书舍
矣。顷冷摊以旧刻本见遗，审是元刻本，中多阙失，偶有抄补，亦
复不全，遂动校勘之兴。从艺芸借归，命长孙秉刚竭几日力手校

一过,竟有胜于抄本之处。然彼此既非一样行款,辞句又复有异,无可全补,遂命工楷书影宋原文之可与刻本参者附丽之。又命秉刚自写影宋之与刻异者为校勘记。事毕之后,秉刚请余自为跋,记其原委。因书此以示之,而即令其手书于后。时在道光癸未九月十七望,秋清逸士跋,孙美镠书。"张钧衡《适园藏书志》卷六著录是书,曰:"此元刊本,每半叶十三行,行二十字。高六寸五分,广四寸二分。黑口单边,板心方论在上鱼尾下,叶数在两鱼尾中间,前后均佚。黄荛圃以影写宋本补写完足,并命长孙秉刚校勘,成《校勘记》一卷附后,有跋。"

　　黄美镠撰有详细的校勘记,可供参详。与宋刻本相对照,二者在文字上差异较大(见表4—1)。最为明显的比如,宋刻本的三卷分别为卷上、卷中、卷下,元刻本则作卷一、卷二、卷三。又比如,《发热第一》中"经须云:发热恶寒者,发于阳也",宋刻本中凡"虽"字,元刻本皆改作"须"字;宋刻本中"即"字,元刻本多作"则";宋刻本中"矣"字,元刻本多作"也"。从这些异同来看,元刻本应当有另外的来源。

表 4—1　宋刻本、元刻本文字对照表

页数	行数	宋刻本	元刻本	页数	行数	宋刻本	元刻本
页一B	行一	又所致	又所致也	页九B	行七	及伤	及伤寒
	行五	半里者	半里		行九	无	水饮内畜而无汗者为
	行五	又证	又证也		行十三	畜	渗
	行七	自而内	自内	页十A	行十三	又而无汗者也	又而无汗者
	行七	入轻	又轻		行一	无	虚无汗故也
	行十三	细辛附子	附子细辛		行十二	无	行太阳专主也何者以

续表

页数	行数	宋刻本	元刻本	页数	行数	宋刻本	元刻本
页三A	行五	口躁渴	口燥渴	页十B	行六	桂	虽
页三B	行十一	而又发散	又而发散		行十	有	为
	行十一	伤寒也	伤寒	页十一A	行十	属表乎者	又属乎表者
	行十二	中风也	中风		行二	涎沫头痛	涎沫
	行十三	又当以解	又当解		行三	神邪	神明
页四A	行十	但乃	乃有	页十二A	行五	侧	际
	行十	又唯	又谓		行十三	初传	所传
	行十三	以谓	或谓	页十三A	行一	为入府也	入胃为入府也
页四B	行二	表	表者		行十	而	斯
	行三	争	相争	页十四B页十三B	行一	越之为吐也	下之为吐也
页五A	行三	而当和解之	当和解之		行三	虚实	邪虚
页五B	行一	潮者实也	潮热者实也	页十五A	行九	散之	散
页六A	行十三	里	重		二行	其	以逐其邪气
页六B	行十一	与天地雨名之	以天地之雨名之		行十二	举	可
页七A	行一	或以	或睡	页十六B页十六A	行一	吐下之	吐下
	行二	又而不	又则不		行四	脐下满者	脐下满
页八A	行六	外连于表	连于表		行七	无	心下满
	行七	何	何则	页十七A	行四	则畜血	则是畜血
	行九	湿家	湿		行九	而外解已	外解已
页八B	行六	何	何以	页十七B	行十一	满	薄
页九A	行五	审也	审		行十三	与其发热	与发热
	行十二	寒中于荣	寒中荣		行十	与其脉和	与脉和

(三)明本

1.《永乐大典》本

现存《永乐大典》卷三千六百十四、卷三千六百十五引录《伤寒明理论》共七条，依次为桂枝汤方、四逆汤方、麻黄汤方、大青龙汤方、小青龙汤方、五苓散方、栀子豉汤方。考其文字，与宋刻本大多相同，但由于现存条目皆为方论且所剩文字过少，对其来源已不能确考。

2.《医方类聚》本

朝鲜金礼蒙所编《医方类聚》卷三十六、卷三十七收录《伤寒明理论》全文。与宋刻本相校，文字基本相同，即便宋本明显错处亦依原书照刻，当渊源有自。

3.古濠葛澄刻本

日本学者森立之《经籍访古志》著录葛澄刻本《伤寒明理论》一部，谓："《伤寒明理论》三卷《方论》一卷，明葛澄刊本，聿修堂藏。此本不记刊行年月，称古濠葛澄刊……此本系正德嘉靖间所重刊，但讹误颇多，固非善本。"①

傅增湘亦尝经眼此书，《藏园群书经眼录》卷七著录谓："前有壬戌八月锦帻山严器之序，又方论序，开禧改元历阳张孝忠跋。目录次行题古濠葛澄刊。何煌校，并录毛表跋：'借玉峰徐氏宋本是正，时癸亥重阳前三日，正菴。'"又谓："依汲古阁本校，此本行款悉同宋版，其文与新刻本异者，咸是宋本原文也。"

此书后入藏国家图书馆。卷前有严器之《伤寒明理论序》，次《方论序》，次张孝忠跋，次目录，目录次行题"聊摄成无己撰　古

---

① [日]涩江全善、森立之等：《经籍访古志》，上海古籍出版社，2017年，第274页。

濠葛澄刊"。正文半叶十行,行二十字,白口,左右双边,双顺鱼尾。目录后有牌记云"建安庆有/书堂新刊"。瞿冕良《中国古籍版刻辞典》据此认为葛澄是南宋景定间濠州刻字工人,未免轻率。杜信孚《明代版刻综录》定为天启间刻本,亦未言凭据。古濠葛澄今不可考,是书刊刻年代在尚无确切证据之前著录为明刻本为宜。

由于此书行款悉同宋版,且文字大多也与宋版相同,傅增湘谓此书与宋本相近,但经过与宋本的简要比勘发现,二书文字上的差异也不在少数,这些不同大致有以下几个方面:

第一,二书在文字上的差异大部分是语辞的不同,对文意并无影响。如《发热论第一》,宋本"与其潮热若同而异",此本无"其"字。《恶寒论第二》,宋本"又以明之也",此本作"又何以明之也"。《恶风论第三》,宋本"三阴之证并无恶风盖以此也",此本"盖"作"者",宋本"无汗而恶风者则为伤寒也,当发其汗,若汗出而恶风者,则为中风也",此本无两"也"字。《寒热论第四》,宋本"或以谓寒热者阴阳争胜也",此本无"以"字。《手足汗论第九》,宋本"何使之然也",此本作"何以使之然也"。

第二,葛澄刻本似对文字进行过校勘,宋刻本中一些明显的误字此本多不误,比如《潮热论第五》,宋本"经曰:阳明居土也",此本改作"阳明居中土也"。《腹满论第十六》,宋本"华他",此本改作"华陀"。《咳论第二十五》,宋本"心火形于肺金",此本改作"心火刑于肺金"。

如果以宋刻本作为参照,那么葛澄本的重刊应该算得上"讹误颇多"(日本学者森立之语)。事实上,经过与元刻本的对照发现(见表4-2),葛澄本与元刻本的关系更为密切。以上这些与宋刻本间的文字差异,皆与元刻本相一致。

　　4.明嘉靖四十四年(1565)新安查氏书林刻本

　　国家图书馆、美国柏克莱加州大学东亚图书馆藏有新安查氏书林刻本《伤寒明理论》二卷《补论》二卷。是书为成无己《伤寒明理论》二卷与巴应奎所撰《补论》二卷合刊。"巴应奎,字西野,新安人,善医。嘉靖时将成无己《伤寒明理论》增补三十一篇行世"。(王宏翰《古今医史》)书前巴应奎《序》谓:"奎不敏,诵读兹论久矣,惜其正五十篇伤寒之证尚多阙略,僭不自量,参考众说,补论三十一篇,别为一册,以备《伤寒明理》全书,录成卷帙,就正四方有道之士。"

　　卷前有嘉靖乙丑(1565)巴应奎序,次"刻医学三难目录"。卷端题"伤寒明理论卷之一/宋聊摄成无己撰次/新安西野巴应奎校补/弟西麓巴应祖仝校/门生恒轩杨珫阅次/金陵方塘吴裸梓行",版心上镌"医孝三难"。正文半叶十行,行二十字,白口,四周单边。卷二首行下镌小字"泾川大街查氏书林梓行",题"伤寒明理论卷之二/聊摄成无己撰次/新安巴应奎校补/门弟西麓巴应祖/门生杨珫/门生赵善学仝校"。卷三首行下镌小字"泾川查氏书铺梓行",题"新刊伤寒明理论补论卷之三/新安西野巴应奎编著/门生　西麓巴应祖、恒轩杨珫、怀仁赵善学　校正"。卷末镌木记一行曰"泾邑方城芝川查策捐赀鸠工梓行"。查策是新安书坊的主人,所刻图书存留至今的还有许国所撰《大学衍义补摘粹》十二卷,卷端题作"寓金陵三山街芝川查策绣梓"。

　　是书分卷与宋本不同,卷一起自《发热第一》至《喘论第二十六》。卷二自《呕吐论第二十七》至《劳复论第五十》。卷三为巴应奎《补论》,自《温病论第五十一》至《表里俱见俱无论第七十》,卷四上半部分为巴应奎《补论》,自《阳毒阴毒论第七十一》至《戒忌论第八十一》,下半部分为《伤寒明理方论》。

是书正文中有墨丁数处,如《盗汗论第七》"此则■■侵行于里""乘■■阳气不致",《项强论第十二》"上入络脑还出■下",《喘论第二十六》"气不利而喘■有水气",《短气论第三十六》"与■太阳病医反下之"等等。

选择部分文字相比勘发现,除极少数的文字略有差别外,皆与葛澄刻本相一致(文字对照见表4—2),其相异之处多为文字上的误刻,如《心下满论第十五》,宋刻本"实者鞕满而痛为结胸","者"字此本误作"在"。《腹满论第十六》,宋本"是胸中之邪下传入胃拥而为实","下"误作"不";"邪气在表未传入府而妄下之","传"误作"便"。《烦热论第十八》宋本"即此观之烦为表热明矣","明"误作"所"。由此可见其来源。

5.万历二十年(1592)安正堂刻本

国家图书馆藏有明安正堂刻本《新刊伤寒明理论》四卷,著录为万历二十年刻本。是书卷前有目录,次正文,卷端题"新刊伤寒明理论卷之一/聊摄成无己撰"。正文半叶十行二十字,四周双边,双顺鱼尾。卷末有牌记曰"壬辰岁仲秋/安正堂新刊"。

安正堂是明代福建建阳刻书历史最长、数量最多的书坊。自明宣德至万历年间,前后延续近二百年之久。业主为刘宗器、刘仕中、刘求茂等。刻书范围较广,经史子集四部书籍皆有刊印,叶德辉《书林清话》中对安正堂刊刻的图书有较为集中的总结。

对安正堂所刻之书,诸家皆称赏有加。叶启勋谓:"刘宗器所刻之书,丁丙称其'精良',《止斋先生文集》二十八卷云:'安正堂者,当为麻沙书肆之号,写刻精良,卷中空格提行一遵宋式,后之林刻、陈刻远不及也。'吴骞称其'可贵',《诗经疏义》二十卷云:'盖是书虽刻于明之中叶,而犹为元儒手笔,悉仍文公之旧,未经妄删,洵可贵也。'"(叶启勋《拾经楼紬书录》卷下)

　　从简要的文字对勘来看，安正堂刻本与元刻本的关系最为密切，但也有与宋刻本一致之处，其来源不可确考。从总体来看，安正堂本的校勘不精，并非如前贤所说的写刻精良，其中有一些误字显然未经校正。如《心下满第十五》"心下鞕者"等句，"鞕"字安正堂本皆作"鞭"；《舌上胎第二十二》"舌上之胎不滑而涩"，安正堂本作"舌之贻不滑白沥"；《直视第四十》"衄家不可发汗"，"衄"字安正堂本作"刔"字。诸如此类，皆不通医理者所为，故此本并非善本，不可据信。

　　6.万历间吴勉学刻《古今医统正脉全书》本

　　吴勉学所辑《古今医统正脉全书》收录成无己《伤寒明理论》，在小丛编《伤寒全书》中。《古今医统正脉全书》印本存世较多，国家图书馆、上海图书馆、北京大学图书馆等皆有收藏。

　　以北京大学图书馆所藏映旭斋印本为例。卷前有皇统壬戌（1142）严器之《伤寒明理论序》，后低两格为开禧元年（1205）张孝忠序，次《伤寒明理药方论序》，次目录，次正文。卷端题"伤寒明理论卷一/赵宋金聊摄成无己撰/大明新安师古吴勉学阅/应天春沂徐镕校"。正文半叶十行，行二十字，白口，单黑鱼尾，四周双边（中有左右双边数卷）。书中征引《内经》《黄帝针经》《难经》之说，"内经曰""黄帝针经""难经曰"等字有边框，其他引书如《千金方》《本草》等，间有边框。在药方部分，"君""臣""佐""使"等药物的配伍功能也皆用括号注明。

　　是书印本众多，除题为《古今医统正脉全书》的诸多丛书印本外，尚有一些单行印本存世。如国家图书馆所藏清同德堂刻本。此书实际上是《古今医统正脉全书》本《伤寒明理论》的一种印本，只是改换了内封面。内封面中间栏大字题"张仲景先生伤寒论"，上栏题"附明理论"，右栏题"成无己先生注解"，左栏题"同德堂梓行"。是书部分版面已磨损严重，但与映旭斋本相对照，并无抽换或重刻的书版。

日本学者森立之在谈及葛澄刻本的影响时说："吴勉学《医统正脉》所收，盖据此本。"①但他的这一论断是根据他所见到的版本相比对而言的，事实上，从文字上来看，《医统》本与之前的版本有相对较大的差异，在诸种版本里，与元刻本最为接近。医统本的这些不同主要有三个方面：

一是不影响文意的语辞加减，如《恶寒第二》诸本"经曰：所谓少阴病"，医统本无"曰"字；《懊侬第二十一》诸本"下之益烦，心懊侬如饥"，医统本作"下之益烦，心中懊侬如饥"；《讝语第三十五》诸本"口不仁面垢"，医统本作"口不仁而面垢"。

二是医统本根据《伤寒论》所做的校勘，如《心下满第十五》诸本"必蒸而振"，医统本作"必蒸蒸而振"，"蒸蒸而振"是《伤寒论》中语，故改。《少腹满第十七》诸本"经曰：太阳病，热结膀胱"，医统本作"太阳病不解，热结膀胱"，据《伤寒论》校改。《喘第二十六》宋刻本"太阳病，头疼腰疼者，骨节疼痛"，医统本作"太阳病，头痛发热，身疼腰痛，骨节疼痛"，据《伤寒论》原文校改。

三是医统本新增的明显的舛误，如《发热第一》诸本"已发热为伤寒之常也"，医统本"伤"字误作"阳"字。《郁冒第四十一》诸本作"发汗吐下，耗损津液，必先动脾，其余四藏动气发动，妄有汗下，犹先动脾"，医统本作"发汗吐下，犹先动脾"，阙一整列。

医统本《伤寒明理论》校订者徐镕的本意无疑是追求更为合

---

① ［日］涩江全善、森立之等：《经籍访古志》，上海古籍出版社，2017 年，第274 页。

理的、通顺的文本,因而在文字上进行了校改,但如此一来既失去了原来刻本的面貌,又产生了许多新的错误。从古书整理的视角来看,也许并非最好的选择。

表4－2　《伤寒明理论》六种刻本文字异同表

篇目	宋刻本	元刻本	葛澄刻本	查氏书林本	安正堂刻本	吴勉学刻本
发热第一	与其潮热也若同而异	无"其"字	同元刻本	同宋刻本	同宋刻本	同元刻本
	已发热为伤寒之常也	同宋刻本	同宋刻本	同宋刻本	同宋刻本	已发热为阳寒之常也
	经曰:所谓少阴病	同宋刻本	同宋刻本	同宋刻本	同宋刻本	无"曰"字
恶寒第二	又以明之	又何以明之	同元刻本	同元刻本	同元刻本	同元刻本
	三阴之证并无恶风盖以此也	三阴之证并无恶风者以此也	同元刻本	同元刻本	同元刻本	同元刻本
恶风第三	或以谓寒热者阴阳争胜也	无"以"字	同元刻本	同元刻本	同元刻本	同元刻本
寒热第四	甚者十数发	甚者十数套	同元刻本	同元刻本	同元刻本	同元刻本
	是发热非是潮热也	无"是"字	同元刻本	同元刻本	同元刻本	同元刻本
潮热第五	应日则发于未申	同宋刻本	同宋刻本	同宋刻本	同宋刻本	应日则王于未申
	经曰:阳明居土也	经曰:阳明居中土也	同元刻本	同元刻本	同元刻本	同元刻本
	何使之然也	何以使之然也	同元刻本	同元刻本	同元刻本	同元刻本
头汗第九	及邪行于腠理	同宋刻本	及邪行于腠里	同宋刻本	同宋刻本	及邪行于里

续表

篇目	宋刻本	元刻本	葛澄刻本	查氏书林本	安正堂刻本	吴勉学刻本
头痛第十一	不上循头则无头痛之证	同宋刻本	同宋刻本	同宋刻本	同宋刻本	不上循头则多头痛之证
	独头面摇动卒口噤背反张者,痉病也	同宋刻本	同宋刻本	同宋刻本	同宋刻本	无"动"字
胸胁满第十四	已次经心腹而入胃,入胃为入府也	同宋刻本	已次经也,邪气入胃,入胃谓入府也	同葛澄本	同宋刻本	已经心胁而入胃,邪气入胃为入府也
	胁满多带半表半里证也	同宋刻本	胁满者当半表半里证也	同葛澄本	同宋刻本	同葛澄本
	二者均是吐利	二者均是吐剂	同元刻本	同元刻本	同元刻本	同元刻本
	必蒸而振	同宋刻本	同宋刻本	同宋刻本	同宋刻本	必蒸蒸而振
心下满第十五	设其结胸,形证悉具	同宋刻本	设或结胸,形证悉具	同葛澄本	同宋刻本	同葛澄本
少腹满第十七	经曰:太阳病,热结膀胱	同宋刻本	同宋刻本	同宋刻本	经曰:在阳病,热结膀胱	经曰:太阳病不解,热结膀胱
懊憹第二十一	下之益烦,心懊憹如饥	同宋刻本	同宋刻本	同宋刻本	同宋刻本	下之益烦,心中懊憹如饥
喘第二十六	太阳病,头疼腰疼者,骨节疼痛	太阳病,骨节疼痛,头疼腰疼	同元刻本	同元刻本	太阳病,骨节疼痛散,头疼腰疼	太阳病,头痛发热,身疼腰痛,骨节疼痛
战慄第三十一	通为战栗而已,则不知	通为战栗而不知	同元刻本	同元刻本	同元刻本	同元刻本

篇目	宋刻本	元刻本	葛澄刻本	查氏书林本	安正堂刻本	吴勉学刻本
厥第三十三	是知内陷者手足厥为厥矣	是知内陷者手足为厥矣	同元刻本	同元刻本	是知内陷手足为厥矣	同元刻本
谵语第三十五	热入血室者，当刺期门，随其虚实而泻之	热入血室，当刺期明，随其实而泻之	热入血室，当到期门，随其虚实而泻之	同宋刻本	同宋刻本	同元刻本
	口不仁面垢	同宋刻本	同宋刻本	同宋刻本	同宋刻本	口不仁而面垢

(四)清本

《伤寒明理论》的清代刻本与《注解伤寒论》基本相同，主要有以下几种：

1.《四库全书》本

《四库全书》收录《伤寒明理论》三卷《伤寒论方》一卷，附于《伤寒论注释》后。据内府藏本抄录。《四库全书》目前较为常见的有文渊阁本与文津阁本。经过对照发现，两个版本存在着一些差异，故分别述之。

文渊阁本卷前为皇统壬戌(1142)严器之《伤寒明理论序》，正文半叶八行，行二十一字，小字双行同，单鱼尾，四周双边，卷端题"钦定四库全书/伤寒论明理论卷一/金成无己撰"。参加校勘的人员为详校官太医院医官姜晟、编修仓圣脉，总校官王燕绪、校对官陈铺、誊录汪志伊。文津阁本卷前无严器之序，参加校录的人员也有不同，分别为详校官助教李严、总校官王燕绪、校对官吴翼成、誊录谭湘镜。

在正文部分二者的不同主要有两方面：第一，文渊阁本卷一

《恶寒第二》《恶风第三》中有部分缺文,以空格标示,皆注明"阙"字。而文津阁本则没有这些阙文。这表明二者所据的底本应当不同。第二,文渊阁本与文津阁本在一些文字上有所不同,比如卷一《恶寒第二》文津阁本"淅淅然恶寒也",文渊阁本"淅淅"作"洒淅"。文津阁本"其荣卫之受寒风则啬啬然不欲舒也",文渊阁本"受寒风"作"受风寒"。《盗汗第七》文津阁本"自汗则不,或睡与不睡,自然而出也。及盗汗者,不睡则不能出",文渊阁本"自汗则不"作"自汗则否","不睡则不能出"文渊阁本作"不睡则不能出汗"。卷二《呕吐第二十七》文津阁本"郁郁微烦,大柴汤主之",文渊阁本"大柴汤"作"大柴胡汤"。《战栗第三十一》文津阁本"邪气内与正气,则为栗栗其甚者也",文渊阁本作"邪气内与正气争,则为栗栗为甚者也"。《谵语第三十五》文津阁本"此为热血入室,当刺期明",文渊阁本作"此为热入血室,当刺期门"。《短气第三十六》文津阁本"则为结胸汤主之",文渊阁本"结胸汤"作"大陷胸汤"。卷三《热入血室第四十五》文津阁本"复发躁不得卧",文渊阁本作"复烦躁不得卧"。整体而言,在这些差异之处文渊阁本相比文津阁本无论在语言上还是医理上都更加通顺切当。在抄校质量上,文渊阁本要优于文津阁本。

与明代诸刻本的特征相对照,无论文渊阁本还是文津阁本皆与医统本较为接近,而略有不同。医统本流行较广,且翻刻较多,《四库全书》本或据通行本收入。

2.道光三年(1823)贵文堂刻本

国家图书馆、上海图书馆等馆藏有道光三年贵文堂刻本《注解伤寒论》。是书内封面上栏镌"道光三年重刊",中间栏作大字"张仲景先生伤寒论",右栏镌"聊摄成无己注解 附明理论",左下镌"贵文堂梓"。其中《伤寒明理论》卷前有皇统壬戌(1142)严器之《伤寒明理论序》。次目录及正文，正文半叶十二行，行二十四字，小字双行同，白口，单鱼尾，四周单边。卷端题"伤寒明理论卷上/宋聊摄成无己撰/明新安吴勉学师古阅　应天徐镕春沂校"。

这一版本是据吴勉学《古今医统正脉全书》本刊刻。但与之相对比发现，贵文堂刻本与医统本之间仍存在不少差异，主要有两个方面。

第一，在分卷上，医统本共四卷，卷一包括发热、恶寒、恶风、寒热、潮热、自汗、盗汗、头汗、手足汗、无汗、头痛、项强、头眩、胸胁满、心下满、腹满、少腹满、烦热，卷二包括虚烦、躁烦、懊侬、舌上胎、衄、哕、咳、喘、呕吐、悸、渴、振、战栗、四逆、厥、郑声、谵语、短气。卷三包括摇头、瘛疭、不仁、直视、郁冒、动气、自利、筋惕肉瞤、热入血室、发黄、发狂、霍乱、畜血、劳复，卷四为诸汤方论。而贵文堂刻本则将医统本的前三卷合并为两卷，卷上自发热至咳，卷中自喘至劳复。

第二，在文字上，贵文堂刻本有一些缺文与误字。缺文如《热入血室第四十五》"当刺期门随其"后缺"实而泻之与其妇人中风七八日积得寒热发作有"二十字。误字如《恶寒第二》"少阴病则曰口中润"，"曰"字误作"日"。《不仁第三十九》"至肾气微少"，"肾"字误作"贤"。《直视第四十一》"二者形证相近"，"形"字误作"刑"。《自利第四十三》"下焦客邪皆温剂，不能止之"，"焦"字误作"集"；"下利日十余行"，"日"字误作"月"。

贵文堂刻本是《伤寒明理论》的清刻本中较有特色的一种，其中虽有部分缺文与误字，但整体上仍不失为一个较好的版本。

3.道光二十四年(1844)信元堂刻本

道光二十四年信元堂刻《注解伤寒论》四卷附《明理论》三卷。

内封 B 面中间栏题"张仲景先生伤寒论"，上栏镌"道光二十四年新刊"，左下栏镌"信元堂梓"。其中《伤寒明理论》卷前有皇统壬戌(1142)严器之《伤寒明理论序》。次目录及正文，正文半叶十行，行三十字，小字双行同，无界行，白口，单鱼尾，四周单边。卷端题"伤寒明理论卷上/宋聊摄成无己撰/明新安吴勉学师古阁应天徐镕春沂校"。从卷前的《注解伤寒论》来看，这一版本根据道光三年(1823)贵文堂刻本刊刻，其源头是吴勉学《古今医统正脉全书》本。

在文字上，信元堂刻本相比贵文堂本有一些缺、误、倒、衍文字，比如《发热第一》"与潮热寒热者若同而异"，信元堂本缺"而"字。《自汗第六》"不令妄泄，必为邪气干之而出也""若邪气在表而汗出之可缓也"，信元堂本"邪"字误作"邢"。《头痛第十一》"然伤寒头痛者太阳专主里也"，信元堂本缺"寒"字。"太阳病头痛发热汗出恶风者中风也"，信元堂本"太"误作"六"。《项强第十二》"短羽之鸟不能飞腾动则先伸引其颈尔"，信元堂本"伸"误作"仲"等等。在字形上，信元堂本多俗体字、简体字，比如"熱"作"热"、"爾"作"尔"、"屬"作"属"、"虚"作"虚"等等。

从整体上看，信元堂本并不是一个校勘精审的本子，它在卷数上的改动并未给医书带来更新的内容，文字上的部分缺、误、倒、衍也降低了这一刻本的整体质量。

4. 同治九年(1870)陆氏常郡双白燕堂刻本

同治九年陆氏常郡双白燕堂刊刻《注解伤寒论》，后附《伤寒明理论》四卷。内封 B 面镌"同治庚午重镌/张仲景先生著　成无己先生注解/伤寒论/附明理论　常郡双白燕堂陆氏藏板"。卷前有严器之《伤寒明理论序》，开禧元年(1205)张孝忠序，次目录及正文。卷端题"伤寒明理论卷一/赵宋金聊摄成无己撰"。正文半叶十行，行二十字，注文小字双行同，白口，单黑鱼尾，左右双边。

从版式及文字内容来看，是书应据《古今医统正脉全书》本重刊。保留了医统本中的小字按语，如"春沂云"等。在文字上也改正了医统本的一些错误，比如医统本卷一《发热第一》"已发热为阳寒之常也"，"阳"字此本改作"伤"。医统本《寒热第四》"其邪半在表半里"，此本改作"其邪半在表半在里"。卷四《白虎汤方》"暑喝之气，得秋而止"，"喝"字此本改作"喝"。

这一常郡陆氏双白燕堂刻本有先后两种印本（见图3）。其先印本的特征是卷中部分文字处有大块墨丁，究其渊源，则是医统本中此数处皆为空白。《恶寒第二》医统本第四叶右下有空白，缺"阴

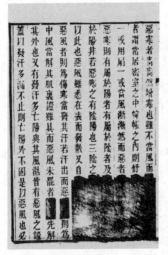

图3　清陆氏常郡双白燕堂《伤寒明理论》先印本（左）与后印本（右）对比图

寒气盛则不能消""和也阳气同陷则灼"十六字，此本皆作墨丁。《恶风第三》第四叶下方有八行为空白，缺"自恶寒其恶风""缓而无所畏也""此为恶风也然""至恶风则悉属""证并无恶风者""不

同若无汗而""风者""犹当"共四十字,此本亦作墨丁。而在后印本中,这些墨丁处皆被补以文字。

5.光绪元年(1875)常郡宛委山庄刻本

光绪元年常郡宛委山庄刻本《伤寒明理论》四卷是同治九年(1870)常郡双白燕堂陆氏刻本的重印本,行款版式皆相同,唯内封B面改为"光绪己亥重镌/张仲景先生著 成无己先生注解/伤寒论/附明理论 常郡宛委山庄藏板"。是书与陆氏双白燕堂同版,是同一版片的先后印本的关系。

6.光绪六年(1880)扫叶山房刻本

光绪六年扫叶山房刻本《伤寒明理论》四卷亦为同治九年常郡双白燕堂陆氏刻本的翻刻本,行款版式皆相同,唯内封B面改为"光绪庚辰重镌/张仲景先生著 成无己先生注解/伤寒论/附明理论 扫叶山房藏板"。扫叶山房刻本在翻刻的过程中产生了一些新的误字,比如卷一《自汗第六》"卫无邪气所干则皮腠得以密","干"误作"于"。卷二《谵语第三十五》"谵语者有燥屎在胃","在"误作"有"。卷四瓜蒂散"苦以涌泄","苦"字误作"若"字等等,在刊刻质量上不及常郡双白燕堂陆氏刻本。

7.光绪二十年(1894)成都邓氏崇文斋刻《仲景全书》本

光绪二十年,成都邓少如重新编刻《仲景全书》,包括张卿子《集注伤寒论》十卷、张仲景《金匮要略方论》三卷、宋云公《伤寒类证》三卷、曹乐斋《运气掌诀录》一卷、《伤寒明理论》三卷附药方论,共五部。《全书》卷前内封A面镌"光绪甲午成都邓少如校刊 成都正古堂藏版"。内封B面为丛书子目。卷首《仲景全书序》版心下镌"成都崇文斋邓少如校刊"十字。

《伤寒明理论》内封B面镌"光绪甲午邓氏锓木"。卷前有严器之《伤寒明理论序》,次开禧元年(1205)张孝忠序,次目录及正文。卷端题"伤寒明理论卷上　仲景全书/宋聊摄人成无己撰述　明新安吴勉学师古阅　明应天徐镕春沂校"。从《仲景全书》卷前的序文可知,此次重刻的《仲景全书》是根据日本摹本重新翻刻。但原《仲景全书》并不包括成无己《伤寒明理论》。此次重编刻《仲景全书》,《伤寒明理论》一书所依据的版本是吴勉学《医统正脉全书》本。但在版式上,为了与《注解伤寒论》等书相一致,对行款做了调整。正文改作半叶十一行,行二十二字,间有眉批小字双行四字,白口,单鱼尾,左右双边。卷上、卷中为《伤寒明理论》五十论,每卷二十五论,卷下为《伤寒明理药方论》。卷中凡"内经曰""黄帝针经""经曰"等字有边框。其中间有眉批评语,如卷上"恶寒第二"中眉批谓"数语了然","恶风第三"眉批谓"发汗解肌,治之各异","头汗第八"眉批谓"属三阴则头无汗"等等,皆为编刻者所加。

8.光绪二十一年(1895)文运书局刻本

光绪间文运书局亦刊行《注解伤寒论》十卷附《明理论》四卷。内封面镌"光绪乙未重镌/张仲景先生著　成无己先生注解/伤寒论/附明理论　文运书局藏板"。卷前有皇统甲子(1144)严器之《注解伤寒论序》张仲景《伤寒卒病论集》,次运气诸图,次目录及正文。卷端题"伤寒明理论卷一/赵宋金聊摄成无己撰"。正文半叶十行,行二十字,注文小字双行同,白口,单黑鱼尾,左右双边。与前文所述陆氏双白燕堂刻本、扫叶山房刻本版式相同,但并非同版,当是翻刻。

9.光绪二十二年(1896)湖南书局刻本

是书与《注解伤寒论》合刊,内封B面镌"光绪廿二年湖南书局刊",卷前有严器之《伤寒明理论序》,次开禧元年(1205)张孝忠序,次《伤寒明理药方论序》,次目录及正文。卷端题"伤寒明理论卷一/赵宋金聊摄成无己撰"。正文半叶十行,行二十字,白口,单鱼尾,左右双边。

在版式上,此书与之前的常郡双白燕堂陆氏刻本相同,但在文字上却不尽一致,其主要原因是湖南书局刻本的误字太多,比如卷前严器之《伤寒明理论序》"论烦躁有阴阳之别","阳"字误作"汤"字。卷一《发热第一》"有谓蒸蒸发热者","谓"字误作"卫"。《寒热第四》"言邪气之入也","入"字误作"八"。《无汗第十》"其阳虚无汗者","阳"字误作"汤"等等,不一而足。结合一同刊刻的《注解伤寒论》的情况来看,湖南书局本是《伤寒明理论》刊印质量较差的版本。

10.光绪二十二年(1896)复古书斋石印本

国家图书馆藏有光绪丙申复古书斋石印本《注解伤寒论》十卷附《伤寒明理论》四卷。是书内封面题"光绪丙申孟秋复古书斋校印"。《伤寒明理论》卷前有严器之《伤寒明理论序》,次开禧元年张孝忠序,次目录及正文。正文半叶十五行,行三十八字,白口,单鱼尾,四周双边。卷端题"伤寒明理论卷第一/赵宋金聊摄成无己撰"。考其内容,似据通行之扫叶山房本重校石印。

11.光绪三十三年(1907)江阴朱氏重刻《古今医统正脉全书》本

光绪间江阴朱文震重刊《古今医统正脉全书》,收录成无己《伤寒明理论》四卷。是书卷前有《伤寒明理药方论序》,严器之《伤寒明理论序》,次开禧元年张孝忠序,次目录及正文。正文半叶九行,行二十一字,注文小字双行同,白口,单黑鱼尾,四周双边。卷端题"伤寒明理论卷一 江阴朱氏校刻本/金聊摄成无己撰"。

12.清坊刻《古今医统正脉全书》本

笔者藏有清代坊刻《古今医统正脉全书》本《伤寒明理论》三

卷。是书卷前有严器之《伤寒明理论序》，次目录及正文。卷端题
"伤寒明理论卷上/宋聊摄成无己撰述/明新安吴勉学师古阁/应
天徐溶春沂校"。正文半叶十行，行三十字，白口，单鱼尾，四周单
边。从刻印风格来看，此书与晚清间福建、江西等地的坊刻风格
较为相近。从避讳来看，全书讳"宁"字，但不讳"玄"字。应该是
清代末期的坊刻本。是书虽题"明新安吴勉学师古阅　应天徐春
沂镕校"，但与医统本相比，分卷却完全不同。卷上自《发热第一》
至《咳第二十五》，卷中自《喘第二十六》至《劳复第五十》，卷中之
后有《伤寒明理药方论序》，卷下为《伤寒明理药方论》。

　　从文字上来看，这一坊刻本的刻印质量确实不高，误刻漏刻
之处不时可见。比如卷一首页校刻者姓名"徐镕"即误刻作"徐
溶"。又如卷上《发热第一》"与潮热寒热若同异"，"若"字后漏
"而"字。《自汗第六》"卫邪气所干则皮腠得以密"，"卫"字后漏
"无"字。《盗汗第七》"是知盗汗为邪气在半表半里之间明矣""而
脉浮者云必盗汗是犹有表邪故也"，二"邪"字当作"邪"字。《心下
满第十五》"形证悉具而加之烦燥者又为不治之疾"，"燥"应作
"躁"。清代坊间的刻本一般会以供求与销量为指导，多据民间需
求刊印图书，此一《伤寒明理论》坊刻本的存在也从一个侧面反映
了成无己的著作在当时的影响。

（五）民国印本

　　民国《伤寒明理论》多附刻于《注解伤寒论》之后，二书版本相
同，不复赘述。常见的有民国元年（1912）上海江东书局石印本，
民国三年重印本，民国十三年上海广雅书局、新新书局石印本
等等。

（六）附说

1. 影金抄本

钱大昕《竹汀先生日记抄》中曾提及尝见"《伤寒明理论》二册，大字，亦影金抄本"。此与其所见影金抄本《伤寒论注解》十卷当为一时之作。今不知是否存世。

2. 明刊十一卷本

日本《图书寮汉籍善本书目》卷三著录有《伤寒明理论》十一卷五册，明刊本。"题'聊摄成无己撰，吴兴闵芝庆删补'。前有闵芝庆序。卷一至四标'伤寒明理'，卷五以下标'伤寒阐要'。前有朱太复序。文政中毛利出云守高翰所献幕府，首有'佐伯侯毛利高标字培松藏书画之印'印。又每首有'江陵堂'印记"。

【版本源流图】

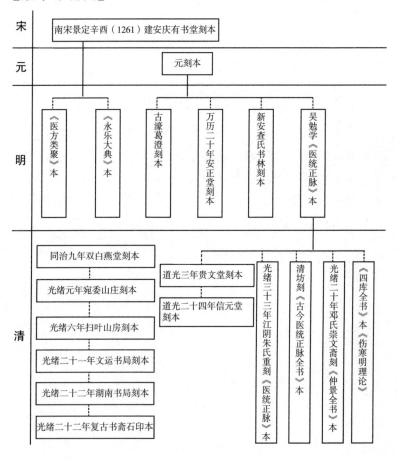

许叔微《伤寒百证歌》

【成书】

许叔微(1080—1154)字知可,真州人。家世通医,幼失怙恃,遂刻意方书。建炎初真州大疫,活人无数。绍兴二年(1132)进士(曾敏行《独醒杂志》卷七),除临安府府学教授(《宋会要辑稿》选举二〇之六),仕翰林学士。服官之暇,研究经论,每遇疑难必阐蕴发微,究源穷奥,以故奇症怪病皆能疗之(钱闻礼《类证普济本事方序》)。著作有《仲景脉法三十六图》《翼伤寒论》《普济本事方》等。

陈振孙《直斋书录解题》卷十三著录《伤寒歌》为三卷,但今所存刻本皆为五卷,瞿镛《铁琴铜剑楼藏书目》卷十四谓"是书乃述张仲景之意而申言之,刻者遂误加'张仲景注解'五字于书名,以致难通。知可有《类证普济本事方》著录《四库》,而此二书不载。朱国桢《涌幢小品》记知可所作诸书中有《拟伤寒歌》三卷凡百篇,当即是书,惟误五卷为三卷"云云。

国家图书馆及南京图书馆所藏早期刻本卷前有许叔微自序,惜缺损不完,部分文字无法辨认。台北"国家图书馆"藏影抄元刻本保留了全部文字,可据此考察是书刊刻缘起。《序》谓:"余幼嗜方书,于仲景《伤寒论》尤所耽好。始也读诵以思之,次也辨类以求之,广诹博访,如是者殆三十年。早夜研究,殆将成癖,于是撰

《仲景伤寒脉法三十六图》、《翼仲景伤寒论》三卷、《辨类》五卷。岁在己酉,□骑践蹂,多所遗失。暇日因探绿帙中有歌阙百首,治法八十一篇,皆依遵仲景之法,用此治疗,十得八九,惧其殆烬,故缀辑成编,以备遗失。"又谓:"年运时驰,今逼桑榆之暮影,遂将前所录者,歌括百首,次为五卷,名之曰《伤寒百证歌》。复作《发微论》上下卷,《义论》二十二条,续次于末。余既以救苦为心,则是《歌》也乌得秘藏于密而不肯与众人共之!于是鸠工刻梓,以广其传云。时宝祐三年岁在乙卯八月己酉,翰林学士白沙许叔微知可序。"

己酉年即南宋建炎三年(1129),是时靖康之耻未平,江北惨遭虏骑践蹂。由此自序可知,《仲景伤寒脉法三十六图》《翼仲景伤寒论》《辨类》成书虽早,但南渡之后多所遗失。《伤寒百证歌》是南渡之后据帙中遗篇整理而成。《序》末所题"宝祐三年岁在乙卯"为1255年,是时许叔微已去世多年。元刻本年款虽不可据信,但应渊源有自。李致忠撰文推测此"乙卯"似为两个甲子之前的1135年,即绍兴五年①。如是,则绍兴五年的本刻应是《伤寒百证歌》最早刻本,惜今已不存。

许叔微的伤寒著述中,《伤寒百证歌》最先成书,这也可以从许叔微之后完成的其他著作中得到印证。《伤寒发微论》与《伤寒九十论》中多次提及《伤寒百证歌》,如《伤寒发微论》卷下《论表里虚实》云"予于《表里虚实歌》中尝论其事矣",卷首《论伤寒七十二证候》中"夜不得眠""潮热不常"下小注"俱在歌中"。《伤寒九十论》《辨桂枝汤用芍药证(一)》中有"当参《百证歌》",《伤寒表实证(七十八)》亦云"予于《表里虚实歌》中尝论之"。

---

① 李致忠:《元刊许叔微伤寒百证歌与伤寒发微》,《收藏家》2013年第3期,第44页。

【版本】

（一）宋刻《普济本事方》本

宋刻本《伤寒百证歌》今已不存。南宋宝祐癸丑（1253）刻本《普济本事方》卷九抄录有《伤寒百证歌》第一证的内容。"辨少阴脉紧正"条下许叔微自记医案一则，略云："有人患伤寒六七日，心烦错睡多吐，小便色白，自汗。予诊之，寸口尺中俱紧。"许氏断为寒中少阴之经，引仲景"病人脉紧而汗出者，亡阳也，属少阴，法当咽痛而复下利"条以为治疗原则。末云"予尝作《伤寒歌》百篇，其首篇曰《伤寒脉证总论篇第一》，皆本仲景，今漫录于后"，下引今本《伤寒百证歌》第一证。

南宋宝祐刻本《普济本事方》今藏日本宫内厅书陵部，影印收入《海外回归中医古籍善本集粹》。与现存元刻本相校，二者诗歌及小字注文大致相同。元刻本有少量误文、乙文，小字注文略有改易，如"长沙之脉妙难量"下，元刻本小注"仲景论伤寒诸证候自是一家"，宋刻本作"仲景脉法诊伤寒与杂病脉法异，故予尝撰《仲景三十六种脉法》"。"命绝天真当死矣"下小注"昼加病"后宋刻本有"沉细夜加病"。虽然内容不多，但保存了宋刻本的原始面貌，尤可珍视。

有关《伤寒百证歌》在宋代的刊印情况还有一则记载，（洪武）《苏州府志》卷三十五："王可大，嘉泰中知武冈军，能以惠政苏疲氓，清静镇远，俗多信禨祥，而不喜医药，往往殒于非命，可大悯之，乃以成无己《伤寒名理论》药方说、许知可《伤寒歌》刻本以惠是邦，民赖以生，咸称誉之。"嘉泰是南宋宁宗皇帝的第二个年号，为1201—1204年，这是《伤寒百证歌》最早刻本的记载。

(二)元刻本

国家图书馆著录元刻本《新编张仲景注解伤寒百证歌》一部，今影印收入《中华再造善本》。日本静嘉堂文库亦藏有元刻本《张仲景注解伤寒百证歌》五卷，与国家图书馆藏本为同版。静嘉堂文库藏本版面稍有模糊断烂，为后印本。是书递藏有序，历代版本学家皆鉴定作元刻本。南京图书馆亦藏有元刻本一部，为顾文彬过云楼旧藏(见图4)。有学者认为，南京图书馆藏本字体为元代建刻本的通行体式，而国家图书馆藏本为明前期摹仿体①。此观点可备一说。

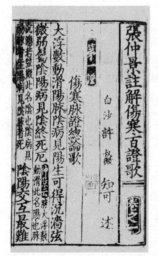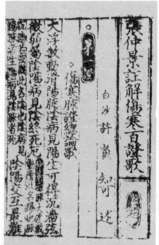

图4　国家图书馆藏"元刻本"《伤寒百证歌》(左)与南京图书馆藏元刻本
《伤寒百证歌》(右)卷端对照图

---

①郭立暄:《中国古籍原刻翻刻与初印后印研究》，中西书局，2015年，第60页。

日本静嘉堂文库藏本卷末有乾隆十四年(1749)黄丕烈手跋，略云："余于去冬收得许学士《普济本事方》宋刻残本，仅六卷，然出大价，盖以其书之希有也。吾友某为余言，许学士尚有伤寒书旧刻本在小读书堆，心甚艳之。春二月下旬，有书船友不识姓名者二人，持元刻《伤寒百证歌》《伤寒发微论》二书，又有别种医书二本，求售于余。彼因稔知余之出大价得前书，故以此来。一时议价未妥，仅得别种之一本，许书却还之。一月以来，时复思之不置，适书友亦非余不能售，故重复携来，岂书之恋余耶？抑余之恋书也？出番饼十七元得此，以别种副之，仍取其希有耳。是二书载《读书敏求记》，兹遵王图记宛然，装潢如旧，其为述古物无疑。后归吾郡惠氏，非但松崖先生有钤印，而余收得《百岁堂书目》有松崖注语可证。物之授受源流悉悉相合，岂不可宝？惟是钱、惠两家书目，于《发微论》皆云三卷，此却上下二卷，未知何以歧异。"云云。陆心源《仪顾堂续跋》卷九亦著录此书。卷中钤印有："虞山钱曾遵王藏书""惠栋之印""惠震之书""惠定宇手定本""海阳孙氏藏书印""新安孙从添庆增藏书""上善堂书画珍藏""至宝""士礼居""荛夫""丕烈""曾藏汪阆源家""归安陆树声叔桐父印""臣陆树声"。《伤寒百证歌》卷三末尾有墨笔题识"孙庆增藏本"、《伤寒发微论》卷下之末有墨笔题识"新安孙从添藏本"。故知是书先后为钱曾(1629—1701)、孙从添(1692—1767)、惠栋(1697—1758)、黄丕烈(1763—1826)、汪士钟(1786—?)、陆心源(1838—1894)所收藏，其递藏源流班班可知。

国家图书馆藏本卷前有许叔微《伤寒百证歌》序，部分文字缺损。次目录，次正文。目录首页题"新编张仲景注解伤寒百证歌目录/翰林学士许叔微知可述"，卷端题"张仲景注解伤寒百证歌卷之一/白沙许叔微知可述"。国图藏元刻本正文半叶八行，行十七字,注文小字双行约二十字,黑口,双黑鱼尾,四周双边与左右双边。是书每卷二十证,共一百证。小字注文中"素问云""仲景云""又曰""孙用和云""宋迪云"等皆有墨盖。卷中钤有"张""君服私印""顾千里经眼记""铁琴铜剑楼""瞿秉清印""恬裕斋镜之氏珍藏"诸印记。《铁琴铜剑楼藏书目》所著录之元刻本即为此书。

(三)明刻本

1.《医方类聚》本

朝鲜金礼蒙所辑《医方类聚》卷三十三、卷三十四收录《伤寒百证歌》全文,未标明卷数。经过对勘,文字与元刻本皆相同。

2.万历三十九年(1611)刘龙田乔山堂刻本

国家图书馆、上海图书馆藏刘龙田乔山堂刻本《新镌注解张仲景伤寒百证歌发微论》四卷,上海图书馆藏本今影印收入《续修四库全书》。

乔山堂是明代建阳著名的书坊。其创始人是刘福榮。刘龙田(1560—1625),名大易。刘龙田所刻图书以子部为主,其中又以医书为多。此乔山堂刻本包括了《伤寒百证歌》与《伤寒发微论》两书的内容,与现存元刻本相对照,卷二、卷三及卷四的前半部分为《伤寒百证歌》。

卷前有太医院李存济序。卷端题"重镌注解仲景伤寒百证歌发微论卷之一/白沙许叔微知可述"。正文半叶九行,行十九字,白口,单鱼尾,四周单边。卷末有"万历辛亥乔山堂刘龙田梓行"木记。日本学者森立之谓:"此本合二书为四卷,坊俗所为,非旧面也。"[①]刘

---

① [日]涩江全善、森立之等:《经籍访古志》,上海古籍出版社,2017年,第304页。

龙田是晚明时期福建建阳的刻书家。(康熙)《建阳县志·人物》云:"书坊人,事父母以色养,姪幼孤,抚之成立。好施济,乡邻侍之举火者数十家。初业儒,弗售。挟箧游洞庭、瞿塘诸胜,喟然曰:名教中有乐地,吾何多求。遄归侍庭帏,发藏书读之,纂《五经绪论》《昌后录》《古今箴鉴》诸编。既卒,以子孔敬贵赠户部广东清吏司主事。崇祯间祀乡贤祠。"万历壬子(1612)刘龙田又刊印钱闻礼《类证增注伤寒百问歌》四卷,题"清邑后学杏泉雷顺春集录",与汤尹才《伤寒解惑论》合为一书,亦非钱氏之旧,故知刘龙田所刻,多衰辑诸书,汇为新本。

将其中《百证歌》部分与元刻本相对照,除第六十八证《多眠歌》有较大不同外,其余仅有少许文字出入,多是形近而误。书中也有据他书校改之迹,如第九十三证《百合歌》,元刻本"如有寒来复无寒,如有热作复无热"缺"来"与"作"二字,几不成句,此本将其补充完整,且二字字形宽扁,显为后来补入。又如第十四证《阴证阴毒歌》"身如被杖痛可知"下小注"阴积于下则微阳消于上"较元刻本多"脉"字;第五十三证《发渴歌》"此证思之要审量"下小注"太阳病须汗后大渴方可行白虎"较元刻本多"大"字;第五十九证《懊侬歌》"腹满头坚不可攻"下小注"此一证胃中下后仍有燥屎也"较元刻本多"仍"字;且此处三字亦有明显挤格补入痕迹。故是书渊源有自,虽为书坊刻本,亦可资参详。

日本早稻田大学图书馆藏有明和乙酉刻本《新镌注解张仲景伤寒百证歌发微论》四卷,行款版式与刘龙田乔山堂刻本皆相同。唯卷末牌记改为"明和乙酉仲秋日阿波越元中立节氏校刊于浪华进修书屋",卷末有"浪华书林/和泉屋文介"九字,乃据乔山堂本翻刻。

(四)清刻本

1.同治十年(1871)刘晚荣藏修书屋刻本

同治十年新会刘晚荣编刊《述古丛抄》第一集收录许叔微《伤寒百证歌》五卷。刘晚荣,生平事迹不详,喜读书藏书,有《广川画跋校勘记》六卷行世。《述古丛抄》是刘晚荣所编刻的一部大型综合性丛书。收录图书二十八种,分为四集。卷前有咸丰壬子(1852)唐棉村序文二则记载了此书的来源。

一则云:"《伤寒百证歌》五卷,《四库全书目录》不载,惟陈振孙《书录解题》有之。自明以来诸家书目亦罕有著录。考焦弱侯《国史经籍志》载有《伤寒百证歌》三卷,钱曾《读书敏求记》有《伤寒百证歌》五卷、《伤寒发微论》三卷。求之十余年不可得见。辛亥六月二十一日也,予从书贾仅购得宋刻残本《伤寒百证歌》五卷,前后缺去序跋,书中脱落三十余字。藏书家亦无有畜之者。盖岁久墨敝纸渝,不可复读。予思宋自高庙而后,国事日非,奸良莫辨,许学士以文章经济之身处闲散之位,事权不属,强聒何为。因发愤著书,以自抒无聊之志,所谓邦无道危行言孙,学士固不求人知,人又何能知学士也。予固重其人而并以重其书,故将所购得宋记刻残本《伤寒百证歌》躬自影摹,篝灯命笔,录而存之,然《百证歌》一书,观其因证论方,因方辨证,始觉豁然心目,苟能玩而索之,治六淫者自有脉络可寻,且注中所引《素问》《难经》《脉经》《甲乙经》《伤寒论》《金匮》《巢源》《千金》《外台》《活人》,华元化以及孙兆、庞安时、宋迪、王实诸公又皆神奇出人意表,多半亦人间希有之本,览者勿漫视之。"

一则云:"辛亥秋,予从书贾搜得宋刻残本医书二种:一为晞范子《脉诀集解》十二卷,注中所引皆宋代名流,中多精义妙论,世罕有传之者，后为马氏借看，屡索不还，耿耿挂胸臆者年余矣。又得许学士《伤寒百证歌》五卷，其标目题曰'新编张仲景注解伤寒百证歌'。心甚疑之，迨而服膺是书。乃知书中引仲景之言以为注，其实推明仲景之意而申言之也。予览训解《伤寒论》者，自宋及今百有余家，竟至汗漫纷岐，入主出奴者众矣，其能言简而该，又能继往开来如郭白云《伤寒补亡》以及此书而已。况此等书流传绝少，世罕有知之者，医家固不能举其名，书肆亦未见列其目，爰缀数语于简末，以俟博识君子。"

是书目录首页题"新编张仲景注解伤寒百证歌　翰林学士许叔微知可述"，卷端题"张仲景注解伤寒百证歌卷之一／白沙许叔微知可述"。正文半叶九行，行二十字，注文小字双行同，黑口，单黑鱼尾，左右双边，版心下镌"藏修书屋"四字。

与元刻本及《医方类聚》本相对照，其分卷与元刻本相同。元刻本、《医方类聚》本的一些误字此本皆不误，如元刻本第一证"阳病见阴终死厄"下小注"脉沉涩若弦微"，藏修书屋本"若"作"弱"。第二证"烦渴五苓安可缺"下小注"止烦汤"，藏修书屋本"汤"作"渴"。第二十五证"调卫调荣斯两得"下小注"无三阴证者，大青龙汤主之"，藏修书屋本"三"作"少"。第二十八证"大便反快小便硬"下小注"若下之早则戚"，藏修书屋本"戚"作"哕"；"病若头中寒湿"，藏修书屋本"若"作"在"。第四十二证"死候难医不可道"下小注"病不解汗衰"，藏修书屋本"解"作"为"。第七十五证"额上手背时时透"下小注"朱迪"，藏修书屋本作"宋迪"。第八十二证"宜用茯苓桂枝术"下小注"眩胃"，藏修书屋本作"眩冒"。第九十六证"变证来时恐无及"下小注"热除后遍身凉"，藏修书屋本"后遍"作"脉迟"。

此书后又收入光绪十六年（1890）所编刊《藏修堂丛书》第五集。《藏修堂丛书》与《述古丛抄》的关系密切。前者收书共四集二十八种，后者收书共六集四十种。《藏修堂丛书》未收《述古丛抄》的《兽经》《虎苑》《太乙照神经》和《神相证验百条》五种图书，增入《李氏易解剩义》《尚书蔡注考误》《诗经叶音辨讹》等十六种书。书前有光绪十六年(1890)汪瑔序，略记刊刻始末，"新会刘节卿氏于近十数年刻书四十种，今春稍稍排比之，约以四部类从，分为六集，号曰《藏修堂丛书》……今节卿笃意椠削，既成臣帙。自兹以往，博求善本，以次校刊，雠勘必精，剖劂必审，由六集而广之，至于十集、数十集，锲而不舍，又安知不如勤有、睦亲两家见重于当时，有闻于后世哉"，云云。其中《伤寒百证歌》一书仍延用《述古丛抄》书版，唯书前冠以刘晚荣《藏修丛书第五集序》与第五集总目。刘氏在《第五集序》中谈及了他选辑图书的标准，其谓："古人云：'不为良相则为良医。'又云：'为人子者不可不知医。'甚矣，歧黄之术之切于日用而不可缺也。《四库》收采医书，视他家为尤夥，其珍重可知。而在今日斯技百出，尤属更仆难穷，余故择其书之约而精、钩玄而提要者弁诸《藏修丛书》五集之首，诚重之也。"《伤寒百证歌》虽止百韵，但综括伤寒一证之辨证论治，恰合于刘氏所谓"约而精、钩玄而提要"的特色，被选入《述古丛抄》与《藏修堂丛书》也是理所应当。

　　2. 光绪七年(1881)陆心源刻《十万卷楼丛书》本

　　陆心源辑刻《十万卷楼丛书》中收录许叔微《伤寒百证歌》五卷，据所藏元刻本重刻。卷前陆心源序谓："《百证》《发微》，元明以来不甚显。《四库》未收，阮文达、张月霄亦皆未见，惟钱遵王《读书敏求记》著于录，遵王元刊，今归于余。"又谓："明万历辛亥有乔山堂坊刻合为四卷，证以元刊，不但面目全非，窜改亦复不少，此明人刊板之通病，医书尤甚者耳。余虑其误俗医而害人命也，重摹元刊，以广其传。"

卷前无元刻本许叔微《伤寒百证歌》序，代之以陆心源光绪七年（1881）《重雕元刊伤寒百证歌发微论叙》，次目录，次正文。正文半叶九行，行十七字，注文小字双行约二十字，黑口，双黑鱼尾，四周双边与左右双边。目录首页题"新编张仲景注解伤寒百证歌目录／翰林学士许叔微知可述"，卷端题"张仲景注解伤寒百证歌卷之一／白沙许叔微知可述"。卷末有"光绪七年岁在重光大荒落吴兴陆氏十万卷楼重雕　陆心源校"。

是书虽谓摹自元刊，但在形式上并非根据原本行款格式影刻。元刊正文半叶八行，陆氏重刻本改作九行。分卷及内容相同。在文字上，《十万卷楼丛书》本也做了一些校改，比如第三证《表证歌》"郁昌不知人作孽"，"昌"字误，《十万卷楼丛书》本改作"冒"。第四证《里证歌》"不转失气应难泻"，"失"字《十万卷楼丛书》本改作"矢"。第三十二证《可下不可下歌》"瘀血抵党不可迟"，"党"字《十万卷楼丛书》本改作"当"。第五十四证《吐血歌》"天下寸品脉沉迟"，"天"字《十万卷楼丛书》本改作"大"。第八十四证《伤寒似虚歌》，"虚"字《十万卷楼丛书》本改作"疟"。校书如扫落叶，旋扫旋生，另一方面，《十万卷楼丛书》本在重刻时也有新的误字出现，比如第十一证《三阴三阳传入歌》"经络上连风府穴"，"上"字《十万卷楼丛书》本误作"一"。第三十五证《可水不可水歌》"水嘿皮上有粟起"，"水"字《十万卷楼丛书》本误作"小"。第四十六证《厥歌》"指爪温急便下之"，"爪"字《十万卷楼丛书》本误改作"甲"。此外，二者在一些字形上也并非完全一致，如"却"与"卻"、"陰"与"隂"、"静"与"靜"、"竒"与"奇"、"劫"与"刧"等，皆为异体字。

从这些对比可以看出，陆心源校刻《十万卷楼丛书》所追求的目的，一方面是要保存旧刻本的部分面貌，另一方面也希望在文字上能够有所校正，以达到他心目中理想的"善本"。

(五)民国印本

1. 重编《翠琅玕馆丛书》本

民国五年(1916),南海黄任恒重编《翠琅玕馆丛书》收录了许叔微《伤寒百证歌》五卷。此丛书按经史子集分为四部,收录图书共七十五种。《翠琅玕馆丛书》原为顺德冯兆年纂辑,光绪间刊刻。后冯氏得到刘晚荣《藏修堂丛书》书板,欲编入丛书,然未及刊行而卒。后书板归于黄任恒,黄氏复加选汰,重编刊行。

2. 东陆书局石印本

民国间东陆书局曾石印《伤寒百证歌》五卷,内封面有许松如署题"宋许叔微先生著　张仲景注解伤寒百证歌　附六经定法"。卷前有咸丰壬子(1852)得全居士序。卷端题"张仲景注解伤寒百证歌卷之一/白沙许叔微知可述"。正文半叶十五行,行三十四字,下黑口,单黑鱼尾,四周双边。是书在民国间曾多次刷印,坊间存世数种,或内封A面题作"江左书林石印",或内封B面题作"东陆书局印行",或内封B面题作"江左书林印行"。

3. 民国七年(1918)福州郑奋扬铅印本

《伤寒百证歌》民国间的版本还有福州郑奋扬校刊出版的铅印本。郑奋扬(1848—1920)字肖岩,福建侯官人,世家业医,精通内科,尤擅疑难杂证,著有《重订鼠疫汇编》《伪药条辨》等。郑奋扬校刻本卷前有民国七年郑氏《重刊许叔微伤寒百证歌序》,序谓:"惜《百证歌》世少流传,考《四库提要》只收《类证普济本事方》十卷,为浙江巡府进本,而《伤寒歌》三卷凡百篇疑其散佚。客岁绍兴,医药学报社刊何书田《医药妙谛》出版,才两卷,伤寒章条下经何廉臣先生增入许氏《百证歌》。捧读之下,如获奇珍,乃录付手民排印为单行本,为研究伤寒专科者匡其不逮,俾接续吾国古医学之一脉,保存国粹,孰有亟于此也夫。"由此可知,郑奋扬刻本乃据何廉臣本刊行,而何廉臣本后来收入《何氏医学丛书》行世。是书内封 A 面题"福州郑奋扬肖岩校刊",内封 B 面题"中华民国七年岁次戊午清和之月出版",正文半叶十二行,行三十五字,无界行,白口,单鱼尾,四周双边。

4.民国二十年(1931)《何氏医学丛书》本

许叔微的《伤寒百证歌》在民国间刊行较多,除了据旧本重新刊印之外,也出现了一些注解重编本,这以《何氏医学丛书》本与《王氏医学丛书》本为代表。

民国间医家何廉臣著有《增订伤寒百证歌注》,收入其《何氏医学丛书》,民国二十年上海六也堂书局排印本。是书卷前有民国十九年王恕常《何廉臣先生传》,民国十七年何廉臣序。卷端题"增订伤寒百证歌注　宋白沙许叔微学士遗著　越医何廉臣增订　男幼廉校正并注　男筱廉手录"。卷末有版权页。这是《伤寒百证歌》的第一个注本。注者何廉臣(1861—1929)是民国著名的医家,先后曾任中国医学会副会长、绍兴医学会会长、神州医药总会绍兴分会评议长等。曾创办我国近代最早的中医药期刊《绍兴医药学报》。著有《重订广温热论》《感症宝筏》《湿温时疫治疗法》《增订通俗伤寒论》等。他擅长治疗伤寒热证,在对《伤寒百证歌》的注释中也体现了他的伤寒思想。

5.民国二十二年(1933)《王氏医学丛书》本

《王氏医学丛书》是王慎轩刊行的一部中医典籍丛书,其中包括许叔微的《伤寒百证歌》。王慎轩(1899—1984),浙江绍兴人。毕业于浙江第五师范,后师从沪上名医丁甘仁、曹颖甫、黄体仁等先生。创办苏州女科医社,后易名为苏州国医学社。《伤寒百证歌》即是苏州国医学社刊行。是书卷前有民国十五年(1926)王慎轩《重订许学士伤寒百证歌注序》，略云："其最得仲圣之精义，足为后学之导师者，厥唯《伤寒百证歌》。言简意赅，理明辞达，且因证论方，因方辨证。其法悉本于轩岐、扁鹊、仲圣、华陀诸书，足以继往开来，洵为古来希有之珍本。惜其书刊在十万卷楼丛书之中，无单行本流传于世，爰将家藏抄本重行编订校刊，以公同好。"以此可知，是书据王氏家藏抄本刊行。

是书卷端题"重订许学士伤寒百证歌注卷一/宋白沙许叔微学士遗著　古越王慎轩校订"。书中对伤寒百证重新划分章节，与其他版本不同，可供参详，如表5—1所示。

表5—1　《王氏医学丛书》本《伤寒百证歌》章节与内容简表

卷数	章节	内容
卷之一	第一章《伤寒诊断学纲要》	第一证至第四证
	第二章《伤寒处方学纲要》	第五证
卷之二	第三章《伤寒定名学纲要》	第六证至第十九证
卷之三	第四章《伤寒病理学纲要》	第二十证至第三十九证
卷之四	第五章《伤寒辨症学纲要》	第四十证至第九十二证
卷之五	第六章《伤寒治疗学纲要》	第九十三证至第一百证

在文字上，虽云据家藏抄本刊行，但与陆氏《十万卷楼丛书》本相对照，基本相同。此抄本当据《十万卷楼丛书》抄录。与《何氏医学丛书》相比，《王氏医学丛书》本《伤寒百证歌》存世较少，校勘亦属精当，足可珍视。

（六）附说

1. 黄丕烈所藏影元抄本

台北"国家图书馆"藏影抄元刻本一部二册。为黄丕烈旧藏。

是书上册首为目录,次正文。目录首页题"新编张仲景注解伤寒百证歌目录/翰林学士许叔微知可述",卷端题"张仲景注解伤寒百证歌卷之一/白沙许叔微知可述"。正文半叶八行,行十七字,注文小字双行,行约二十字。

卷末有黄丕烈跋文一则,为诸本所无,其云:"余向有许学士《伤寒百证歌》《伤寒发微论》二书,审为元椠精本,以重直购之。厥后见是抄本于坊友处,通体行款正同,字形大小相类,知是影元椠,而体未整齐,不能纤悉无异也。惟此多自序一篇,为元椠所无,玩其字形带行,亦出影写,断非无本而来,何以元椠反无?推求其故,所藏元椠目录首已抄补,想序亦并失,无从抄补,故阙疑也。惜余未及据补,元椠已归他所,而是书又从坊友收得,去其甲而守其乙,此乙本反有胜于甲本者,一序之未亡也。事之不能求全,而物之不能兼蓄有如此者。荛翁。"

下册卷前有《伤寒百证歌序》。国家图书馆所藏元刻本《伤寒百证歌》卷前亦有此序文,然已断烂不可卒读。今有此抄本,正可补完前序,迻录如下。序云:"论伤寒而不读仲景之书,犹为儒而不知有孔子六经也。然仲景之书,其义深,其文雅,其篇章重复而难晓,读之书多致疑,殆此世之人所以罕言也欤?不知其书,不究其义,偶此治病而获全者,是亦幸而已矣。余幼嗜方书,于仲景《伤寒论》尤所耽好。始也读诵以思之,次也辨类以求之,广谋博访,如是若殆三十年。早夜研究,殆将成癖。于是撰《仲景脉法三十六图》、《翼伤寒论》三卷、《辨类》五卷。岁在己酉。□骑践蹂,多所遗失。暇日因探绿帙中,有歌阙百首,治法八十一篇,皆依遵仲景之法,用此治疗,十得八九。惧其殆烬,故缀缉成编,以备遗失。昔华佗通经术,举孝廉,本作士人,后以医见业,意尝自悔。余每念世无良医,病人束手受毙,间有能者,人偃蹇坐视而不救。

故余拳拳于此,不避医称以掩儒者之名,正以誓欲以救物于心,杳冥之中,似有所警。年运时驰,今逼桑榆之暮影,遂将前所录者,歌括百首,次为五卷,名之曰《伤寒百证歌》。复作《发微论》上下卷,义论二十二条,续次于末。余既以救苦为心,则是《歌》也乌得秘藏于密而不肯与众人共之!于是鸠工刻梓,以广其传云。时宝祐三年岁在乙卯八月己酉。翰林学士白沙许叔微知可序。"《伤寒发微论》卷端题"新编张仲景注解伤寒发微论卷上　白沙许叔微知可述",正文半叶八行,行十七字。

《伤寒发微论》卷前有黄丕烈识语一则,其云:"余所藏医书,宋元板旧抄皆有,年来散佚太半,许学士书唯残宋《本事方》存矣。此种书医家不但不之蓄,抑且不之知,可叹也。余不知医而蓄医书,亦取其旧而已,己无所用也,然己无所用,而应人之用,如《本事方》为叶氏取校,以刊其先世桂岩先生著述,是余之收藏为有益于人也。因附记其事于此。戊寅夏,荛翁。"与现存元刻本相较,此书行款版式文字与之基本相同,作为早期刻本的抄本,仍有其价值所在。

2. 瞿氏铁琴铜剑楼影元抄本

国家图书馆藏有瞿氏铁琴铜剑楼影元抄本一部。卷前有目录,正文半叶八行十七字,小字双行同,白口,左右双边。版心下有"海虞瞿氏铁琴铜剑楼抄本"十一字,每叶左下角有"臣瞿启甲呈进"。瞿启甲(1873—1940),字良士,别号铁琴道人,江苏常熟人,是铁琴铜剑楼第四代主人。此抄本据铁琴铜剑楼所藏元刻本抄录。元刻本今藏国家图书馆,此抄本摹写毕肖,与原书版式字体皆极相类,是不可多得的精良影抄。

【版本源流图】

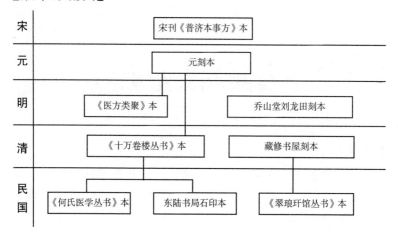

许叔微《伤寒发微论》

【成书】

《发微论》的书名最早见于许叔微《伤寒百证歌自序》中,序云:"复作《发微论》上下卷,义论二十二条,续次于末。"从后世的流传情况来看,这两部书也往往被一同刊刻。现存许叔微的另一部著作《伤寒九十论》中有部分条目与《伤寒发微论》文字相近,并有具体纪年。考察《伤寒发微论》中所载条目的时间,多集中于南宋初年,最晚为庚戌年(见《辨桂枝汤用芍药证第一》《肾虚阳脱证第八》),即1130年。《伤寒发微论》的成书时间当距此年不远。

许叔微所撰《伤寒发微论》已见于当时人的议论中。钱开礼《类证普济本事方序》谓:"(许叔微)手著《伤寒发微论》《伤寒百证歌》《议证二十二篇》《仲景脉法》诸书,皆脍炙人口。"此《序》冠于清代叶桂《本事方释义》卷首。冈西为人《宋以前医籍考》云:"'開'疑即'聞'之讹。闻礼绍兴中为建宁府通判,亦有医名,著有《伤寒百证歌》。"果如冈西氏所言,则在南宋初年已有《伤寒发微论》之名。钱氏所提及的著作《议证二十二篇》应据许叔微《伤寒百证歌自序》而来。序中所谓"复作《发微论》上下卷,义论二十二条,续次于末"当指《发微论》中有议论二十二条,今本《伤寒发微论》共计二十二篇可证,并非别有一书名曰"议证二十二篇"。

【版本】

《伤寒发微论》与《伤寒百证歌》自元刊以来多合刻，故其版本多相同，主要有以下几种。

(一)元刻本

国家图书馆著录元刻本《新编张仲景注解伤寒发微论》二卷一部。目录首页题"新编张仲景注解伤寒发微论目录/翰林学士许叔微知可述"，卷端题"张仲景注解发微论卷之一/白沙许叔微知可述"。正文半叶八行，行十七字，注文小字双行约二十字，黑口，双黑鱼尾，左右双边。卷上首列《论伤寒七十二证候》，扼要辨析伤寒病中常见七十二种症状，采录《伤寒论》《难经》《千金方》《神巧万全方》等书加以阐释，并给出简要的用药指导。其后则是许叔微对《伤寒论》中病症、脉象、用药等问题的思考，共二十二论。

日本静嘉堂文库亦藏有元刻本一部，与国家图书馆藏本为同版。南京图书馆亦藏有元刻本一部，与国家图书馆藏本版式相同。据前揭学者的研究，从字体形态来看，国家图书馆藏本似为南京图书馆藏本的明代前期翻刻本[1]。此元刻本中错误文字较多，当是不知医者所为，在校勘质量上并不能算是善本。

(二)明本

1.《永乐大典》本

现存《永乐大典》卷三千六百十四"寒"字条征引《伤寒百证歌》共四则，分别为《论中风伤寒脉》《论桂枝汤用赤白芍药不同》《论桂枝肉桂》《论桂枝麻黄青龙用药三证》，然此四则皆在今本

①郭立暄：《中国古籍原刻翻刻与初印后印研究》，中西书局 2015 年，第 60 页。

《伤寒发微论》中，可知《永乐大典》所据之《伤寒百证歌》已将二者合刻。

2.《医方类聚》本

《医方类聚》卷三十四在《伤寒百证歌》后收录《伤寒发微论》的全部内容，字句多与元刻本相同。

3. 明万历三十九年(1611)刘龙田乔山堂刻本

国家图书馆、上海图书馆藏有刘龙田乔山堂刻本《新镌注解张仲景伤寒百证歌发微论》四卷，上海图书馆藏本今影印收入《续修四库全书》。

卷端题"重镌注解仲景伤寒百证歌发微论卷之一/白沙许叔微知可述"。正文半叶九行，行十九字，白口，单鱼尾，四周单边。卷末有"万历辛亥乔山堂刘龙田梓行"木记。

是书包括了《伤寒百证歌》与《伤寒发微论》两书的内容，与元刻本相对照，卷一为《伤寒发微论》卷上的内容，卷四后半部分是《伤寒发微论》卷下的内容。

与元刻本相校，一些条目的位置有所变化，比如卷首《论伤寒七十二证候》中，元刻本"两手撮空"条在"汗出如油"条之后，乔山堂刻本则顺序颠倒。

在文字上，乔山堂刻本对元刻本中的一些文字进行了校改。比如卷上"瘖痖不言"条，元刻本"痓病者"云云，乔山堂刻本改作"痉病者"。"吃噫哕哯"条，元刻本"脉滑则为岁"，乔山堂刻本"岁"字改为"哕"。元刻本"鬲内拒痛"，乔山堂刻本"鬲"字改作"膈"。"瘛疭口噤"条，元刻本"又风温被火丹"，乔山堂刻本"丹"字改作"劫"。"筋惕肉瞤"条，元刻本"太青龙汤"，乔山堂刻本"太"字改作"大"。"上气喘气"条，"太阳病者水停心卞"，乔山堂刻本"卞"字改作"下"。"小腹硬满"条，元刻本"小腴硬满"，乔山堂刻本改作"小腹硬满"。"外气怫郁"条,元刻本"面色缘湿正赤者",乔山堂刻本"缘"字改作"绿"。"身体肿满"条,元刻本"甘草付子汤",乔山堂刻本"付"字改作"附"。元刻本"郁胃不仁"条,乔山堂刻本"胃"字改作"冒"。"身重难转"条,元刻本"牡砺"乔山堂刻本改作"牡蛎"。

乔山堂刻本虽然对此书进行了重新改编,失却了原本的面貌,但它在文字的校正上相比元刻本更为精审,亦有可取之处。

这一刻本流传较广,日本早稻田大学图书馆藏有昭和二年(1765)刻本《重镌注解仲景伤寒百证歌发微论》一部,是乔山堂刻本的翻刻本。是书内封面题"乔木山房藏板",卷末有牌记"昭和乙酉仲秋日阿波越元中立节氏校刊于浪华进修书屋"。与乔山堂本相对照,此书当据其原本覆刻,并在字旁增加了日语训读符号。

(三)清本

1.光绪七年(1881)《十万卷楼丛书》本

《伤寒发微论》的清代刻本以陆心源《十万卷楼丛书》本最为流行。陆氏辑刻《十万卷楼丛书》中收录许叔微《伤寒发微论》二卷,据陆氏所藏元刻本重刻。卷端题"张仲景注解发微论卷之一/白沙许叔微知可述"。正文半叶九行,行十七字,注文小字双行同,黑口,双黑鱼尾,四周双边与左右双边。卷末有"光绪七年岁在重光大荒落吴兴陆氏十万卷楼重雕　陆心源校"刊记二行。

陆心源十万卷楼重刻本行款版式与元刻本并不相同。十万卷楼本改正了元刻本中一些较为明显的文字错字。这其中一部分改字与乔山堂本相同,比如卷上"痦疮不言"条,元刻本"痓病者"云云,十万卷楼本改作"痓病者"。"吃噫哕啘"条,元刻本"脉滑则为岁",十万卷楼本"岁"字改为"哕"。"筋惕肉瞤"条,元刻本

"太青龙汤",十万卷楼本"太"字改作"大"。"上气喘气"条,"太阳病者水停心卞",十万卷楼本"卞"字改作"下"。"小腹硬满"条,元刻本"小腴硬满",十万卷楼本改作"小腹硬满"。"身体肿满"条,元刻本"甘草付子汤",十万卷楼本"付"字改作"附"。元刻本"郁胃不仁"条,十万卷楼本"胃"字改作"冒"。"身重难转"条,元刻本"牡砺"十万卷楼本改作"牡蛎"等等。

也有一些文字,十万卷楼本的改字与乔山堂本不同,比如元刻本"鬲内拒痛",乔山堂刻本"鬲"字改作"膈",十万卷楼本则将"内"字改为"肉"。"瘛疭口噤"条,元刻本"又风温被火丹",乔山堂刻本"丹"字改作"劫",十万卷楼本则改作"炙"。"外气怫郁"条,元刻本"面色缘湿正赤者",乔山堂刻本"缘"字改作"绿",十万卷楼本则将"湿"字改作"缘"。元刻本"洒淅憎寒",乔山堂本未改,十万卷楼本改作"洒淅憎寒"。

【版本源流图】

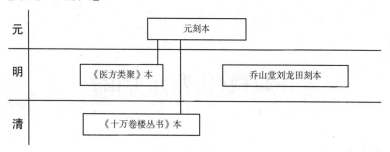

许叔微《伤寒九十论》

【成书】

许叔微《伤寒九十论》一书未见书目著录,直到清代方见记载。元刻本《伤寒百证歌》前《自序》中谈及他南渡之后整理书稿,发现尚存《治法》八十一篇云云。陈振孙《直斋书录解题》谓"许叔微有《伤寒治法》八十一篇",当据此而来。

从内容来看,《伤寒九十论》一书是许叔微医案的实录,其中有时间记载的最早一条是"宣和戊戌(1118)"(刚痉证二十一),最晚者为"己巳(1149)"(阴阳易证五十七),是年许叔微已 69 岁,时间跨度达三十年。从医案中的地点信息来看,由南北宋之交的仪征(循衣摸床二十八)、维扬(邪入大经二十九)、句容(舌卷囊缩二十七)到南渡之后的毗陵(麻黄汤四、太阳中暍二十四),这与许叔微的行迹皆可一一印证。故其成书时间,当在许叔微晚年。

【版本】

(一)明《永乐大典》本

现存《永乐大典》卷三千六百十四、卷三千六百十五引录《伤寒九十论》共十条,依次为太阳桂枝证(三十),桂枝证(三十一)、辨桂枝汤用芍药证(一)、桂枝加葛根汤证(十九)、麻黄汤证(四)、大青龙汤证(五)、失汗衄血证(八十一)、叉手冒心证(五十八)、伤寒耳聋证(五十九)、衄血证(六十三)。《永乐大典》所引《伤寒九十论》与通行之《琳琅秘室丛书》本相对照,字句略有不同,《琳琅秘室丛书》文字有误者前者皆不误,可供校勘,如太阳桂枝证第三十"风伤卫则风邪中于阳气",《永乐大典》"中"作"干",与下文"寒伤营,则寒邪干于阴血"相应。"邪乘虚而居中"《永乐大典》作"邪乘虚而居脉中"。桂枝证第三十一"予询其药中用肉桂耳",《永乐大典》作"予询其药,桂枝乃用肉桂耳"。辨桂枝汤用芍药证第一"非此时也",《永乐大典》作"非特此也";"非芍药不能刮其阴邪",《永乐大典》本"刮"作"利"。桂枝加葛根汤证第十九"予令去而服之",《永乐大典》作"予令依林说而服之",先汗衄血证第八十一"化为衄血,必有是证",《永乐大典》作"热化为血,则必有衄血之证"。叉手冒心证第五十八"持脉时",《永乐大典》作"未持脉时"。衄血证第六十三"此只可用犀角汤、地黄汤",《永乐大典》作"此只可用《小品》犀角地黄汤"。

(二)清本

1.咸丰三年(1853)胡氏刻《琳琅秘室丛书》本

清刻本中最为常见的是《琳琅秘室丛书》本。琳琅秘室是胡珽父子的藏书之所,胡珽字心耘,浙江仁和人,其父胡树声生平喜好藏书,购书不惜重价,所藏多宋元旧本。咸丰三年,胡珽取先父旧藏之书与自己购抄之善本,与友人一起校订刊行,以木活字排印,汇为《琳琅秘室丛书》。全书四集,收书三十种,多为罕见之秘笈,共九十四卷。《丛书》凡例云:"前人谓宋刻书纵有舛误,止可另纸记出,不可妄为改易。今遵其说,作校勘记于后。倘今刻有讹,则于校勘记另题曰校讹。"《琳琅秘室丛书》虽然规模不大,但体例严谨,不仅于总目中注明版本,并各附解题,每书后皆有跋文,并附校勘记或校讹,是一部以校勘精审见长的综合性小型丛书。

　　其中所收《伤寒九十论》一卷据张金吾抄本排印,末附胡珽《伤寒九十论校讹》一卷、《校补》一卷,收入《琳琅秘室丛书》第二集中。《续修四库全书》影印收录天津图书馆藏咸丰三年(1853)木活字本。是书正文半叶九行,行二十一字,黑口,单黑鱼尾,四周单边。内封题"爱日精庐传抄本　伤寒九十论",卷首为"四库未收书　伤寒九十论提要",即摘录张金吾《爱日精庐藏书志》中语。次目录,次正文,卷端题"伤寒九十论/宋白沙许叔微知可述",卷末有"昭文张金吾爱日精庐传抄本/仁和胡树声震之藏书男珽校/吴县贝毓诚、金匮江文炜、元和徐立方仝校/阳湖吴国正刷印"。后附胡珽《伤寒九十论校讹》,冠以咸丰三年胡氏小序,序中简要交待了校刻始末,其云:"是书世无刻本,医家得之奉为枕中秘。余屡欲刊行,又以原抄本多舛误处,未得善本校正。人命攸关,非细事也。今夏,与徐丈稼甫、江君彤甫翻阅他书,纠正数处,而彤甫复不敢自信。知贝君静安素习是道,携往质之。贝君更为曲证旁参,于是殆可以无憾矣。间有疑似,附录于后。"

　　2.光绪九年(1883)会稽董氏云瑞楼木活字印本

　　是书又有光绪九年会稽董氏云瑞楼木活字本,今国家图书馆、上海图书馆等馆有收藏。内封面牌记题"光绪丁亥秋八月会稽董氏云瑞楼重刊"。重刊例言署光绪十四年董金鉴述。实际上是胡氏《琳琅秘室丛书》本书版易手后的再次刷印。北京大学图书馆、华东师范大学图书馆等馆藏有光绪十四年会稽董氏取斯堂木活字本《伤寒九十论》一卷附《校讹》一卷、《校补》一卷,内封面牌记题"光绪戊子春会稽董氏取斯堂重刊",与董氏云瑞楼本版式相同。

（三）附说

张金吾《爱日精庐藏书志》卷二十二著录旧抄本《伤寒九十问》一卷,谓:"宋白沙许叔微知可述。先列病证,后论治法,剖析颇精。是书诸家书目俱未著录,伏读《钦定四库全书总目》云,叔微书属辞简雅,不谐于俗,故明以来不甚传布。是则因传本稀少,故藏书家俱未之见欤? 陈振孙曰,叔微有《伤寒治法》八十一篇,未知即此书否。"

瞿镛《铁琴铜剑楼藏书目录》卷十四著录旧抄本《伤寒治验九十论》一卷,宋许叔微撰,"每证各系以论,凡九十篇。原书名《伤寒论》,郡人刘大生校录,增'治验'字。大生不知何时人。"此本未见。

【版本源流图】

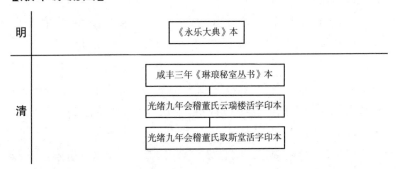

李知先《活人书括》

【成书】

《活人书括》,李知先撰。明熊宗立《医学源流》谓:"李知先字符象,号双锺处士,宋孝宗乾道中人,撰《伤寒百问》次韵成歌,便于记诵,因名曰《活人书括》。"

乾道丙戌(1166)李知先《自序》道其撰述原委曰:"尝观论伤寒,自仲景而下,凡几百家。集其书则卷帙繁挐,味其言则旨意微深。最至当者,惟《活人书》而已。余留心此书,积有年矣,犹恐世医未得其要领,于是撮其机要,错综成文,使人人见之,了然明白,故目之曰《活人书括》。即一证作一歌,或言之未尽,则至于再、至于三。虽言辞鄙野,不能登仲景之门、升百家之道,然理趣渊源,几于简而当者矣。"故知此书之成,当在乾道年间。

【版本】

《文渊阁书目》卷三著录《活人书括》一部一册,这是此书最早的目录著录。是书宋刻本不存,最早的版本是明刻本。现存版本从卷数上来看各不相同。收入《永乐大典》与《医方类聚》的版本可能根据的是此书的单行本。而稍后的版本皆与吴恕的《伤寒指掌图》合刊,主要有题为《伤寒活人指掌提纲》的一卷本、题为《类编伤寒活人书括指掌图论》的十卷本、题为《伤寒图歌活人指掌》

的五卷本、题为《新刊图注指南伤寒活人指掌》的四卷本。

(一)单行本

这里所谓的单行本并非真正意义上的单行本。《活人书括》的单行本今已不存,存世刻本皆与吴恕的《伤寒指掌图》合刻,仅有《医方类聚》引用本是与《伤寒指掌图》分别题名,因而《医方类聚》所依据的《活人书括》称之为单行本则可。从引用的书名来看,《永乐大典》所引用的《活人书括》也应该是单行本。故将此二种图书单独述之如下:

1. 明《永乐大典》本

现存《永乐大典》中收录了李知先《伤寒活人书括》条文共五则,分别在卷三千六百十四与卷三千六百十五"寒"字条下,如下表所示。

表8-1　《永乐大典》收录《伤寒活人书括》简表

卷次	《伤寒活人书括》
卷三千六百十四	论桂枝石膏汤:伤寒三日,外与诸汤不差,脉热仍数,邪气犹在经络,未入藏府者,桂枝石膏汤主之。此方可夏至后代桂枝证用,若加麻黄,可代麻黄青龙汤用(有汗脉缓为桂枝证,无汗脉紧为麻黄、青龙证)。
	论麻黄桂枝汤:服桂枝汤吐者,其后必吐脓血,出《证治论》。服麻黄汤发烦、目瞑,剧者必衄,出《活人书》。头疼、发热、汗出、恶风,宜桂枝汤之类,应解散而用桂枝者。头疼、发热、无汗、恶寒,宜麻黄汤之类,应解散而用麻黄者。二者均为解散,正分轻重,不可不察也。仲景云:无汗不得服桂枝,有汗不得服麻黄。古人有汗者当解肌,无汗者当发汗。(按,卷三千六百十五亦引此段)
	越婢汤本方有术、附二味。
	得小便利则愈,以茯苓利小便也。

卷次	《伤寒活人书括》
卷三千六百十五	论大青龙汤：大青龙证，脉似桂枝反无汗，病似麻黄反烦躁是也（脉弱有汗为桂枝证，脉紧不烦躁为麻黄证）。大青龙汤治病与麻黄汤证相似，但病尤重而又加烦躁者，用大青龙汤也。以其中风并伤寒，故青龙汤添麻黄，又合以桂枝汤，药味在内更加石膏，所以为紧。此治荣卫俱病，若证不审，误用大青龙汤，则发汗多伤人（以其有烦躁一辞，故可用大青龙也）。大抵感外风者为伤风，感寒冷者为伤寒，故风则伤卫，寒则伤荣。桂枝主伤卫，麻黄主伤荣，大青龙主荣卫俱伤也（风伤卫者，病在皮肤之间也。以卫行脉外为阳，主外，皮肤之间，卫气之道路故也，其病浅。寒伤荣者，寒气中于肌肉也，以荣行脉中为阴，主内，肌肉之间，荣气之道路故也，其病深）。所以桂枝与麻黄，所施各异，戒勿误用，以有浅深之别，风寒之殊，大医当宜审谛。大青龙尤宜戒用。仲景云：脉微弱汗出恶风者，不可服青龙，服之则厥逆，筋惕肉瞤（此为逆也，宜服真武汤。仲景特设此药以救之）。
	一名劳水，盖水性本咸，劳之则甘也。

从现存《永乐大典》本引录《伤寒活人书括》的文字来看，尚不能判断它的版本来源，但从书名来看，应是《伤寒活人书括》较早的单行本。

2. 朝鲜《医方类聚》本

15 世纪中叶朝鲜金礼蒙主持编纂完成的大型类书《医方类聚》中收录了《活人书括》，题"伤寒活人书括"或"伤寒活人书"。其所收《活人书括》分别见于卷三十一、卷三十二、卷五十五、卷六十三。今所见《活人书括》皆与吴恕《伤寒指掌图》合刊，相较而言，《医方类聚》本保存了《活人书括》早期刻本的面貌。概而言之，是书大致包括以下五部分内容：

《活人书括》第一部分通论伤寒的主要问题，包括伤寒赋、伤寒诗、诊脉诀、三阴三阳经、阴阳所属、阴阳传变、阴阳受病、寒邪或首尾只在一经、阴阳用药活法、三阴三阳证、伤寒正名十六件、类伤寒证几个类目，无歌诀，见《医方类聚》卷三十一。其中较为重要的是"伤寒赋"一目，分共八韵。此赋简要概括全书内容，各韵下有小注。

第二部分自"三阴三阳歌脉"至"伤寒问答四十六证歌"，皆为歌诀。见《医方类聚》卷三十一、卷三十二，包括四组内容，第一组为三阴三阳脉歌、三阴三阳歌、表里歌。第二组题"一十六证伤寒歌"，即"伤寒赋"中第三韵的内容。第三组为伤寒两感歌至蛔厥歌，即"伤寒赋"中第四韵的内容。第四组题"伤寒问答四十六证歌"，即"伤寒赋"中第一、第二韵的内容。

第三部分为"伤寒表里证论"，见《医方类聚》卷三十二。

第四部分为"伤寒遗事"与"药评"，这一部分见于《医方类聚》卷三十二，包括了对诸承气汤、大柴胡汤、小柴胡汤、大青龙汤、白虎汤、麻黄桂枝汤、桂枝石膏汤、十枣汤、圣散子方共九组方剂的评论，以及炮炙煎煮法、用药遗事。

第五部分为伤寒药方。此一部分见于《医方类聚》卷五十五，自麻黄汤至发汗法共二百三十二方。

以上是《活人书括》早期刻本的主要内容，我们可以据此与后来的合刻本对照，判别哪些内容是原有的，哪些内容是增加的。

（二）合刻本

现存李知先《活人书括》多与吴恕的《伤寒指掌图》合刻。二者合刻之后的版本主要有一卷本、十卷本、五卷本、四卷本等多种。

1.一卷本

明刻本《医要集览》中收录有《伤寒活人指掌提纲》一书，保留了《伤寒活人书括》的早期面貌，值得重视。是书丁丙《善本书室藏书志》著录作"医书六种"，其谓："一曰《脉赋》《王叔和脉诀》《刘三点脉诀》，有嘉熙五年上巳后学刘开述一条。一曰《用药歌诀》，一曰《药性赋》附《珍珠囊》，一曰《伤寒活人指掌提纲》，一曰《诸病论》，一曰《难经》。各书不著撰人名氏，各无序跋。刻法精工，印本佳好，册面覆蓝绫，书签白绢，当为明经厂所造之书。"《四库全书总目续编》著录曰："《医药集览》六册不分卷。不著编辑名氏。分礼乐射御书数六册，第一册《脉赋》附《刘三点脉诀》，第二册《用药歌诀》，第三册《药性赋》附《珍珠囊》，第四册《伤寒赋》，第五册《诸病论》，第六册《难经》。书为软体字，每句有圈，刊印皆工，旧蓝花绫册面，白绫签，签题亦系原刻，装订精整，非寻常坊肆间物。明代诸藩邸多嗜刻书，往往兼及医籍。是书所收多通俗之本，而以《难经》古籍列于末，颇不相类。原书撰人除刘三点之外，皆未著。编次殊为草草，无序跋，不能定为何人所集，然知其非出医学专家。细审版刻装式，与明之藩邸遗籍实为近之。"《中国丛书综录》著录为经厂刻本。事实上，明代早期的刻本，无论是经厂还是藩府所刻，大多为软体写刻，字形与开本皆较大，不易分别。

台北"国家图书馆"藏有《医要集览》本一部，著录为明初刊大字本。是书卷端题"伤寒活人指掌提纲"，正文半叶十行，行二十字，粗黑口，双鱼尾，四周双边。正文包括活人指掌赋、伤寒十劝、伤寒赋共八韵、伤寒诗。

与后来的《医方类聚》《类编伤寒活人书括指掌图论》等刻本相对照，《医要集览》本有以下不同之处：

第一，按照《类编伤寒活人书括指掌图论》对作者的题署，《伤寒活人指掌提纲》应该是吴恕《伤寒活人指掌图》与李知先《伤寒活人书括》的最早的重编合刻本。其中"活人指掌赋"为吴恕所撰、"伤寒十劝"为李子建所撰,"伤寒赋"与"伤寒诗"为李知先所撰。"活人指掌赋"后保留了《司天在泉图》下的论说。

第二,全书皆为大字,无后来刻本中的双行小注。"伤寒赋"部分未注明标题,每一韵的顺序与《医方类聚》本相同而与后来的合刻本皆不同。

第三,"足经脉受病处大略"题目之下即其他版本的"阴阳所属"内容,缺"足经脉受病处大略"的内容。缺"伤寒问答四十六证歌"之名,且其中四十六证歌未像后来的刻本一样编排有序号。

从整体上来看,《医要集览》本《伤寒活人指掌提纲》保留了《伤寒活人书括》早期版本的面貌,在校勘质量上也远高于后来的福建书坊刻本,对校勘整理原书有重要的参考价值。

2. 十卷本系统

明代福建熊宗立(1408—1482)将《活人书括》与《伤寒指掌图》合刊,重编为《类编伤寒活人书括指掌图论》十卷,刊刻行世。熊宗立,字道轩,建阳人,通阴阳医卜之术。《四库存目提要》著录宗立撰《素问运气图括定局立成》一卷,称宗立为刘剡门人。熊宗立尝编校医书十余种,其刻书处曰种德堂。熊氏本《类编伤寒活人书括指掌图论》现存版本不止一种。

(1)明天顺五年(1461)熊氏种德堂刻本

张钧衡《适园藏书志》著录天顺五年鳌峰熊氏种德堂刻本《类编伤寒活人书括指掌图论》十卷,谓"是书以双锺处士《歌括》、蒙斋《指掌图》合刊,建阳熊氏种德堂本。他书未著录。目后有天顺五年辛巳蒲月熊氏种德书堂新刊两行牌子。"据《中国中医古籍总目》,长春中医药大学藏有一部,著录为天顺五年刻本,尚未寓目。

(2)明正德三年(1508)德新书堂刻本

美国国会图书馆藏有正德三年德新书堂刻本《类编伤寒活人

书括指掌图论》十卷。是书卷前有乾道丙戌李知先序、吴恕序、正统元年(1436)熊宗立序,次目录,目录末有牌记"正德丁卯仲冬存德书堂新刊",卷前为《类编伤寒活人书指掌提纲》,题"江浙省医蒙斋吴恕撰"。包括"活人指掌赋""司天在泉图""五运之图""六气之图""伤寒脉法指掌图""伤寒十劝"。卷端题"类编伤寒活人书括指掌图论卷之一/双锺处士李知先元象编次/钱塘吴恕蒙斋图说/鳌峰熊宗立道轩类编"。正文半叶十三行,行二十七字,黑口,双黑鱼尾,四周双边。卷末有牌记题"正德戊辰孟冬德新书堂重刊"。王重民《中国善本书提要》谓:"此存德书堂或德新书堂,当时宗立子姪辈所开设,疑是时宗立已下世,故书堂亦易名也。"①又谓:"此本不似正德间刻版,疑是正德间熊氏后人,据旧版刷印,因当时书坊已改名,遂剜改卷前后牌记也。"②是书或与聿修堂藏本同版,日本学者森立之《经籍访古志》著录聿修堂藏本《类编伤寒活人书括指掌图论》十卷,谓:"首有乾道丙戌李知先序及吴恕《指掌图序》。序后有正统元年熊宗立识语。每卷首题'双锺处士李知先元象歌括,吴恕蒙斋图论,鳌峰熊宗立道轩类编'。此本板样陋劣,文字多讹,系嘉万间重刊。"③其论断与王重民相一致,但在有新证据论定刊刻时间之前,此处仍按馆藏地著录。

熊宗立序自谓其编纂义例:"双锺处士《歌括》、钱塘蒙斋《指掌图》作焉,诚治伤寒之捷径也。愚以二书汇合成一,改次前八韵赋与后节目相贯,以李子建《十劝》列诸篇端,开卷则提纲撮要,晓

①王重民:《中国善本书提要》,上海古籍出版社,1983年,第266页。
②王重民:《中国善本书提要》,上海古籍出版社,1983年,第266页。
③[日]涩江全善、森立之等:《经籍访古志》,上海古籍出版社,2017年,第304页。

其劝戒,其表里二十证论各条增入《歌括》,便其记诵。行是道者苟能熟味其歌,详玩其图,则治病之际瞭然在目,豁然于心。虽未能升仲景之堂奥,而仲景活人三百九十七法,不外是矣。所阙者,妇人胎产伤寒与小儿伤寒证治也。诸家经验良方续作末卷,以便观览。"对照《医方类聚》本,可以大概勾勒出熊宗立编刻本对《活人书括》的加工整理。

熊宗立纂辑本虽有数种版本,但内容上差别不大,以下简称熊氏本。在这里暂以美国国会图书馆藏明德新书堂刻本《类编伤寒活人书括指掌图论》作为熊氏本的代表,与视之为单行本的《医方类聚》本进行比较。二者相对照,熊氏本除将李知先《伤寒活人书括》与吴恕《伤寒指掌图》二书合刻外又增添了一些内容,其中新增歌括与条目在目录部分皆以小字"新增"标明。卷十为续添的内容,题"类编伤寒活人指掌续方卷之十/鳌峰熊宗立道轩续编",包括《伤寒补遗经验良方》《江南溪毒》《沙证》《妊娠妇人伤寒方论》《妇人产后伤寒方》《小儿伤寒方》。以下参照《医方类聚》本五部分的内容,将熊宗立改编本的改动胪列如下:

第一部分即熊氏本卷一的内容,其中《伤寒赋》一至四韵的顺序与《医方类聚》本、《医要集览》本不同,第一韵下有注谓"元第三韵"、第二问注"元第四韵"、第三问注"元第一韵"、第四问注"元第二韵",所谓元第某韵与《医方类聚》本、《医要集览》本顺序相同。《医方类聚》本第四韵"四肢逆冷谓之厥,指头微寒谓之情。舌滑曰苔,声重曰郑。有表寒,有里寒,有阴盛,有阳盛"一句熊氏本作"唇上生疮,狐惑便成湿䘌,饥不能食,蛔厥即吐长虫"。这与卷前《伤寒赋》正文的次序相一致。

第二部分包括熊氏本卷二至卷四,其内容与《医方类聚》本相同,唯熊氏本在部分诗歌下附以图说。如温病图、中暍图、热病图、痓病图、疫疠图、两感图、类伤寒四证图等等。

第三部分包括熊氏本卷五，熊氏本与《医方类聚》本顺序不同，后者腹痛四证、动悸九证、舌上白苔、奔豚四证位于最前。熊氏本这一部分增加了阴证似阳、阴盛隔阳、阳证似阴、胁痛、气痛五证，并将这一部分内容加以歌括。

第四部分包括熊氏本卷六、卷七，卷六首页题"鳌峰熊宗立道轩增歌括"。熊氏本将《伤寒指掌图》的"酌准料例"与"增补药品"补入，并新增"炼蜜法"一节。

第五部分包括熊氏本卷八、卷九。《医方类聚》本自麻黄汤至发汗法共二百三十二方。熊氏本则以桂枝汤为第一，至结胸灸法共二百四十方，后附发汗法。由于药方部分熊氏本经过了重新编排，正文中以小字标注的方剂序号与《医方类聚》皆已不同。卷八《药方加减例》第四方桂枝石膏汤后有黑底白字"双锺桂枝石膏汤"一条，未标序号，下有小注云"后凡白字方名并《活人书括》内方"，保留了李知先《活人书括》之旧貌。

德新书堂刻本《类编伤寒活人书括指掌图论》很明显不是一个刊印精良的翻刻本。几乎每卷都有墨丁，这应该是所依据的原版本字迹不清之故。比如卷一《足经脉络受病处大略》"■属少阴膀胱属太阳"、卷三《筋惕肉瞤》"身瞤动■■欲僻地"，《下利十八》"下利而■语者燥屎也"、卷四《烦躁二十三》"手足厥自利烦躁■乃少阴证"、卷七《十枣汤》"十枣汤■之■有水证条云身凉表证罢咳■胁下痛者"等等。这些缺字作墨丁处皆多数据医理或文义可推知，其校刻质量于此可见一斑。

（3）明嘉靖四十三年（1564）日新书堂刻本

上海图书馆藏有嘉靖日新书堂刻本《类编伤寒活人书括指掌图论》十卷。是书卷前有乾道丙戌李知先序、吴恕序，次目录，卷前为《类编伤寒活人指掌提纲》,题"江浙省医蒙斋吴恕撰",包括"活人指掌赋"、"司天在泉图"、"五运之图"、"六气之图"、"伤寒脉法指掌图"、"伤寒十劝"。卷端题"类编伤寒活人书括指掌图论卷之一/双锺处士李知先元象编次"。正文半叶十三行,行二十三字,黑口,双黑鱼尾,四周双边。卷二首页有"伤寒证类活人书括指掌图论卷之二/双锺处士李知先元象歌括/钱塘吴恕蒙斋图说/崇义坊刘氏闽山重刊",卷五首页作"崇义刘氏闽山堂重刊",卷十题"仁斋门人鳌峰熊宗立道轩续编"。卷末有牌记题"嘉靖甲子孟夏日新书堂重刊"。

日新书堂刻本补足了德新书堂刻本中的数处墨丁,但又出现了新的墨丁,比如卷一末"■编活人书括指掌图论卷一",卷二《五风湿》《广济方》术附汤主■",卷四《发热三十四》"小柴胡汤四十■"等等,这些缺字之处根据上下文义皆可推知。从总体上来看,日新书堂刻本并非一个校勘精良的版本。

(4)明嘉靖詹氏进贤堂刻本

上海图书馆藏有明詹氏进贤堂刻本《类编伤寒活人书括指掌图论》一部。是书卷前缺序文,首为《类编伤寒活人书指掌提纲》,包括"活人指掌赋""司天在泉图""五运之图""六气之图""伤寒脉法指掌图""伤寒十劝"。其中"活人指掌赋"下题"江浙省医蒙斋吴恕撰"。次目录,卷端题"新编伤寒活人书括指掌图论卷之一/双锺处士李知先元象编次"。正文半叶十二行,行二十三字,白口,双黑鱼尾,四周双边。卷二首页有"伤寒证类活人书括指掌图论卷之二/双锺处士李知先元象歌括/钱塘吴恕蒙斋图说/崇义詹氏进贤堂重刊"。卷十题"仁斋门人鳌峰熊宗立道轩续编"。詹氏进贤堂为明嘉靖间福建建阳名肆,这一刻本在时间上大约可系于此时。

与德新书堂刻本相对照,詹氏进贤堂刻本在形式上有一些改动,主要有以下几个方面:

首先,二者每卷卷首的题名有所不同,见表8-2。

表8-2　德新书堂刻本与进贤堂刻本卷目对照表

卷次	明德新书堂刻本卷目	明进贤堂刻本卷目
卷一	新编活人书括大全图论卷之一	新编活人书括大全图论卷之一
卷二	伤寒证类活人书括指掌大全卷之二	伤寒证类活人书括指掌大全卷之二
卷三	活人书括指掌图论卷之三	活人书括指掌图论卷之三
卷四	活人书括指掌图论卷四	活人书括指掌图论卷四
卷五	活人书括指掌图论卷五	活人书括指掌图论卷之五
卷六	活人书括指掌图卷六	活人书括指掌图卷之六
卷七	类编活人指掌大全卷七	类编活人指掌大全卷七
卷八	类编活人书括指掌图卷方卷八	类编活人书括指掌图卷方卷八
卷九	活人心书括指掌方卷之九	类编伤寒活人书括指掌方卷之九
卷十	新刊类续方编伤寒活人书括卷十	类编伤寒活人指掌图续卷之十

从表中可以看出,进贤堂刻本在卷目上较德新书堂本稍稍规整,但仍然参差不齐。

第二,在形式上,二者也有一些不同。比如卷一《三阴三阳证》中,"太阳""阳明""少阳"等字德新书堂本皆有墨盖,进贤堂本则为括号。卷二中的数字亦是如此。在一些《伤寒图》上,进贤堂本刻有行格,而德新书堂本则无。卷二《类伤寒四证》,进贤堂本按内容分行刊刻,德新书堂本则接续上文不分段。在文字形式上,进贤堂本多为正字,而德新书堂本则多俗体字、简体字,如

"體"作"骵"、"實"作"实"、"爾"作"尔"、"與"作"与"、"無"作"无"等等。从整体上来看，詹氏进贤堂刻本要比德新书堂刻本版本更为整洁，文字在形式上也更有条理，虽然也间有误字漏字，但总体刊刻质量较德新书堂本要好。

3. 五卷本系统

李知先的《活人书括》又有与吴恕《伤寒活人指掌图》合刻的另一个版本系统，题《伤寒图歌活人指掌》，五卷。根据《中国古籍总目》《中国中医古籍总目》等书的记载，是书主要有明万历二十八年（1600）刘龙田乔山堂刻本、明末致和堂刻本等。

（1）万历二十八年（1600）刘龙田乔山堂刻本

中国国家图书馆、台北"国家图书馆"藏有万历二十八年刘龙田乔山堂刻本藏有《新刻图注伤寒活人指掌》五卷，二书同版。内封题"图注伤寒类编活人指掌　乔山堂刘龙田鼎镌"。卷前有万历庚子岁孟秋吉旦《伤寒活人指掌引》，略云："天地一阴阳，阴阳和而百昌遂，一失其即变为戾气，灾厉作矣。人生而抱阴负阳，其气之逆顺亦犹是，故圣人惧斯人缘以夭札，品药制方，一本运气，何者？不为调理阴阳设也。如《活人》一书析其目曰风寒，曰暑湿，撮其名只曰伤寒，何也？盖寒之气微，而其入人也徐，徐则令受者不觉，而于至伤，伤则阴病，阴病则虚而易感，故雨旸风露投之即入而百病起。虽有卢扁望之，且反走也。此善保身者先御寒，而善治医者亦先理寒。寒理而气平，又何病之？足虞此立书者举重以示要意。至审脉察理，按方授药，则有图注，若指掌者在，循是而调阴阳，佐天地，寿斯人于春台和气中也，厥功茂哉。且斯刻也，敢增前轮其旧文，特订讹纠谬，今学者便于考证云尔。"卷首题"新刻图注伤寒活人指掌卷之首　浙江省医蒙斋吴恕撰"，卷首为《活人指掌赋》，次为五运六气图，包括《司天在泉图》《五运之图》《六气之图》,次《伤寒脉法指掌图》,次《伤寒十劝》。卷一首页题"新编图注伤寒活人指掌卷之一　双锺处士李知先编次"。正文半叶十一行,行二十五字,白口,双鱼尾,四周双边。卷末有牌记两行,曰"万历庚子孟冬良旦/闽乔山堂刘龙田梓"。

与熊氏本相对照,乔山堂刻本在形式上是将熊氏本的十卷两两合并为五卷,但在内容上并无改变。从校刻质量上来看,乔山堂刻本显然要优于新书堂所刊的熊氏本。

（2）明末致和堂刻本

中国科学院国家科学图书馆、中国中医科学院图书馆、山东省图书馆等多家图书馆皆收藏有致和堂刻本《伤寒图歌活人指掌》五卷,今影印收入《四库未收书辑刊》第四辑。

是书内封面镌"吴蒙斋先生著/伤寒活人指掌/致和堂梓",后镌印文"乙丑进士""大乘居士""王轩之印"。王轩,字临卿,嘉靖四十四年（1565）进士。卷前有清苑大乘居士书《校刻伤寒活人指掌引》,次目录,次正文,卷端题"校刻伤寒图歌活人指掌卷之一/宋医蒙斋吴恕撰"。是书正文半叶十行,行二十二字,白口,单黑鱼尾,四周双边。

卷前序谓:"今之业医者之于方书,非能博览强记也,亦非能详绎细解也,故其医伤寒也,率不离《活人指掌》,非以其有赋有诗便于童年课读耶?且备载二百三十九方法便于检用耶?中间意见之缪,为陶氏所指义者故不必赘,若诸证项下,即有说,复有图,似同不同,似异不异,此详彼略,此有彼缺,重复舛错,兼之传写差讹,若故为多方以误人,而荧惑其耳目者,然呼可怪也。今之医者,不知如何讲究,无亦粗涉其略而未细究其旨耶?以故临病施治,中率者少而失鹄者多,有由然矣。余甚悯焉,用是芟其重繁,正其谬讹,重梓以传,所冀善医者取仲景、陶氏之书参互考订,熟复玩绎,因证识病,因病处方,庶几百发百中,跻斯民于寿。"

与刘龙田乔山堂刻本相对照,这些芟繁正谬主要有以下几个方面:

第一,删减注释。乔山堂刻本正文中间有双行小注对正文内容加以注释,致和堂本对小注进行了删减,仅保留了一小部分注释。比如《伤寒赋》中,"固知两感病曰双传""类伤寒有四证""饥不能食因蛔厥即吐虫定""服麻黄汤烦燥必衄血"等大部分文字下乔山堂本皆有双行小注,致和堂本则删去。后文如《三阴三阳证》《阴阳受病》等处,小题与正文下的大部分注文,致和堂本也一并删去。

第二,删减指掌图。乔山堂刻本每则歌括后有"指掌图",致和堂刻本将大部分"指掌图"删去,完全保留的图仅有"三阳合病图""三阳明合病图""不可汗图""不可下图"。

第三,在歌括的题目上,致和堂刻本做了一些调整,为乔山堂刻本中作为附说的歌括增加了单独的题目。比如卷二《伤寒问答四十六证歌》乔山堂刻本"咳逆二　二首",致和堂刻本则将"哕"单独列出。"身体痛五　三首"致和堂刻本则将小题分别列出,作"身体痛五　中湿痛　阴毒痛附"。"喘十四　二首",致和堂刻本作"喘十四　水气附"。"结胸二十二　二首",致和堂刻本作"结胸二十二　附短气"。

第四,调整结构,使全书更有条理性与一致性。致和堂刻本将"指掌图"中的论说部分单独列出,置于每则歌括后,以低一格大字注文的形式刊刻,注明"论曰",这样一来,全书就被统一为歌括加论说的形式。同样的情况也见于卷三的《伤寒表里证二十论》部分,乔山堂刻本为论说在前,歌括在后。致和堂刻本则改为歌括在前,论说在后,与全书的编排相一致。小题也改作"伤寒表里二十证有歌"。

此外,二者在卷次上也有不同。乔山堂刻本卷一之前还有首一卷,包括《活人指掌赋》《司天在泉图》《五运之图》《六气之图》《伤寒脉法指掌图》《伤寒十劝》。而致和堂刻本则将乔山堂本卷首的内容合并入卷一,并且《伤寒赋》紧接《伤寒十劝》刊刻。究其原因,乔山堂刻本忠于原书,故将李知先的《伤寒活人书括》与吴恕的《伤寒活人指掌图》区别为二。而致和堂本以临病施治为务,因此忽略了二者的不同,统一作"宋医蒙斋吴恕撰"。

总体来看,致和堂本对原书的改动较大,但由于体例有章可循,仍可考见李知先《活人书括》的原貌,可作为校正异文的参考。

4.四卷本系统

上海图书馆所藏明万历三十三年(1605)福建书林熊成冶刻本《新刊图注指南伤寒活人指掌》是李知先《活人书括》与吴恕《伤寒活人指掌图》合刻的又一种版本。是书共四卷,上图存两卷。

是书卷前有吴文炳万历三十三年《序》,其云:"夫元浙蒙斋吴先生《活人指掌》一书出,则诸说废而仲景之宏奥明矣。历行三百余年,海内医者宗之……我明闽道扬先生得仲景石函遗著,遂洞彻精明,有古人不传之妙,脉证了然,使学者观之,宛然得之于心,应之于手,活泼泼地,其有功于张氏不小矣。予家世业医,常捧二先生之书而读,心有所得,乃录其玄奥,以附斯集,可以媲美蒙斋,为伤寒之金璧,起沉疴于反掌耳。噫,博施济众,尧舜其犹病诸,若是书有得而全之矣。因付之梓人,以公之海内云。"吴文炳,字绍轩,号光甫、沛泉,旴江人,精针灸,撰有《神医秘诀遵经奥旨针灸大成》。

内封面上栏镌"太医院发刊",中间自右至左题"新镌指南/种德堂熊冲宇梓/活人指掌"。卷前为旴江后学吴文炳万历乙巳

(1605)《序》,次目录,次正文。卷端题"新刊图注指南伤寒活人指掌卷之一/元浙蒙斋吴恕辑著/双锺处士李知先编次/明旴后学吴文炳增补/闽书林冲宇熊成冶梓行"。正文半叶十一行,行二十八字,单鱼尾,白口,四周双边。

是书分卷与诸书皆不同。卷一前半部分为陶华伤寒著述的摘编,即《序》中所谓"心有所得,录其玄奥,以附斯集"。今录其目如下:伤寒启蒙论、论浮脉形状指法主病、论中脉形状指法主病、论沉脉形状指法主病、伤寒秘要脉症指法、伤寒症脉论、人迎气口辨、死生脉候辨、伤寒标本论、论男子妇人不同治法、论伤寒看症法则、论伤寒用药法则。后半部分为李知先《活人书括》的内容。与美国国会图书馆德新书堂刻本《类编伤寒活人书括指掌图论》相对照,相当于其卷一、卷二的内容。其中每一部分顺序皆相同,唯《表里歌一首》后增加了一些内容。主要有《运气总论》《五运应节诗》《五运应支干所化诗》《司天在泉诗》《水火分治论》《标本分治论》。这些补入的内容来自《普济方》卷一百二十三《伤寒门》。从文字形式上来看,在《一十六症伤寒歌》中,德新书堂本诗题下的小注被移至诗题之后。此书的卷二是《伤寒问答四十六证歌》,这相当于德新书堂本卷三、卷四的内容。

(三)附说

日本学者森立之《经籍访古志》卷七著录《类证伤寒活人书括》四卷,谓:"明宣德癸丑(1433)刻本,第三卷末缺,第四卷仅存一页,聿修堂藏。宋双锺处士李知先元象编次。此本目录有宣德癸丑刘氏博济药室刊识语。据而考之,此分为四卷者,亦非李氏之旧面也。"《图书寮汉籍善本书目》卷三著录《类证伤寒活人书括》四卷二册,明刻本。目录后有宣德癸丑书林刘氏博济药堂刊行一行，阙卷三第二十三叶以下及卷四两册。首有"梁辅山房"
"鹿有恒""多纪氏藏书印""跻寿殿书籍记""医学图书""大学东校
典籍局之印"诸印记。今藏日本宫内厅图书寮，未及寓目。

【版本源流图】

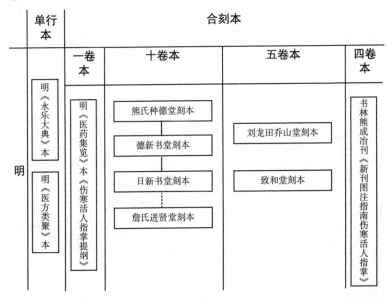

钱闻礼《伤寒百问歌》

【成书】

《宋史·艺文志》著录钱闻礼《钱氏伤寒百问方》一卷。《文渊阁书目》著录作《伤寒百问歌》。《伤寒百问歌》，钱闻礼撰。"钱闻礼，不知何郡人。宋绍兴中为建宁府通判，好医方，尤精于伤寒"（徐春甫《古今医统大全》卷一）。（至元）《嘉禾志》卷十五绍兴三十年（1160）梁克家榜有钱闻礼，（雍正）《浙江通志》卷一百二十五、《宋诗纪事》卷五十六作嘉兴人。（嘉靖）《嘉兴府图记》卷十七小注谓"闻诗弟"。《伤寒百问歌》成书时间已不可考。

【版本】

（一）元刻本

清代以来，有多部目录皆著录有元刻本《类证增注伤寒百问歌》四卷，主要有孙星衍《平津馆鉴藏书籍记》、张金吾《爱日精庐藏书志》、丁丙《善本书室藏书志》。

上海图书馆藏元刻本《类证增注伤寒百问歌》四卷。卷前有至大己酉（1309）腊月武清詹清子子敬序，惜残烂不完。次目录，卷端题"类证增注伤寒百问歌卷之一"。正文半叶一十行，行二十一字，粗黑口，双顺鱼尾。其中卷一为《伤寒解惑论》，《论》前有乾道癸巳（1173）汤尹才序，《论》后有淳熙壬寅（1182）韩玉跋。《论》

中"直诣""旨令""我宋"等字样皆换行另起，犹存宋刻之旧面。卷二以下为钱闻礼《伤寒百问歌》，题"建宁府通守钱闻礼撰"。

詹子敬序略云："汤氏、钱公又作《解惑论》《百问歌》，汇析条分，使用药者，如执兵捕寇，明指其巢穴扫清之，数君子之用心仁矣。盖朱公(之)[乃]长沙太守之忠臣，钱倅又朱朝奉之忠臣也。(紧)[今]人之生，六气不齐而七情汨之，苟失其养，则灾生焉。世之医者，以数君子之心为心，善用其书，使含灵不至夭枉，同跻寿域，其仁岂不博哉。市肆刊书，节略舛讹，药方又关系最重者。曹君仲立目击斯弊，取而精刻之，惟恐是书误人之披阅也。迹其存心，又数君子之忠臣矣，可不谓贤乎。"

据詹序言可知，是书或为曹仲立取汤尹才《伤寒解惑论》与钱闻礼《伤寒百问歌》两书合刻。

百问部分实际仅有九十三首歌诀，每首七言，字数不等，悉据《活人书》改编而成，每问括为一歌，无多发明，故元詹子敬序谓钱氏乃"朱朝奉之忠臣"。每首歌诀间有小注标名出处，皆以墨盖标明所引文献，引作"前集"者即朱肱《活人书》，引作"庞安常"者为《伤寒总病论》。又有引作"伤寒要旨""伤寒旨要""旨要"者似为李柽《伤寒要旨》，与之相对照，文字略有不同。

(二) 明刻本

1.《医方类聚》本

15世纪朝鲜金礼蒙纂辑《医方类聚》，《伤寒百问歌》一书被《医方类聚》收入卷三十二、卷三十三、卷二百十五、卷二百六十二、卷二百六十三中(见表9-1)。也是《伤寒解惑论》《伤寒百问歌》的合刻本。

表 9－1　《医方类聚》引录《伤寒百问歌》内容简表

《医方类聚》	《伤寒百问歌》
卷三十二	太阳第一至病合和解忌大汗第二十二
卷三十三	病有宜和不宜下第二十三至百合病第九十
卷二百十五	妇人伤寒第九十一
卷二百六十二	小儿伤寒第九十二
卷二百六十三	小儿疮疹第九十三

与元至大己酉(1309)刻本相对照,《医方类聚》本的舛误较多,比如《太阳第一》"知不在里,仍在表也","仍"误作"下"。"头痛干呕心痞隘","心痞隘"作"硬痞在"。"郁郁时烦者未解也,大柴胡汤主之","微"误作"时"。《阳明第二》"无汗脉浮人喘者麻黄汤","而"误作"人"。"若不转气但初头硬后必溏,不可攻之","攻"误作"恐"。《少阳第三》"腹疼无时胸膈闭","意"误作"时"。《里病第八》"此为胃实阳盛","为"误作"胃"。《无表里证第十》"既无汗证与下证","下"误作"表"。"天雄正阳唯所择","阳"误作"元"。《手足厥冷第十七》"白通加猪胆汤皆可选用也","加"误作"汤"。《伤寒第二十八》"荣气不足,血少故也","气"误作"卫"等等。

与现存元刻本相对照,《医方类聚》本也有一些异文属于两可的情况,比如《阳明第二》"此为风也,宜下之,大承气汤","宜"作"须"。《表证第七》"故仲景有发表者有和解之者","表"作"汗"。《表里两证第九》"饮即吐时五苓散","时"作"之"。"七日不圊下分晓","圊"作"涸"。《阴阳虚盛第二十一》"热自胃来薄荣卫","热自胃来"作"盖自寒邪"。《病有宜和不宜下第二十二》"病有宜和须审慎","慎"作"订"。《风温》"病者惑乱若痫疾","惑"作

"目"。《渴》"阳明证，汗多而渴者，不可与猪苓汤"，"猪苓汤"作"五苓散"等等。这也表明，《医方类聚》本所依据的版本与现存元刻本并不相同。

2. 万历四十年（1612）刘龙田乔山堂刻本

日本国立公文书馆内阁文库藏有明万历四十年刘龙田乔山堂刻本《新镌类证增注伤寒百问歌》一部，今影印收入郑金生主编《海外中医珍善本古籍丛刊》。是书目录页题"新镌类证增注伤寒百问目录/清邑后学杏泉雷顺春集录"，目录之末有清邑后学雷杏泉识语一则，谓："本书百问有治方无治药，条次有序，似不必目录。愚阅理之有方无药，须有目录，则有纲领，一开卷便知某问某症有某方，加意详悉，无有不明其奥者，惜其遗缺九问证治，特增集目录，以似同志者耳。"其中卷一为《伤寒解惑论》，卷端题"新镌类证增注伤寒百问歌卷之一"。首列乾道癸巳（1173）龙溪隐士汤尹才序，卷末有淳熙壬寅（1182）韩玉所书刻版之由。正文半叶九行，行十九字，注文小字双行同。卷二至卷四为《伤寒百问歌》，卷二题"新镌类证增注伤寒百问歌卷之二/宋钱闻礼　明雷顺春校/闽刘龙田梓"。卷末有牌记曰"万历壬子乔山堂刘龙田梓行"。

此书保留了宋刻本的格式，遇"阙""旨""我宋"皆换行提格。元刻本中用墨盖标示者，此刻本皆代之以括号。元刻本每问前似有序号标明次序，此本在每问题名之前增加了"第几问"。此明刻本较为明显的特征是有一大段文字缺漏。第六问《厥阴》，元刻本"囊缩毒气已入藏，尺寸之脉俱沈短。荣卫不通两耳聋，承气下之命或返。"此本作"囊缩毒气已入藏，尺寸之脉沉而滑。此为内热属阳明，速宜下之从古说"。以下接续元刻本第八问的内容，缺第六问、第八问的一部分内容与第七问的全部，推其缘由，似所据之本脱页而此本径抄所致。

　　与元刻本相对照，二者在文字上也存在一些差异。这些差异一部分是可以两通的异文，比如元刻本第五问《少阴》"灸并四逆散其阴"，此本"散"字改作"退"。第二十四问《两感伤寒》元刻本"双传用药若不效"，此本作"双传用药不作效"。第三十七问《湿温》，元刻本"以此疗之效必见"，此本作"以此病治效必见"。第六十六问《痃气》，元刻本"十枣投之方可效"，此本"可"字作"作"字。第六十九《呕吐》，元刻本"一缘伤寒病不解"，此本"一"字作"盖"。但更多的异文是此明刻本的误字。比如第十二问《阴毒》元刻本"身体眼睛头腹疼"，"腹"字此本误作"痛"；元刻本"艾炷不妨二三百"，"二三"此本误乙作"三二"；元刻本"天雄正阳唯所择"，"阳"字此本误作"元"。第十七问《手足厥冷》元刻本"看取晬时满身汗"，"看"此本误作"有"；元刻本"肤冷而躁无时歇"，"躁"字此本误作"燥"。第十八问《吐长虫》元刻本"再汗胃冷乃脏寒"，"乃"字此本误作"及"。第二十六问《伤寒》，元刻本"建中加耆多服之"，"耆"字此本误作"者"。第三十五问《中湿》，元刻本"中气癃闭及坚满"，"气"字此本误作"风"。四十一问《食积》，元刻本"于此三药皆可行"，此本"可"字误作"一"。第六十问《头眩身摇筋惕肉瞤》，元刻本"如有热证附宜杀"，此本"杀"误作"制"。第七十七问中元刻本"呃逆"，此本皆误作"咳逆"。第八十四问《烦躁》，元刻本"欲水少与和则愈"，此本"欲"误作"嗽"。由此可见，与元刻本相比，这一版本并非较好的刻本。正如日本学者森立之所言，"盖坊刻也"。这一刻本国内尚有抄本传世，与原书行款皆相同。

（三）民国印本

　　民国元年（1912），武昌医馆据元刻本重刊《伤寒百问歌》。是书内封面镌"民国元年十二月武昌医馆重刊"。正文半叶一十行，

行二十一字,黑口,单鱼尾,左右双边。这一版本虽云据元刻本重刊,但在一些细节上与元刻本仍然存在差异,主要有以下两点:

第一,重刻本中有部分墨丁,当是原本文字辨识不清所致,比如《一太阳》"心下急■■时烦者",《二阳明》"手足■■汗出",《十七手足厥冷》"热厥须脉沉■而滑",《三十中暑》"面若■涂与尘污",《三十一温病》"脉浮而紧拍■■",《四十三脚气》"其脉浮而■者起于风"等等。

第二,重刻本中的误字数量不少,比如《一太阳》"伤寒过经十日外"误作"伤寒过十日以外","已下已汗已尝吐"误作"已下已汗亦已吐"。《二阳明》"潮热而喘仍短气","仍"字误作"乃"。"腹满加喘而不尿","尿"字误作"屎"。《五少阴》"腹疼通逆加芍药","通"字误作"四"。《十无表里证》"既无汗证与表证","表"字误作"下",《三十七湿温》"汗则聋哑去生远",汗则聋哑反生患。《四十七寒热往来》"此为未解柴桂姜","姜"字误作"葛"。《五十八头痛》"痛甚连须葱白沉","沉"字误作"治"。《六十二渴》"多与停饮满喘亡","停"字误作"之"。《七十一咽喉痛》"通逆去芍加桔梗","通"字误作"归"。《七十八发黄》"虎证与黄本无间","间"字误作"关"等等。

由此可见,武昌医馆重刻本作为一个重刻本,不仅没有校正原本的舛误,还出现了许多新的错字,整体校勘质量不高。

(四)附说

日本学者森立之《经籍访古志》卷七著录明初刻本《类证增注伤寒百问歌》四卷,聿修堂藏。曰:"首有至大己酉詹清子子敬序,七行,行十四字。及目录。第一卷载汤尹才《解惑论》,第二已下每卷首署'建宁府通守钱闻礼撰'。每半板十一行,行二十一字,注双行。无刊行岁月,今审初明人从至大刻本重雕者。"《图书寮汉籍善本书目》卷三著录此书,谓"《类证增注伤寒百问歌》四卷四册,宋钱闻礼撰,明初刻本。前有至大己酉詹清子序,每册首有'多纪氏图书记''跻寿殿书籍记''医学图书'诸印记"。是书未见。

程迥《医经正本书》

【成书】

　　《直斋书录解题》卷十三著录程迥《医经正本书》一卷。程迥字可久，号沙随先生，应天宁陵人，避乱徙居余姚。隆兴元年（1163）进士，历知泰兴、德兴、进贤、上饶诸县。受经学于昆山王葆、嘉禾闻人茂德、严陵喻樗。与前辈名公交游，多所见闻。著有《古易考》《古易章句》《古占法》等，事见《宋史·儒林传》。《医经正本书》正文共十四篇，其中有论列唐宋医政者，有折算药剂分两者，涉及伤寒的内容较多，有《辩伤寒温病热病并无传染之理第三》《辩五运六气感伤名曰时气亦无传染第四》《辩四时不正之气谓之天行即非传染第五》《论医书第六》《辩弦脉属阴第八》《辩伤寒两感不治第九》《辩话人书以汤为煮散第十》《辩发汗宜对证不论早晚第十一》《辩方士著书乃采俚俗不合医经者第十二》《记仲景事实第十三》《与内弟襄陵许进之论医书第十四》共十一篇。是书明刻本卷前有淳熙丙申（1176）程迥自序，其成书当在此年。

　　程迥自序备述撰著缘起，略云："古今方士言医道者多矣，宜折衷于《素问》《难经》《甲乙》、张仲景、王叔和等书。如言治道者有五经，《语》《孟》皆可据依，不当别有异论。盖有采之道听途说而不本乎此，是谓无稽之言。人命至重，奈何弗敬？至有举世谬误，伤风败俗，殒绝人命，而医家俯首和附，莫敢指其非者，如至亲危病,妄言传染,遂相弃绝,古之人无有也,医经不道也。嫂溺不援,比诸豺狼。顾君子之为政化,亦置此事于度外,使下民日益聋瞽,冤魂塞于冥漠,余窃悼之,此《医经正本书》所由作也。医经者,黄帝、岐伯之问答,方书之本也。本正则邪说异论不能摇也。是书也,脱或达于君子之前,察其稽考之久,见于试用之勤,开喻氓俗,务广传布,庶为风教之助云。"

【版本】

(一)明刻本

国家图书馆藏有明初刻本《医经正本书》一卷,今影印收入《续修四库全书》。

卷端题"文林郎知隆兴府进贤县主管劝农营田公事沙随程迥撰",书前有淳熙丙申(1176)程迥自序,次正文。正文半叶十二行,行二十二字,注文小字单行同,白口,双黑鱼尾,左右双边。书后附《知洪州龙学范致虚谦叔榜文》,末有陈言跋文。

(二)清刻本

1.光绪四年(1878)钱培名刻《小万卷楼丛书》本

《小万卷楼丛书》收录《医经正本书》一卷附《札记》。《小万卷楼丛书》为钱培名所辑。钱培名字宾之,江苏金山人。族父钱熙祚辑刻《守山阁丛书》及《指海》,谓古今书宜刊者尚多,然以家事繁且多病,未能如愿。族父没,钱培名续成此丛书。是书所收"不拘门户、不限时代,要以有关于学问文章风俗教化者为断,凡古书残阙者或采逸文,或系札记,随校随刊"(《小万卷楼丛书总叙》)。后遭太平天国乱,不得安其居,遂寝。光绪四年重新刊刻。

是书正文半叶十二行,行二十二字,注文小字双行同,白口,左右双边,双黑鱼尾。卷端题"医经正本书 小万卷楼丛书 宋程迥撰",卷前有淳熙丙申(1176)自序,次正文议论十四篇。书后附《知洪州龙学范致虚谦叔榜文》,次陈言跋文。卷末有咸丰三年(1853)钱培名跋,附《札记》一篇。钱跋谓:"原抄本辗转传写,舛错杂出,略依所引原书校正。疑不能明者仍之,别为《札记》附于后。"钱氏所作札记引《素问》《灵枢》《甲乙经》《千金方》《唐六典》《活人书》等书相校,并分析致误原因,颇多可采,比如《有唐医政第一》"凡药八百五十种"云云,钱氏谓:"'州土'二字原错入。《新修本草》下衍出字,并依《唐六典》删补。又《唐六典》一百十五作一百十四,一百八十一作一百八十二,一百九十三作一百九十四,并之得八百五十一,与总数不合,姑仍本书。又按《神农本经》及《名医别录》皆三百六十五种,唐李勣等修陶隐居所注《神农本草经》颇有增益。显庆中,长孙无忌等与苏恭修定,增药一百一十四种,世谓之《唐新本草》,《六典》与此书所引俱不同。"《论医书第六》"近代太医令王叔和撰次仲景余论甚精"下云:"'遗'原作'余',今《甲乙经》作'选',盖'遗'与'余'声近,'遗'与'选'形近,因以致误。"

　　与国图藏明初刻本相对勘,《小万卷楼丛书》本文字略有差异。钱本多径改原文不加注明,有疑问者方别为《札记》。如《辩伤寒温病热病并无传染之理第三》"(《素问热论》)又曰:'凡病伤寒而成温病者'",钱本据《素问》删"病"字。《论医书第六》"其论邈远,称多而切事少",钱本"称"后增"述"字。《辩本草千金方权量度第七》"计一千重六斤四两",钱本"一千"后增"钱"字。《辩发汗宜对证不论早晚第十一》"大理少卿林英女病伤寒",钱本"大理"后增"寺"字等等。

　　从整体来看,虽然目前已有更为早期的明初刊,但《小万卷楼丛书》本所做的校勘与札记仍对校订文字有着重要意义。

2. 光绪间陆心源刻《十万卷楼丛书》本

陆心源《皕宋楼藏书志》卷四十六著录《医经正本书》一卷,谓影抄宋刻本,汪喜孙旧藏。陆心源据此抄本刻印,收入《十万卷楼丛书》中。

是书正文半叶十行,行二十字,注文小字双行同,黑口,四周双边。卷端题"文林郎知隆兴府进贤县主管劝农营田公事沙随程迥撰"。卷前有淳熙丙申(1176)自序,次正文议论十四篇。书后附《知洪州龙学范致虚谦叔榜文》,次陈言跋文。

《十万卷楼丛书》本与国图藏明初刻本相校,文字出入较小。与《小万卷楼丛书》相校,二者文字亦有不同,如《论医书第六》"其论迂远,称多而切事少",陆本"称"后增"引"字,钱本"称"后增"述"字。《记仲景事实第十三》"今之人至亲病而辄弃去者",明本、钱本同,陆本"新"后有"疾"字。二者所据当是不同抄本。

(三)附说

是书有旧抄本数种,陆心源《皕宋楼藏书志》著录《医经正本书》一卷,影抄宋刻本,谓汪喜孙旧藏。汪喜孙(1786—1847),字孟慈,号荀叔,江都人。汪中(1745—1794)之子。朱绪曾《开有益斋读书志》卷四谓:"仁和劳季言权得江都江郑堂影宋本,余从而传录,因寄金山钱宾之培,刻入《万卷楼丛书》中。"钱培名《医经正本书跋》谓:"上元朱述之郡丞得抄本,以寄张君啸山,因以示予。"故知江藩亦藏影宋抄本一部,后刻入《小万卷楼丛书》。江藩(1761—1831)字子屏,号郑堂,晚号节甫,本籍安徽旌德,自祖父辈迁居扬州,为汪中后辈,二人有交游,此二抄本似同出一源。此外,瞿镛《铁琴铜剑楼藏书目录》卷十四著录抄本《医经正本书》一卷,当别有来自。

杨士瀛《伤寒类书活人总括》

【成书】

《伤寒类书活人总括》七卷,杨士瀛撰。杨士瀛字登父,号仁斋,福建三山人,约南宋理宗时人,始末无考。

【版本】

(一)宋刻本

森立之《经籍访古志》著录《伤寒类书活人总括》七卷,半叶十四行,行二十四字,与《新刊仁斋直指方论》二十六卷、《新刊仁斋直指小儿方论》五卷、《新刊仁斋直指医学真经》一卷行款相同。《仁斋直指方论》卷首有景定甲子(1264)自序,目录首有"环溪书院刊行"六字,聿修堂藏,谓"此本纸刻精良,当是景定原刻"。杨守敬《日本访书志补》谓"其书为守敬所得,实是宋刻本"。是书今藏台北故宫博物院,著录为宋末建安环溪书院刻本。

上海图书馆亦藏有杨士瀛《新刊仁斋直指方论》二十六卷、《新刊仁斋直指小儿方论》五卷、《新刊仁斋直指医脉真经》一卷、《新刊仁斋伤寒类书活人总括》七卷。著录为宋景定元年至五年(1260—1264)环溪书院刻本。书中钤有"汪士钟藏""结一庐藏书印""子清真赏""仕和朱澂""复庐赘姻沪上所得""徐乃昌读"等印记。《中华再造善本》据此影印收录。

　　《中华再造善本总目提要》谓："《仁斋直指方论》及《小儿方论》之目录次行皆镌'环溪书院刊行'。按：宋代书院多刻书之举，环溪书院是南宋福建地区知名书院，朱熹幼年曾肄业其中。此书当由环溪书院出资刊行。"①对于此书的刊行年代，王重民《中国善本书提要》亦有论说，其谓："按此本《北京图书馆善本书目》题为元刻，日本学者森立之《经籍访古志补遗》题宋刻。考是书成于景定五年（1264），后十二年三山入元，后十五年元灭宋，刻成确在何年，无所考证。森氏云：'《目录》卷首有环溪书院刊行六字'，叶德辉《书林清话》卷三因称为景定五年环溪书院刻本，大约近是。"②

　　国家图书馆亦藏有一部，与上海图书馆藏本、台北故宫博物院藏本为同版。张元济《涵芬楼烬余书录》著录曰："《新刊仁斋伤寒类书活人总括》七卷。元刊本，三册。怡府旧藏。题'三山名医仁斋杨士瀛登父撰'，次'建安儒医翠峰詹宏中洪道校定'。《四库》著录，与《仁斋直指》并列，为嘉靖庚戌朱崇正刊本。《直指》有景定甲子士瀛自序，序称'余始撰《活人总括》《婴儿指要》，俗皆以为沽名'云云。其自序《婴儿指要》为景定庚申岁。是此书之撰，必在庚申前，先于《直指》若干年。两书本自别行，《四库》馆臣以其卷帙较少，附《直指》后，未免颠倒。《提要》称《活人证治赋》后，有《司天在泉图》《五运六气图》《脉法指掌图》，目录中注一'附'字。今按是本均无之，盖为朱氏附遗也。诸家所藏，皆明嘉靖本，

────────────

①睡骏：《新刊仁斋直指方论二十六卷小儿方论五卷医脉真经一卷伤寒类书活人总括七卷提要》，《中华再造善本总目提要》，国家图书馆出版社，2013年，第365页。

②王重民：《中国善本书提要》，上海古籍出版社，1983年，第262页。

此为元刊。半叶十四行，小字双边，行二十四字，版心书名署'仁括'二字。"①

书中钤"明善堂珍藏书画印记""安乐堂藏书记""涵芬楼""涵芬楼藏"等印记。据其版面情形来看，这一藏本版面稍有断烂，字划略不及上海图书馆藏本清晰。上海图书馆藏本为先印本，国家图书馆藏本、台北故宫博物院藏本为后印本。

是书卷首为目录，次正文，卷端题"新刊仁斋伤寒类书活人总括卷之一/三山名医仁斋杨士瀛登父撰次/建安儒医翠峰詹宏中洪道校定"。正文半叶十四行，行二十四字，小字双行同，双黑鱼尾，左右双边。卷一为"活人证治赋"，将伤寒病名及治法括为一赋，附小注加以说明；卷二为"伤寒总括"，分"调理伤寒统论""阴阳虚盛用药寒温辨义""表里虚实辨义""六经用药格法"，为治疗伤寒立法辨义；卷三至卷六为"伤寒证治"，论伤寒及类似疾病的症状及治法，每种症状歌括为七言四韵，下引《伤寒论》或其他各家相关论述进行阐释说明，并附治法药方；卷七论伤寒用药、禁忌及小儿妇人伤寒。卷三"伤寒证治"以下，其中药方皆有墨盖，以方便检读。

（二）明刻本

1. 朝鲜《医方类聚》本

朝鲜《医方类聚》卷三十四至卷三十六收录此书，题《伤寒类书》。"活人证治赋"后无附图，考其文字，似源自宋刻本。

2. 嘉靖新安黄镀刻本

美国柏克莱加州大学东亚图书馆藏有《新刊仁斋伤寒类书活人总括》七卷，著录为明嘉靖二十九年（1550）朱崇正刻本。是书

---

① 张元济：《涵芬楼烬余书录》，《张元济全集》第8卷，商务印书馆，2009年，第317页。

与《新刊仁斋直指附遗方论》二十六卷、《小儿附遗方论》五卷、《论医脉真经》二卷同时刊印。其中《新刊仁斋直指附遗方论》卷首有景定甲子杨士瀛序，次纲目，次目录，目录页第二行题"新安歙西虬川黄镀刊行"。黄镀（1522—？）字时容，安徽歙县虬村刻工，嘉靖间尝刻《六臣注文选》（岩镇潘氏本）、《徽州府志》、《玉台新咏》、《徽郡诗》（汪淮本）。万历间参加刊刻《同文千字文》（经义斋本）。《伤寒类书活人总括》卷端题"新刊仁斋伤寒类书活人总括卷之一/三山名医仁斋杨士瀛登父编撰/新安后学惠斋朱崇正宗儒附遗"。正文半叶十四行，行二十四字，白口，双黑鱼尾，四周单边。卷中钤有"吴兴刘氏嘉业堂藏书记"，然《嘉业堂藏书志》未著录。

美国哈佛大学哈佛燕京图书馆亦藏有《新刊仁斋伤寒类书活人总括》七卷，《美国哈佛大学哈佛燕京图书馆中文善本书志》著录为明嘉靖歙西虬川黄镀刻本，可从。与柏克莱加州大学东亚图书馆藏本相对照，二者为同版先后印本的关系，从版片的裂痕与整体印刷的情形来看，柏克莱加州大学东亚图书馆藏本为先印本，哈佛大学哈佛燕京图书馆藏本为后印本。早稻田大学图书馆亦藏有《新刊仁斋伤寒类书活人总括》七卷，与《新刊仁斋直指附遗方论》二十六卷、《新刊仁斋直指小儿附遗方论》五卷、《新刊仁斋直指医学真经》一卷、《药象》一卷合函。《新刊仁斋直指附遗方论》卷前有景定甲子年杨士瀛《仁斋直指方序》、嘉靖二十九年（1550）余镋《新刊仁斋直指序》，次目录，次正文，目录页第二行镌"新安歙西虬川黄镀刊行"。与美国所藏两部医书相对照，也是同一版本，印刷时间当介于前二个版本之间。《中国古籍善本书目》《中国古籍总目》《中国中医古籍总目》等目录书中著录为明嘉靖二十九年朱崇正刻本的即是这一版本。

余镋《新刊仁斋直指序》中记述此书刊行之缘起，其云："景定时杨仁斋以济人利物之诚，得心通意晓之学，著书《总括》，爰修《直指》，列为二十八卷，拆之七十九条，刻以遗世。予自嘉靖庚子得善本，阅之不欲释手。考其撰次，旨达义陈，类分语悉，上自《本草》《素》《难》之微言，下及脉病证治之肯綮，搜玄剔诀，灿若珠玑，晬盘示儿，随其所取，乃若自序任重之言，岂其矜哉，噫！仁斋已矣，其如苍生何？今其说存，使擅医业者皆仁斋之学，读仁斋之书者，皆不欲释手，心存理得而直达要妙不难矣。将以同跻斯民于仁寿之域，岂小补之功尔耶？昔朱丹溪没世，其门人戴元礼刻《心法》附以方论，而朱氏之学益光。仁斋于丹溪为先达师表，鲜有能继之者。然犹幸斯文之未丧也。今朱氏惠斋校而刻之，附之以所遗，其用心亦勤矣。继仁斋之学者将不在于兹举乎，披览新刻，乐而玩之。"

　　序中所说的朱惠斋即朱崇正，他字宗儒，号惠斋，嘉靖间徽州人。此书题朱崇正附遗，清代四库馆臣在《仁斋直指提要》中提到："士瀛所撰本名《仁斋直指》，其每条之后题曰附遗者，则明嘉靖中朱崇正所续加。崇正字宗儒，号惠斋，徽州人，即刊此本者。焦《志》既题曰'仁斋直指附遗方'，乃惟注杨士瀛撰，则并附遗属之士瀛，未免小误也。其《伤寒类书活人总括》七卷，焦《志》不著录。据《仁斋直指自序》，其成书尚在《直指》前，此本以卷帙较少，故附刻于后。卷首标题亦称'朱崇正附遗'，然核其全编，每条皆文义相属，绝无所谓附遗者。惟卷一《活人证治赋》后有《司天在泉图》《五运六气图》《伤寒脉法指掌图》，目录中注一'附'字耳。或因此一卷有附遗而牵连题及七卷，或因《直指》有附遗，而牵连题及此书，均未可定。宋椠本既已不存，无从证其虚实，疑以传疑可矣。"今宋末刻本存世，两相对照，可证四库馆臣言之不虚。所谓的朱崇正附遗在《伤寒类书活人总括》中并无太多体现，只是在卷一《活人证治赋》后增加了《司天在泉五运六气之图》《伤寒脉法指掌图》。更多的则是形式上的变化，比如变宋刻本双行小注为正文大字，低一字排版。又比如突出强调了所用的药剂，卷一中的方剂与加减药物皆增加了墨盖，变为黑底白字。在文字上，是书多用俗体字，如"體"作"躰"、"來"作"来"、"榮"作"荣"。手民之误亦时时见之，如卷四《厥》"沉滑时乎指爪温"，"爪"字误作"瓜"字。《头痛》"湿鼻塞兮痰膈满"，"塞"字误作"寒"字。《奔豚动气》"发汗后，脐下悸者，欲作奔豚，茯苓桂甘大枣汤"，"大枣"误作"大黄"。卷五《懊憹》"舌间胎白豉栀供"，"舌"字误作"占"字，"白"字误作"曰"字。《发斑》条"孙兆用紫雪"，"雪"字误作"霫"字。

3.明书林熊咸初重刻本

国家图书馆藏有《新刊仁斋直指附遗方论》二十六卷附《新刊仁斋直指小儿附遗方论》五卷、《新刊仁斋伤寒类书活人总括》七卷。

是书内封面中间栏题"万病回生/仁斋直指"，右栏上方题"杨士瀛先生著"，左栏下方题"书林熊咸初重较"。熊咸初（1594—1670），名安本，字道生，号咸初。现存熊咸初所刻书还有明谢荣登辑《群书六言联珠杂字》二卷，题"建阳书林熊安本刊"。以熊咸初生年计算，他"重较"《仁斋直指》当在万历年间。

将此版本与嘉靖新安黄镀刻本相对照，二者事实上是同一版本的先后印本。书林更迭，板片易手，这是建阳书坊中较为常见的情形。这一书林熊咸初重刻本亦属此类。

（三）清本

1.《四库全书》本

《四库全书》收录《仁斋直指》二十六卷、《伤寒类书》七卷，据卷前四库馆臣之《提要》，此本据明嘉靖庚戌所刻朱崇正附遗本抄录。今较为常见的有文渊阁本与文津阁本，二者成书时间不同，在文字上也差异较大，值得注意。

文渊阁本卷前有《仁斋直指提要》，落款为乾隆四十二年（1777）五月。负责人员为详校官太医院吏目宋桂、编修仓圣脉、覆校官朱钤、校对官汪日赞、誊录唐作梅。文津阁本落款时间为乾隆四十九年闰三月，负责人员为详校官李岩、总校官程嘉谟、校对官方炜、誊录杨凤集。二者在书名上也有不同，文渊阁本题作《仁斋伤寒类书》，卷端题"仁斋伤寒类书卷之一/宋杨士瀛撰/明朱崇正附遗"。文津阁本书名题作《伤寒类书活人总括》，卷端题"伤寒类书活人总括卷一/宋杨士瀛撰/明朱崇正附遗"。

在形式上，文渊阁本在每小节之间皆以"〇"号分隔，文津阁本则以空格。文渊阁本与文津阁本皆有阙文，当是所据刻本部分文字有缺坏。二者于阙文处皆注明"阙"字，文渊阁四库本阙文如卷四《奔豚动气》"奔豚动气数般""玄术理中并"下注"阙"字。文津阁本阙文如卷六《阴毒阳毒》"将法醋半斤入"下注"阙"字，并有空格。卷七《小儿伤寒》"人参羌活散或天""如表里俱见之证洗""夹食则异香散紫"下注"阙"字。这表明，文渊阁本与文津阁本所据的底本不同。总体而言，文津阁本所据底本中缺字较多。

．　二者与明刻本对勘发现，文渊阁与文津阁四库本对明刻本的一些明显错误进行了校改，如明刻本卷四《厥》"沉滑时乎指瓜温"，"瓜"字改作"爪"字。卷五《懊恹》"占间胎曰豉栀供"，"占"字改为"舌"字、"曰"字改为"白"字。《脓血》"血证之眿何如"，"眿"字改为"脉"字。相比而言，文渊阁本与文津阁本二者在文字上的差异之处更多，归纳起来，有以下几个方面：

第一，二者在一些药方上差别较大，在与之前的版本对照后发现，文渊阁本的药方名称大多数与之前版本一致，文津阁本则错误较多。具体对照情况如表11-1所示。

表 11－1 《伤寒类书》文津阁本与文渊阁本文字对照表

卷目	章目	文津阁本	文渊阁本
卷四	《咽痛》	咽中闭塞**乌梅**汤	咽中闭塞**乌扇**汤
	《奔豚动气》	若从小腹上冲于心**桂枝茯苓**汤	若从小腹上冲于心**桂枝加桂**汤
	《奔豚动气》	动气证治论用**桂枝汤**	动气证治论用**柴胡桂枝汤**
	《腹痛》	厚朴生姜加人参小**半夏**汤	厚朴生姜半夏人参**甘草**汤
卷五	《痞》	下利心下痞鞕干噫食臭腹鸣**半夏**泻心汤	下利心下痞鞕干噫食臭腹鸣**甘草**泻心汤
	《咳嗽》	少阳病寒热往来胸胁鞕满而痛咳嗽**小青龙**汤	少阳病寒热往来胸胁鞕满而痛咳嗽**小柴胡**汤
	《干呕》	利不止干呕而烦厥逆无脉白通加**四逆**汤	利不止干呕而烦厥逆无脉白通加**猪苓**䐈汤
	《呕吐》	心下停水**赤小豆**汤	为心下停水**赤伏苓**汤
	《渴》	汗多而渴,勿用**柴胡**汤	汗多而渴,勿用**五苓**散
	《渴》	一云**柴胡**汤	一云**猪石**汤
	《大便下利》	或饮水乃热也黄芩汤白头翁汤**白通**汤	或饮水乃热也黄芩汤白头翁汤**薜翁**汤
卷六	《发狂》	可下者龙胆草**泻肝**汤	可下者龙胆草**一物**汤
	《不得眠》	产后不得眠者热气与诸阳相并阴气未复故也用**栀子豉**汤	产后不得眠者热气与诸阳相并阴气未复故也用**栀子乌梅**汤
	《阴毒阳毒》	即米醋大黄汤栀子红汤黑奴圆太乙牛黄膏用**白通**汤调下	即米醋大黄汤栀子红汤黑奴圆太乙牛黄膏用**竹叶**汤调下
	《阴毒阳毒》	用锦辰砂、银黛赭石、**赤石脂**、肉豆蔻	**用锦辰砂、银青磁石、北䐈脂**、肉豆蔻

卷目	章目	文津阁本	文渊阁本
卷七	《产妇伤寒》	枳壳**桔梗**陈皮以调气也	枳壳**香附**陈皮以调气也
	《产妇伤寒》	滋肠则**枣仁**枳壳助阳	滋肠则**麻仁**枳壳助阳

第二，在方剂的剂型上，二者也多有不同，一般来说，文津阁本写作"汤"者文渊阁本多作"散"，文津阁本写作"散"者文渊阁本多作"饮"。如表 11－2 所示：

表 11－2　《伤寒类书》文津阁本与文渊阁本方剂对照表

卷目	章目	文津阁本	文渊阁本
卷三	《伤寒伤风脉证》	脏腑滑者和解**汤**	脏腑滑者和解**散**
卷五	《结胸》	寒实结胸无热证三物白**汤**	寒实结胸无热证三物白**散**
	《小便自利》	脾约，圆麻仁**汤**主之	脾约，圆麻仁**圆**主之
	《大便下利》	五苓散不能做效，当以分气**散**加川芎麦门冬与之	五苓散不能做效，当以分气**饮**加川芎麦门冬与之
卷七	《小儿伤寒》	通利，四顺青凉**散**	通利，四顺青凉**饮**

第三，文津阁本与文渊阁本相对比，所出现的其他异文倘若以明刻本为参照则可分作两类：第一类异文是文渊阁本与明刻本相同，而与文津阁本不同的。比如文渊阁本卷一"其脉浮紧比为伤风"，文津阁本"比"作"者"。文渊阁本"甘辛以表之皆去桂甘"，文津阁本无"甘"字。卷二《阴阳虚盛用药寒温辩义》，文渊阁本"所以为用药寒温设也"，文津阁本无"用药"二字。卷三文渊阁本《伤寒见风伤寒见风脉证》，文津阁本作《伤风见寒伤寒见风脉证》。卷四《寒热》文渊阁本"脉不甚实"，文津阁本作"脉不胜实"。《自汗》文渊阁本"惟风暑湿之邪有干于卫皆为自汗之证也"，文津

阁本"湿"字作"温"字。《不可下》文渊阁本"有表仍兼失气无",文津阁本"气"字作"血"字。卷五《大便下利》文渊阁本"胃寒利者曰鸭溏",文津阁本"鸭溏"作"肠垢"。经过对勘发现,这一类情况的异文绝大多数是文津阁本的文字有误,应该是文津阁本的误抄或漏抄。第二类是文津阁本与明刻本相同,与文渊阁本不同的。比如文津阁本卷一"三论随变随应不可拘以日数及荣卫腑脏受病治法",文渊阁本"治法"作"深浅";"病在太阳而究心",文渊阁本"而"作"宜";"下后脉数久便当解瘀红之毒",文渊阁本"久便"作"大便坚"。卷三"是虽责邪四时",文渊阁本"责"作"积"。文津阁本《虚烦脚气类伤寒》"温多者除温汤五苓散,痰多者除温汤",文渊阁本"温"作"湿"。卷四《发热》"勿攻只用小柴胡",文渊阁本"只"作"则"。卷五《气短》"太阳误下结胸不",文渊阁本"不"作"痞";"食少泄多水停心下",文渊阁本"泄"作"饮"。《吐血》"血之为痛大抵夜重日轻",文渊阁本无"痛"字。《可与水》"里急溢于皮肤则为肿重",文渊阁本"重"作"痛"。卷七《小柴胡汤加减法》"据脱遇浮热似阳,其不误人性命几矣",文渊阁本"脱"作"脉"。在以上这些例子里,文渊阁本的异文在文义上显然更加通顺,但从目前现存的版本来看,这些异文并无版本上的依据。从文渊阁本其他医书的抄录情形来看,文渊阁本有依据文义径改文字的情况,这一类的异文应当是文渊阁本根据医理对原文的校正。

第四,在对两个版本的文字对比中,还发现了这样一些情况。比如,卷一文津阁本"不可汗下且与建中汤□四肢厥冷不可汗下且与通和血脉",文渊阁本空格缺字处为"辈",检明刻本原文,与文渊阁本同。卷五《咳逆》"又方丁香甘蒂煎汤□苏合香丸",文渊阁本空格缺字处为"调",与明刻本相同。卷六《头摇》,文津阁本"痛则必摇□□凡摇头言者里痛也",文渊阁本作"痛则必摇经所谓摇头言者里痛也”，与明刻本相同。对于这一现象，可以做出如下推测：文津阁所依据的刻本中部分文字卜烂缺坏，在抄写过程中，这些不能被辨识的文字以空格的形式被预留出来。在后期的校勘中，一部分文字被“辨识”出来，填补在预留的空格中，而没有被“辨识”出来的文字则以小字注明“阙”。由于文津阁本在形式上将明刻本中的“○”改为空格，二者在形式上无法区别，因而导致了文津阁本中这些既未被补充完整，又未被标明阙文的空格的存在。其中后期校勘的填补文字可以在文津阁本中发现一些蛛丝马迹，比如卷五《痞》“下利心下痞鞕，干噫，食臭，腹鸣，半夏泻心汤”，其中“半夏”二字较其他文字明显偏小，且局促拥挤，应是后来补入。同卷《大便下利》“或饮水乃热也，黄芩汤、白头翁汤、白通汤”，其中“白通”二字偏左且稍大，笔意与上下文不相连属，亦当是后来补入。而这些补入之处也是与文渊阁本有异文出入的地方。由此可以进一步推测，之所以文津阁本与文渊阁本在文字上差异较大，是因为文津阁本所依据的版本并非善本，缺字较多，在后来重校补字的过程中，由于文津阁本校勘者水平的限制，这些被填补的文字绝大多数都有问题，因而直接拉低了文津阁本《仁斋伤寒类书活人总括》一书的整理质量。

2. 清道光八年(1828)鲍泰圻木活字印本

道光间，清鲍泰圻汇校四种医书，以木活字印行，其中包括《伤寒类书活人总括》。鲍泰圻，安徽歙县人，以捐输武陟河饷，议叙恩赐员外郎(道光《歙县志》卷七之六)。以乐善好施闻(光绪《重修安徽通志》卷二百五十一)。鲍氏刻本《伤寒类书活人总括》内封B面镌“棠樾鲍氏重校印行”。卷端题“伤寒类书活人总括卷一/宋杨士瀛撰/明朱崇正补遗”。正文半叶九行，行二十一字，粗黑口，单鱼尾，左右双边。每卷末有“歙鲍泰圻重校”六字。

　　鲍本似据《四库全书》本刊刻,上文所提及的文渊阁四库本的几处校改鲍本多数与四库本相同。但鲍本也有许多明显的误字,如卷一"恶寒者为表邪,汗则必愈,结热者,为里病,下之随徹","徹"字鲍本误作"微"字。"并太阳在外解,若归根入胃者本条用攻","攻"字鲍本误作"攷"字。卷五《脓血》"血证之脉何如","脉"字鲍本误作"殊"字。总体来看,鲍本在校勘上并不细致,这些明显的误字降低了该版本的整体质量。

宋云公《伤寒类证》

【成书】

《伤寒类证》，金宋云公撰。卷前有大定癸未（1163）宋云公序，述其刊刻始末。序云："仆于常山医流张道人处密受《通玄类证》，乃仲景之钤法也。彼得之异人，而世未有本。切念仲景之书，隐奥难见，虽有上士，所见博达，奈以一心，日应众病，万一差误，岂不忧哉。今则此书，总其微言，宗为直说，使难见之文，明于掌上，故曰举一纲而万目张，标一言而众理显。若得是书，以补废志，其济世也，不亦深乎？故命工开版，庶传永久。"宋云公，金代河内人，其余事迹文献无征。清汪琥《伤寒论辨证广注·采辑书目》谓："明季虞山人校刊《类证》三卷于《仲景全书》中，其书以仲景三百九十七法，分为五十门，而以太阳等六经，编为辰卯丑子亥字号。有如五十门，以呕吐门为始，见辰字号某呕吐，当用仲景某方，与马宗素《钤法》相似，亦别无发明处。故《准绳》凡例云：纂伤寒者众矣，知尊仲景书而遗后贤续法者，好古之过也，《类证》诸书是也。"

【版本】

（一）明刻本

1.万历二十七年（1599）赵开美序刻《仲景全书》本

万历二十七年赵开美将张仲景《伤寒论》《金匮要略》、宋云公

《伤寒类证》、成无己《注解伤寒论》合刻，题为《仲景全书》。赵开美《刻仲景全书序》云："故纸中检得《伤寒类证》三卷，所以隐栝仲景之法，去其烦而归之简，聚其散而汇之一。其于病证脉方，若标月指之明且尽。仲景之法，于是粲然无遗矣，乃并附于后。"

《仲景全书》的刊刻及版本情况已详《注解伤寒论》。其中所收《伤寒类证》一书卷前有大定癸未（1163）宋云公序，次为《伤寒活人略例》，半叶十行，行十九字，卷端题"伤寒类证卷上 仲景全书二十一／明虞山人赵开美校正"。正文皆为表格，每半叶七列八行，白口，单白鱼尾，四周单边。

此书全为表格形式，选取《伤寒论》与《金匮要略痉湿暍病脉证并治第二》中的主要病证分为五十门，每门注明治法数目。表格第一行为序号，《伤寒论》中的病证以地支为序。辰、卯、寅、丑、子、亥分别代表太阳病、阳明病、少阳病、太阴病、少阳病、厥阴病。《金匮要略》中的病证以痉、柔痉、刚痉、湿、暍为序。其后有两个数字分别代表本条在《伤寒论》与《金匮要略》中的位置以及位列本门中的第几法。第二行是各门的主要病证，第三至六行是各门的其他症状，第七行为脉象，第八行为治法。

今中国中医科学院图书馆、上海图书馆、上海中医药大学图书馆、中国医科大学图书馆、台北故宫博物院藏有赵开美刊《仲景全书》本。据真柳诚的研究，此五部有初印后印之别，中国中医科学院图书馆、上海图书馆、上海中医药大学图书馆藏本为初印本，台北故宫博物院、中国医科大学图书馆藏本为修订后印本。据钱超尘的研究，《伤寒类证》的初印、后印本在文字上有一些不同之处①，如表

---

① 钱超尘：《中国医科大学图书馆馆藏〈仲景全书〉版本考证》，《世界中西医结合杂志》2008 年第 3 卷第 3 期。

12—1 所示：

表 12—1　《伤寒类证》初印后印文字对照表

位置	初印本	后印本
卷上身疼门第九页六列六行一	序号部分，辰（下三十六/七）、子（五/九）间缺序号"八"	子（五/九）"九"改为"八"，之后序号顺延
卷上发热门第十三页十三左起列二行一	湿（四/廿九）	湿（二/廿九）
卷上发热门第十三页十三左起列二行四	有"懊侬"	无"懊侬"
卷上寒热门第十四页十四左起列五行七	"血热气尽"	"血弱气尽"
卷中结胸门第二十三页七左起列三行七	"寒无者，实热证"	"寒实，无热证"

以上这些不同之处，后印本所做的改动更为合理，同时，这些差异也是考察版本源流的重要标志。

（二）日本刻本

除赵开美所辑《仲景全书》外，张卿子亦辑有《仲景全书》。张遂辰（1589？—1668）字卿子，号相期。他将自己所撰《集注伤寒论》十卷、张仲景《金匮要略方论》三卷、宋云公《伤寒类证》三卷汇集为《仲景全书》刊刻行世。此书后传入日本，被称为江户版《仲景全书》。据学者的考察，此书日本所见版本有①：

①万治二年（1659）寺町弥兵卫刻本

---

①胡正刚、陈莉：《张卿子〈仲景全书〉版本流变简考》，《中医文献杂志》2012年第1期。

②宽文八年(1668)秋田屋总兵卫藏版本

③宽文八年上村次郎右卫门藏版本

④宝历六年(1756)出云寺和泉等京都十书坊再校本

⑤宽政元年(1789)芳兰榭藏版林权兵卫等印本

日本早稻田大学图书馆藏有宽文八年秋田屋总兵卫刻本。是书卷末有刊刻牌记二行:"寺町通泉式部前/京师书坊　秋田屋总兵卫寿梓。"卷前有宋云公《伤寒类证序》,次《伤寒活人略例》,次目录及正文。卷端题"伤寒类证卷上　仲景全书/明虞山人赵开美校刊"。正文皆为表格,每半叶七列八行,白口,单白鱼尾,四周单边。与上文赵开美序刊《仲景全书》本相对照,此书系据初印本翻刻。

(三)清刻本

1.光绪二十年(1894)成都邓氏崇文斋刊《仲景全书》本

光绪二十年,成都邓少如重刊《仲景全书》。包括张卿子《集注伤寒论》十卷、《金匮要略方论》三卷、宋云公《伤寒类证》三卷、曹乐斋《运气掌诀录》一卷、《伤寒明理论》三卷附药方论,共五部。

此书国内现存印本较多,国家图书馆、上海图书馆等皆有藏本。《全书》卷前内封A面镌"光绪甲午成都邓少如校刊　成都正古堂藏版"。内封B面为丛书子目。卷前光绪十八年武阳胡乾元《重刊仲景全书叙》记述了这部书的刊刻原委。其谓:"适余长孙于沪上与日本医人交好,见案头有伊国所刻《仲景全书》,归而告余。余曰:'噫,此仲圣之原书,中国所传,久经窜易,不图完璧尤存于海外也,汝曷为我致之?'明年,余孙至沪,医人名已大噪,因述余意。医人曰:'吾国之书板焚毁已数十年,此吾祖之所遗也。'余孙力借以归。(余欣然展读,与余藏运所秘帙正相符合,于是予数十年之心始元歉然矣。)余幸得睹其全,因亟为抄出而归之。成都邓少如氏愿为重刻以公诸世,即举以付,并将《运气掌诀录》一册附列于后,读者得以互相印证,俾先圣遗篇不致失传于东土,斯则医林之大增矣。"由此序言可知,邓氏所刊《仲景全书》的底本是来自日本的刻本。

　　邓氏刻本《伤寒类证》一书内封面有牌记"光绪甲午/崇文斋刻"。卷前有宋云公《伤寒类证序》,次《伤寒活人略例》,次目录及正文。卷端题"伤寒类证卷上　仲景全书/明虞山人赵开美校刊"。正文为表格,每半叶七列八行,白口,单白鱼尾,四周单边。此书卷末有刊刻牌记"宝历六丙子秋再校/京师书坊/出云寺和泉"云云,故知当据日本宝历六年(1756)出云寺和泉等京都十书坊本翻刻。与底本相对照,在版式与文字上几无差异。

　　2.光绪二十二年(1896)广东文陞阁刊《仲景全书》本

　　中山大学图书馆藏有广东文陞阁刊《仲景全书》一部。《仲景全书》卷前内封 A 面左栏上方有丛书子目,《伤寒论集注》十卷、《金匮要略方论》三卷、《伤寒类证》三卷、《运气掌诀录》一卷、《伤寒明理论》三卷。内封 B 面镌"丙申二月羊城/文陞阁校刊"。其中《伤寒类证》内封 B 面镌"光绪丙申/文陞阁刻"。是书亦据日本宝历六年出云寺和泉等京都十书坊本翻刻,卷末有刊刻牌记"宝历六丙子秋再校/京师书坊/出云寺和泉云云"。

(四)民国印本

1.民国五年(1916)上海千顷堂书局石印本

　　民国五年,千顷堂书局重印《仲景全书》。是书内封 A 面左栏镌"民国五年春校印",右栏为《仲景全书》子目,包括《伤寒论集注》十卷、《金匮要略方论》三卷、《伤寒类证》三卷、《运气掌诀录》

一卷、《伤寒明理论》三卷附《药方论》。内封 B 面为千顷堂书局商标。

全书卷前光绪十八年(1892)武阳胡乾元《重刊仲景全书叙》。《伤寒类证》一书卷前有宋云公《伤寒类证序》,次《伤寒活人略例》,次目录及正文。卷端题"伤寒类证卷上　仲景全书/明虞山人赵开美校刊"。文字部分半叶十六行,行三十字,白口,单鱼尾,四周双边。表格部分半叶十六列八行。是书应据邓氏崇文斋《仲景全书》重刊。

2.民国十八年(1929)上海受古书店、中一书局石印本

民国十八年,上海受古书店、中一书局石印《张仲景医学全书》,内容上即《仲景全书》。是书内封 A 面左栏题"民国十八年春",右栏题"上海受古书店、中一书局印行"。内封 B 面为全书子目,包括《伤寒论集注》《金匮要略方论》《伤寒类证》《运气掌诀录》、《伤寒明理论》附《药方论》。《伤寒类证》一书内封 A 面同前。卷端题"伤寒类证卷上　仲景全书/明虞山人赵开美校刊"。文字部分半叶十五行,行三十字,白口,单鱼尾,四周双边。表格部分半叶十五列八行。此书应该也是根据邓氏崇文斋《仲景全书》重刊。

【版本源流图】

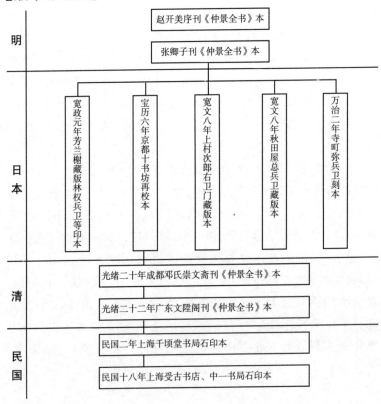

刘完素《伤寒直格》

【成书】

刘完素(约 1110—1200)字守真,河间人,是金元时期的著名医家。《伤寒直格》一书又名《伤寒直格方》《习医要用直格》,是刘完素有关伤寒的论著。清代汪琥《伤寒论辨证广注·采辑书目》谓:"书凡三卷,其上卷则以十干十二支分配藏府,又四类、九气、五邪、运气、有余不足为病,及论七表八里等脉。此医书之统论,与伤寒不相涉者也。其中卷则论伤寒六经,表里主疗之法。下卷则自仲景麻黄、桂枝汤外,复载益元散、凉膈散、桂苓甘露饮,共三十四方。推其意,以仲景论寒热二证,不分其方,又过于辛热。是书之作,实为大变仲景之法者也。"

《四库全书总目提要》中有关《伤寒直格》一书的论断颇有可采,略云:"《伤寒直格方》大旨出于《原病式》,而于伤寒证治,议论较详。前序一篇,不知何人所撰,马宗素《伤寒医鉴》引平城翟公'宵行遇灯'之语,与此序正相合,殆即翟公所撰。《医鉴》又云:'完素著《六经传变直格》一部,计一万七千零九字,又于《宣明论》中集紧切药方六十道,分六门,亦名直格。'此书有方有论,不分门类,不能确定原为何种。卷首又题为临川葛雍编,盖经后人窜乱,未必完素之旧矣。"

《伤寒直格》卷前有不著作者的序言一则,记其述作付梓之由，序云："《习医要用直格》乃河间高尚先生刘守真所述也。守真深明《素问》造化阴阳之理，比尝语予曰：'伤寒谓之火病者，生死在六七日之间。《经》曰：人之伤于寒也，则为病热，古今亦通谓之伤寒。伤寒病，前三日，太阳、阳明、少阳受之。热壮于表，汗之则愈；后三日，太阴、少阴、厥阴受之，热传于里，下之则痊。六经传受，自浅至深，皆是热证，非有阴寒之病。古圣训阴阳为表里，惟仲景深得其旨，厥后朱肱奉议作《活人书》，尚失仲景本意，将阴阳字释作寒热，此差之毫厘，失之千里，而中间误罹横夭者，盖不少焉，不可不知也。'予语守真曰：'先生之论如此，何不辟此说，以暴耀当世，以革医流之弊，反忍而无言，何邪？'守真曰：'世之所集各异，人情喜温而恶寒，恐论者不详，反生疑谤。'又曰：'欲编书十卷，尚未能就，故弗克耳。'今太原书坊刘生，锓梓以广其传，深有益于世。如宵行冥冥，迷不知径，忽遇明灯巨火，正路昭然。"刘完素的弟子，元代医家马宗素的《伤寒医鉴》云："每观平城翟公《序》曰：'譬如宵行冥冥，迷路不知其往，遇明灯炬火，正路昭然'，此《医鉴》之所作也。"两相对照，故知《伤寒直格》卷前序文乃平城翟公所做。杨普《重修曲沃县学宫记》有"泰和改元，邑宰濩泽张公，主簿平城翟公，皆有儒者气象"云云（《金文最》卷十四）。泰和元年即 1201 年，是刘完素去世的次年。又检县志可知，当时主簿为翟密，泰和年间任（嘉靖《曲沃县志》卷二）。因此，这一篇《伤寒直格序》的作者当为平城翟密，但有关此人已无更多文献可征。

　　关于《伤寒直格》的成书时间，《河间三书》本《素问病机气宜保命集》卷前有大定丙午（1186）刘完素自序谓："已有《宣明》等三书，革庸医之鄙陋。"又有辛亥正月杨威序，谓："先生（刘完素）有序，序己行藏，言幼年已有《直格》《宣明》《原病式》三书，虽义理精懿，犹有不尽圣理处。"据此，《伤寒直格》一书当完成于刘完素青年时期,但其具体时间已不可详考。

【版本】

(一)元刻本

北京大学图书馆藏有著录为元刻本的《伤寒直格》一部。目录前有牌记五行,云"伤寒方论自汉长沙张仲景之后惟前金河/间刘守真深究厥旨著为伤寒直格一书诚/有益于世今求到江北善本乃临川葛仲穆/编校敬刻梓行嘉与天下卫生君子共之/岁次戊辰仲冬建安翠岩精舍刊行"。其中提到的葛仲穆即葛雍,字仲穆,号华盖山樵,临川人。其编校之书现存尚有元刻本范梈《范德机集》七卷,是书卷端题"临川葛雍仲穆编次",目录后有牌记二行曰"至元庚辰良月　益友书堂新刊"。至元庚辰即 1340 年,据文集作者范梈(1272—1330)离世不过十年。可推知葛雍约为文宗、惠宗时人。

北京大学藏本著录为天历元年(1328)刻本依据的是卷前牌记中"戊辰"的年号以及翠岩精舍这一堂号的时代①。此书无序言,但上海图书馆所藏万历三十七年(1609)书林张斐刻本卷前有《伤寒直格序》一篇,序末有年款及撰人"洪武戊辰冬至翠岩老人谨题"。这里的"戊辰冬至"与牌记中的"岁次戊辰仲冬"可相印证。洪武戊辰即洪武二十一年(1388)。翠岩老人今难详考,或为翠岩精舍某一时期的主人。翠岩精舍虽始创于元代,但刻书活动自元代延祐年间一直持续到明代万历年间,其入明之后所刻图书存世有多部。因此,北大藏本也有可能是洪武年间的刻本。但谨

---

① 张玉范:《新刊河间刘守真伤寒直格提要》,《中华再造善本总目提要》,国家图书馆出版社,2013 年,第 1074 页。

慎起见,暂依馆藏地著录。

从目录来看,是书包括《习医要用直格》三卷、《后集》一卷、《续集》一卷、《别集》一卷。《习医要用直格》即《伤寒直格》。《后集》为镏洪《伤寒心要》,《续集》为马宗素《伤寒医鉴》,《别集》为张子和《心镜》,但正文仅余《伤寒直格》三卷。卷端题"新刊河间刘守真伤寒直格方卷上　临川葛雍仲穆编校"。正文半叶十六行,行二十九字,细黑口,四周双边。《伤寒直格》分为上、中、下三卷。书中部分文字处有墨丁,如卷中第八页"亦有按法下四五次利一二■行",卷下第十页"发热之热■为热也"。

(一)明本
1.明洪武六年(1373)建安陈氏书堂刻本

国家图书馆藏有陈氏书堂刻本《新刊刘河间伤寒直格》三卷,著录为明洪武六年刻本。黄丕烈、瞿镛、陆心源等藏书家尝寓目陈氏书堂刻本《伤寒直格》,皆定为元刻。

瞿镛《铁琴铜剑楼藏书目录》卷十四谓:"《刘河间伤寒直格》三卷、《后集》一卷、《续集》一卷、《别集》一卷。元刊本。题金刘完素撰,临川葛雍辑。其论伤寒一门为此书,所以镏洪《伤寒心要》为《后集》,马宗素《伤寒医鉴》为《续集》,张子和《心镜》第三卷为《别集》。是本与钱遵王《读书敏求记》所载合。卷首有无名氏序,序后有墨图记一行云'临川葛雍校正,建安虞氏刊行',而目录前又有木记五行云'伤寒方论自汉长沙张仲景之后惟前金河/间刘守真深究厥旨著为伤寒直格一书诚/有益于世今求到江北善本乃临川葛仲穆/编校敬刻梓行嘉与天下卫生君子共之/岁次癸丑仲冬妃仙陈氏书堂刊'。据此,则是本当从建安本出,而'岁次癸丑'乃元仁宗皇庆二年也。"瞿氏铁琴铜剑楼藏本后入藏国家图书馆,卷前钤有"铁琴铜剑楼"之印记。

　　陆心源《皕宋楼藏书志》卷四十七谓"《新刊河间刘守真伤寒直格》三卷、《后集》一卷、《续集》一卷、《张子和心镜》一卷。元刻本。金刘守真撰,临川葛雍仲穆编校。《后集》,瑞泉野叟镏洪辑编,临川华盖山樵葛雍校正。《续集》,平阳马宗素撰述,临川葛雍校正。《心境》,门人饶阳常惠仲明编。按《续集》后有'癸丑载仲冬陈氏刊'八字,《心镜》后有'心镜全集,随此印行'八字,无名氏序曰"云云。陆心源藏本后被日本静嘉堂文库收藏,是书卷末有嘉庆二十一年(1810)黄丕烈跋文云:"此元本《伤寒直格》,余得诸臬署前书坊玉照堂。初携归时,因家有藏本,此最后所失可抄补以成完书,故兼置之。及取对旧藏,乃知此为元时覆本,而余所藏中卷却缺二叶,得此始补全。益信重本之不可不置也如此。"卷中有"曾藏汪阆源家""陆荣""封留足以位""申椒馆""归安陆树声叔桐父印"等印记。

　　诸家著录,盖据目录前牌记中"岁次癸丑"纪年而定为元仁宗皇庆二年(1313)刻本。国家图书馆藏本则定为明洪武六年(1373)刻本,二者前后相差一甲子。从版式来看,尚无确凿证据证明其刊刻年代,姑从馆藏地著录。

　　国家图书馆藏本正文每半叶十三行,行二十四字,黑口,双黑鱼尾,四周单边。从字体的形式与版片的裂痕来看,日本静嘉堂文库藏本与国图本当为同版,静嘉堂文库藏本为后印本,版面下部多处页面有破损。是书与元翠岩精舍刻本关系较为密切,书前牌记中"岁次戊辰仲冬建安翠岩精舍刊行"此本改作"岁次癸丑仲冬妃仙陈氏书堂刊"。书中部分墨丁位置与元翠岩精舍刻本一致,如卷中《主疗》"亦有按法下四五次利利一二■行",卷下《战汗》"发热之热■为热也"。也有一部分墨丁或为刊刻时辨认不清

所预留,如卷上《死生脉候》"乍静乍■命绝也",卷中首页"临川葛
■仲穆编校"。

与元刻本相对照,二者在一些误字上皆相同,如卷上《经络病
证》"手厥阳心胞络病"的"阳"字、"太脂次脂不能为用"的"脂"字
等等。但从整体上来看,陈氏书堂刻本在文字上要优于元刻本。
如元刻本卷上《藏府配合》"凡先言者为刚为肠为凡为府",陈氏书
堂刻本"肠"字作"阳","凡"作"兄",皆是。元刻本卷中《伤寒表
证》"大伤寒之候,头项痛",陈氏书堂刻本"大"作"夫",是也。《大
承气汤》"或诸腹满实痛,烦渴谵妄,脉实数而沉者,无问日数,并
宜大承气下之","宜"陈氏书堂刻本作"宜"。元刻本卷下《益元
散》"每服水一盏葱白五月",陈氏书堂刻本"月"字作"寸","何能
别此,可远妄梅,可显玄功",陈氏书堂刻本"梅"作"侮"。

2.《永乐大典》本

《永乐大典》中收录了《伤寒直格》一书的内容,现存残卷中尚
可辑录数则,如表13-1所示:

表 13-1《永乐大典》引用《伤寒直格》简表

《永乐大典》所引内容	《永乐大典》卷次	《伤寒直格》卷次
"桂枝证反下之"云云	卷 3614	卷下《桂枝汤》
"论伤风表证"云云	卷 3614	卷中《伤风表证》
"调胃承气汤治"云云	卷 3614	卷中《诸可下证》"调胃承气汤"
"四逆汤治"云云	卷 3614	卷中《俱中风寒》"四逆汤"条
"或畜热极深者"云云	卷 3614	卷下《四逆汤》
"论伤寒表证"云云	卷 3615	卷中《伤寒表证》

《永乐大典》所引内容	《永乐大典》卷次	《伤寒直格》卷次
"益元散一名天水散"云云	卷3615	卷中《益元散》
"益元散"云云	卷3615	卷下《益元散》
"双解散普解风寒暑热"云云	卷3615	卷下《汗后》"双解散"条
"论俱中风寒"云云	卷3615	卷中《俱中风寒》
"小青龙汤治伤寒表未罢"云云	卷3615	卷中《俱中风寒》
"此方主温散其水"云云	卷3615	卷下《小青龙汤》
"凡诸栀子汤皆非吐人之药"云云	卷3615	卷下《栀子汤》

将《永乐大典》所收录的内容与之前的各版本相对照发现，《永乐大典》本的校勘质量要高于其他版本。比如卷三千六百十四引《伤风表证》，其他版本作"或阳明病脉浮迟，汗出微怒寒，或太阴病腹满而脉浮，或宜汗入下之"，《永乐大典》本"怒"改作"恶"、"阴"改作"阳"、"入"改作"反"。卷三千六百十五引"益元散"条，其他版本作"久服强志轻身，注颜益寿"，《永乐大典》本"注"改作"驻"。"或已觉吹乳乳痈，频服即愈"，《永乐大典》本"频"改作"顿"。如若校勘《伤寒直格》，《永乐大典》本是非常好的参校版本。

3.天顺七年(1463)建安熊氏种德堂刻本

日本《图书寮汉籍善本书目》著录明代种德堂刻本《新刊刘河间伤寒直格》三卷，《后集》《续集》《别集》各一卷。二册。其云："明天顺刻本。每半叶十三行，行二十四字。序后有'临川葛雍校正,建安熊氏刊行'木记。又目录前有木记五行云'伤寒方论自汉长沙张仲景之后惟前金河/间刘守真深究厥旨著为伤寒直格一书诚/有益于世今求到江北善本乃临川葛仲穆/编校敬刻梓行嘉与天下卫生君子共之/岁次癸未仲冬建安熊氏种德堂刊。'两册首有'跻寿殿书籍记''多纪氏藏书印''医学图书''大学东校典籍局之印'印,又尾有'丹波元胤读书记'印记。"此书今藏日本宫内厅书陵部。

宫内厅本被著录为明天顺刻本,当根据"癸未仲冬"这一纪年而来,即天顺七年(1463)。从现存的古籍来看,明确标有"种德堂"名号的刻本中,年代最早的是刻于天顺五年的《类编活人指掌方》。建安熊氏种德堂在成化、弘治间所刻医书较多。嘉靖、万历间则多刊刻民间生活用书与童蒙读物①。因此,宫内厅本定为天顺刻本可从。

柏克莱加州大学东亚图书馆亦藏有种德堂刻本一部。卷前有《伤寒直格序》,次目录,次正文。序文后有"临川葛雍校正,建安熊氏刊行"墨盖木记一行。目录首有牌记五行,文字同上。卷端题"新刊河间刘守真伤寒直格方卷上　临川葛雍仲穆编校"。每半叶十三行,行二十四字,黑口,双黑鱼尾,四周单边。卷中钤"独山莫氏铜井文房藏书印""莫棠楚生父印""言言斋善本图书""曾留吴兴周氏言言斋""周越然"诸印记。故知此书经莫棠(1865—1929)与周越然(1885—1962)递藏,周氏《言言斋藏书目》卷三著录此书,误定为"元刻本"。

此书版式与陈氏书堂刻本完全相同,或据其翻刻。与其相对

---

① 谢水顺、李珽:《福建古代刻书》,福建人民出版社,1997年,第284—292页。

照,这一版本有以下几个特征:首先,补足了陈氏书堂刻本中部分文字处的墨丁,如卷中第八页"亦有按法下四五次利一二■行",补"十"字。卷下第十页"发热之热■为热也",补"则"字。其次,在字体上与陈氏书堂刻本有正俗之异。一些文字陈氏书堂本多作正字,而种德堂刻本作俗字。如"气"字,陈氏书堂刻本卷中《主疗》"以至阳氣怫郁",《懊憹》"夫燥热病于内者氣血涩滞则懊憹",种德堂刻本皆俗写作"气"字。又如"與"字,陈氏书堂刻本卷下《泛论》"设若不與饮之,则燥热转甚,危而死矣""皆不可过與不及",种德堂刻本皆俗写作"与"字。又如"劑"字,陈氏书堂刻本卷下《茵陈汤》"右剉如麻豆大,此剂则作二服",种德堂刻本俗写作"剂"。

4.《医方类聚》本

朝鲜金礼蒙所编《医方类聚》卷三十七、卷三十八、卷五十六收录《伤寒直格》一书。此三卷与《伤寒直格》卷上、卷中、卷下的内容并不一一对应,而是根据《医方类聚》的体例做了调整。其中卷三十七、卷三十八为医论,卷五十六为药方,因此《伤寒直格》卷下《泛论》《战汗》《受汗》《伤寒传染论》四部分内容被编排于《医方类聚》卷三十八中(见表13-2)。从文字上看来,《医方类聚》本与"元刻本"最为接近,或从"元刻本"而来。

表13-2 《医方类聚》所引《伤寒直格》出处对照表

《医方类聚》	《伤寒直格》
卷三十七	卷上
卷三十八	卷中、卷下《泛论》《战汗》《受汗》《伤寒传染论》
卷五十六	卷下

5.万历三十七年(1609)书林张斐刻本

上海图书馆藏有万历三十七年书林张斐刻本一部。内封 B 面上栏镌"敦睦堂",左栏为"伤寒直格",右栏为"伤寒方论自汉长沙张仲景之后"云云四行,末题"张怀白识"。

卷前为"镌伤寒直格序",此序与诸本前序相同,唯序末有年款及撰人,"洪武戊辰冬至翠岩老人谨题"。洪武戊辰即洪武二十一年(1388)。次为"伤寒心要序",序末有题识云"岁次戊寅都梁瑞泉野叟镏洪序"。次目录,题"新刊刘河间伤寒直格目录",目录前有牌记五行,与诸本皆同,最末一行改作"万历岁次己酉孟夏月张斐重刊行"。卷端题"新刊河间刘守真伤寒论方卷上/临川仲穆葛雍编校/闽建清虚子张道辅重正/书林怀白张斐梓行"。正文半叶十一行,行二十五字,白口,单鱼尾,四周双边。与其他版本不同,张斐刻本除包括《伤寒直格》三卷、《后集》一卷、《续集》一卷、《别集》一卷外,卷末附有张道辅撰《医学本源辨》一卷作为第七卷,卷端题"伤寒直格附集卷七　闽建清虚子张道辅撰/三峰张应善校/安舒子翁舒道正/书林怀白张斐梓"。

张斐刻本与其他版本在形式上有较大不同。这些不同主要包括以下几个方面:

首先,以低一格的形式区分出更多的正文与注释。《伤寒直格》一书,倘若对其内容了解不多,在阅读之前的版本时会产生迷惑,其中一个原因就是形式上的混乱。其注释有两种形式:一是低一格刊刻,二是作双行小字。张斐刻本在刻印时对一部分内容重新调整了文字的形式,用低一格的形式将其分作正文与注释,有助于读者理解文义。比如卷上"合主表里"一节,诸本作"太阳少阴合　阳明太阴合　少阳厥阴合　足与足合　手与手合　如足太阳膀胱水合足少阴肾水也　阳为府属表　阴为藏属里",每句以空格隔开。张斐刻本首先将这些文字自"如足太阳膀胱"一句起分为两段,前面的文字顶格刊刻,中间仍旧以空格隔开,后面的文字则低一格刊刻。又如卷中"淤血下证""桃仁承气汤"条,诸本作一段,张斐刻本自"或言少腹者误也"低一格刊刻。

其次,重新修订了部分大字正文与小字注文,使之更有条理。张斐刻本按照整理者自己的理解,以调整大字与小字的方式重新理顺了原文的逻辑关系。比如卷上"内外病生四类",诸本"僻邪也霍乱上吐而下泄也",此本"僻"与"霍乱"作大字,其余作小字,这就将被注释的文字与注释区分开来。张斐刻本中更多的是将部分小字注文改为大字正文。如卷上"阴阳藏府"条"肝与胆厥阴风木也",诸本"厥阴"作小字,张斐刻本改作大字。卷中"痞"条"伤寒表里俱热,下证未全",诸本下有小注"法当和解",张斐刻本改作大字。卷上"六气为病"条"乃厥阴风木肝胆之气也""少阴君火乃真心小肠之气也"诸本作小字,张斐刻本改作大字。此外,张斐刻本还将一部分大字与小字混杂的内容重新改写,统一作大字正文刊刻。比如卷上"八里为阴"一节,诸本作"八里为阴(大字),象易少阴之数八(小字),微沈缓涩伏濡弱也(大字)"。张斐刻本改为大字正文"脉之微沈缓涩伏濡弱,此名八里,为阴,像易少阴之数八"。又如卷上"四时平脉""终之气(大字),一曰六之气(小字),小雪日以至大寒,太阳寒水之位"云云,张斐刻本改为大字正文"终之气,自小雪日以至大寒,太阳寒水之位"。这样更改原文的校刻也是医书刊行中较有特色的一部。

此外,张斐刻本还做了一些删改。比如删除了一些注音,像卷上"内外病生四类"条,诸本"蜇"字下有小字注云"去声",张斐刻本删去。卷上"六气为病"条,诸本有小字注云"痊,其并切""痓,尺至切",张斐刻本删去。张斐刻本还在刻印时删去了部分文字的墨盖,如卷上"阴阳藏府","此为阳之藏府""此为阴之藏府"等,诸本皆有墨盖,独张斐刻本无。其他版本中的一些俗字,在张斐刻本中也改作正字,如"万"改作"萬"、"孝"改作"學"、"实"改作"實"等等。

　　6.万历间吴勉学刻《古今医统正脉全书》本

　　冈西为人《宋以前医籍考》著录此书版本,有"河间六书本"与"医统正脉本"二目,皆吴勉学校刻。此后诸家书目著录此书,皆分"河间六书本"与"医统正脉本"为二。冈西为人认为,所谓的"河间六书本"与"医统正脉本"事实上是同一版本。其云:"明刊《医统正脉全书》,即是一种丛书之丛书,而《河间六书》亦居其一。所谓《河间六书》本,乃与《医统》本实系一版矣。今考《医统》本《河间六书》,以《原病式》《宣明论》《心法类萃》《保命集》《直格论方》之六书为正,附以《张之和心镜别集》《伤寒心要》二书,即知《河间六书》似以葛雍所编本,与所谓刘河间三书合而编成之,附以《心法类萃》一书者。而核与旧本,唯其诸书先后次序为异而已。"①

　　冈西氏所言是也。经过对照发现,所谓"河间六书本"与"医统正脉本"在版式、字体细节与裂版位置等方面皆相一致,二者应当是同一版本的前后印本。北京大学图书馆所藏步月楼印本《古今医统正脉全书》中收录有"河间六书"。卷前有内封面中间大字题"刘河间医学六书",左栏小字题"刘守真先生辑订　映旭斋藏板",右栏上方为全书子目,计有"素问玄机原病式、宣明方论、素问病机保命集、伤寒医鉴、伤寒直格、伤寒标本、张子和心要、伤寒心镜"共八部,右栏下方题"步月楼梓行"。著录为河间六书本的

────────────

①[日]冈西为人:《宋以前医籍考》,学苑出版社,2010年,第432页。

复旦大学图书馆藏本，内封面上栏题"新安吴勉学校"，右栏大字题"刘河间伤寒六书"，左栏为子目"初集素问元机、二集宣明论方、三集素问病机、四集伤寒医鉴、五集伤寒直格、六集伤寒标本、七集伤寒心要、八集伤寒心镜"。二者的区别仅仅是内封面的不同，内容则完全一致。事实上，吴勉学所辑《古今医统正脉全书》中包含了许多小丛书，所谓"刘河间伤寒六书"只是其中一部。此外还有"伤寒全书""东垣十书"与陶华的"伤寒六书"。这些皆为医统本所包含的小丛书。"河间六书"之名，当自吴勉学校刻刊行之后始称。

医统本卷前有《伤寒直格序》，次目录，次正文。卷端题"刘河间伤寒直格论方卷上 临川葛雍编 新安吴勉学校"。正文半叶十行，行二十字，白口，单黑鱼尾，四周双边。

与之前的版本相对照，医统本在许多方面，尤其是小字注文上，都做了增改。在形式上，注释文字由小字单行改为小字双行，在内容上主要有以下几点：

第一，增加注释。医统本对一些较难的文字增加了注音与释义。比如卷上《死生脉候》"唇吻反青"，医统本"吻"下有小字注文"音稳"。卷中《伤寒六经传受》"病则瘳矣"。医统本"瘳"下有小字注文"音抽，愈也"。

第二，删除注释。相比元刻本，医统本也删除了一些注释文字。比如卷上"手少阳三焦病则耳聋"一段后，元刻本有"面尘，面如浮尘；马刀，疮名；侠，音胁"一行注文，此段注文衍出，医统本皆删去。卷中《懊憹》下有小注"懊，乌刀切；憹，奴刀切"，医统本亦删去。

第三，对注释的重新调整。医统本在注释的形式上也进行了一些改动，使得注释更加清晰有条理。比如卷上《经络病证》"衄，音浓,入,鼻血也",医统本改为"衄,音浓,入声,鼻出血也"。在语言上解释得更加明白。又如卷上《内外病生四类》"一者因气变动"一段后,元刻本注释云:"癥,音贞;瘕,音假;癥,聚积也;瘕,血气聚也。"医统本改为:"癥,音贞,聚积也;瘕,音假,血气聚也。"将分别注音与注义调整为先注音后注义。

第四,正文与注释大字小字的不同。有元刻本作小字、医统本作大字者,如卷上"一者因气变动"一段后,元刻本小字注文"多喜曰癫,多怒曰狂",医统本作大字。卷下《桂枝汤》"与苍术二倍""此方唯正可汗者即用,误服之则转加热也"等文字,元刻本作小字,医统本皆改为大字。又有元刻本作大字、医统本作小字者,如卷上"三者不因气之变动"一段后,元刻本"僻,邪也。霍乱,上吐而下泻也"作大字,医统本"邪也""上吐而下泻也"皆作双行小字。卷上最末一句"死证多矣,以至危极则无越此矣",元刻本大字,医统本作双行小字。

(三)清本

1.《四库全书》本

《四库全书》收录《伤寒直格方》三卷。《四库全书》较为常见的有文渊阁本与文津阁本。这两个版本在抄录时间上一前一后,在文字上也稍有不同。文渊阁本提要的落款时间为乾隆四十六年(1781)十二月,文津阁本为乾隆四十九年八月。二书的抄录、校勘人员也不同,文渊阁本详校官为太医院吏目周世泰,仓圣脉覆勘,文津阁本详校官为李岩,纪昀覆勘。

文渊阁本卷前有乾隆四十六年提要,次《伤寒直格序》。正文半叶八行,行二十一字,小字双行同,单鱼尾,四周双边,卷端题"钦定四库全书/伤寒直格方卷一/宋刘守真撰"。而文津阁本卷端则题为"钦定四库全书/伤寒直格论方卷一/金刘完素撰"。二书在题名与作者的著录上皆不一致。

经过文字上的比对可以确证，文渊阁四库本的底本是吴勉学《古今医统正脉全书》本。上文所胪列的医统本的几个独有的特征，文渊阁本皆一一符合，如卷上《经络病证》诸本作"衄，音浓，入，鼻血也"，医统本改为"衄，音浓，入声，鼻出血也"。《内外病生四类》"一者因气变动"一段后，诸本注释云："癥，音贞；瘕，音假；癥，聚积也；瘕，血气聚也。"医统本改为："癥，音贞，聚积也；瘕，音假，血气聚也。"

但与底本相对照，文渊阁本的改动也较大。总结起来，主要有以下几个方面：

第一，文渊阁本在文字上对全书做过校证，改正了一些明显的错误。比如卷上《经络病证》"手厥阳心胞络病则手心热"，"阳"字改为"阴"字。卷上《论脉》"三部长三寸，以应三寸"，"寸"字改为"焦"。以上这些改动虽无版本上的依据，但皆有其他医书相参证，可以视为他校。文渊阁本更多的是根据上下文义直接进行的改字。比如卷上《六所不余不足》"子午卯酉四仲为一阴一阳也"，文渊阁本改为"一阴一阳"改为"二阴二阳"。卷中"不知此以阳主虚无，而言神为阳正形体"，"正"字改为"主"。"后下后微热不解，凉膈散调之"，第一个"后"字改为"若"。"兼愚吹乳乳发，或已觉吹乳、乳痈，叔服即愈"，"愚"字改为"治"。"而但喘急、闷结、谵妄、昏胃，关脉觉数而紧者，尤宜此法急下之"，"胃"改为"冒"。"时发微热，喘胃不能卧者，有燥粪也"，"胃"改为"急"。"或斑疹后热毒不退，久不作痂者"，"退"改为"退"。卷下《益元散》"可远妄梅，可显玄功"，"梅"字改为"诞"字。《茵陈汤》"凡治发黄，亢越此法也"，"亢"改为"不"。以上这些例子的改字，既无版本依据，又无其他医书的参证，皆以通顺与否随文校改，可谓之理校。

第二，对于文中的双行小字注文，文渊阁本也做了一些校改。补充者如卷上《四时平脉》"春弦"下补充小字注文"一曰迟"。调整者如卷上《经络病证》"足厥阴肝经病"，诸本"遗尿"下有小字注文云："癃闭小便癃闭而病疲惫也"，文渊阁本改作"遗尿"下注云"小便不闭也"，"癃"下注云"病疲惫也"。删除者如卷上《死生脉侯》最末一句，诸本皆有双行小注"死证多矣，以至危极则元越此矣"，文渊阁本删去。此外，在文渊阁本中，注文与正文的文字大小也有与别本皆不一致之处，如卷中《主疗》"凡此诸可下之"下"言大柴胡三承气诸下证"十字，诸本为单行小注，文渊阁本作正文大字。"半在表半在里"下"脉在肌肉而半入于里"九字，诸本皆为单行小注，文渊阁本作正文大字。

第三，在卷下的药物炮制剂量上，文渊阁本也做了许多改动。比如凉膈散中"薄荷叶"一味的炮制方法，诸本皆作"去毛"，文渊阁本改为"净，去毛"。"黄芩"一味的剂量诸本皆作"各半两"，文渊阁本作"以上各半两"。白术散中"藿香叶"下，诸本皆作"净，各半两"，文渊阁本作"净，俱各半两"，"甘草"诸本作"炙，一两半"，文渊阁本作"炙，一两"。半夏橘皮汤，"黄芩"下诸本皆作"去腐心，各一分"，文渊阁本作"去其腐心，上俱各一分"。双解散"荆芥叶"下，诸本无剂量，文渊阁本则注明"各二钱半"。

相对文渊阁本的校大改动，文津阁本的特征是更加忠实于底本。上文胪列文渊阁的改动，文津阁本皆照原文抄录。文津阁本一方面对于一些非常明显的舛错未加改正，另一方面抄录过程中也出现了一些手民之误，比如卷上《经络病证》"手太阳小肠经病……卯廉痛"，文津阁本"廉"作"兼"。"足少阴肾经病……咳唾则有血，喝喝而喘"，文津阁本衍一"喝"字。《趺阳脉》"涩则气不下实脉不出则身冷肤鞭"，"鞭"字作"鞭"。

2.清末江阴朱文震重刻《古今医统正脉全书》本

清末江阴朱文震校刻《古今医统正脉全书》，其中包括《伤寒直格》一书。卷前有《伤寒直格序》，次目录，次正文。卷端题"伤寒直格论方卷上 江阴朱氏校刻本 金河间刘完素著"。正文半叶九行，行二十一字，白口，单黑鱼尾，四周双边。

朱文震本虽据《医统正脉》刊刻，但也有一些不同之处。朱氏刻本所据的底本应该不是一个印刷清晰的版本，刻本中有一些墨丁与留白，当是底本不清晰所致，如卷下"益元散"条"加凉膈散和解尤佳"后有墨丁一处。卷下"桂枝加葛枝汤"，甘草下作"各 钱三分"，"各"字下有空白。"小青龙汤""五味子"下医统本有"二钱"，朱氏刻本无。

朱氏刻本在文字上也进行过一些校改，改正了底本一些明显的错误。比如医统本卷上《经络病证》"足阳明胃经病……欲高高而歌"，朱氏刻本改作"欲登高而歌"。医统本"手厥阳心胞络病"，"阳"字朱氏刻本改作"阴"。卷下"益元散"医统本"可远妄梅，可显玄功"，"梅"字朱氏刻本改作"晦"。

此外，朱氏刻本在大小字注文的形式上也与底本有少许差异。比如卷下"小柴胡汤"服法一段末尾"诸药法同"四字，医统本原作小字双行，朱氏刻本改作大字单行同正文。"凉膈散"服法部分"或无蜜亦可旧用竹叶或亦不须"十二字，医统本原作小字双行，朱氏刻本改作大字单行同正文。

民国十二年(1923)北平中医学社购得朱氏刻本《古今医统正脉全书》的板片，修补后重新印行。

(五)民国印本

民国时期，千顷堂书局将吴勉学《古今医统正脉全书》石印出版，其中《伤寒直格》卷端题"刘河间伤寒直格论方卷上　临川葛雍编　新安吴勉学校"。卷前有《伤寒直格序》，正文半叶二十行，行三十八字，无界行，白口，单鱼尾，四周双边。经过对照发现，千顷堂书局的石印本基本忠实于医统本的原貌，在文字上未做过多删改。

(六) 附说

明嘉靖安正堂刻本。清叶德辉《郎园读书志》卷六著录《新刊河间刘守真伤寒直格论方》三卷、《后集》一卷、《续集》一卷、《张子和心镜》一卷。为明嘉靖壬辰刘氏安正堂刻本。著录曰："今此书分五卷，为明嘉靖壬辰安正堂刻本。每半叶十行，行十一字。卷五末有荷叶首莲花坐木长方牌记，云'嘉靖壬辰仲秋七月安正堂刊'十字，版心'伤寒直格论'五字，鱼尾下'一卷'二字。二卷大题'新刊河间刘守真伤寒直格卷之二(似"中"字改)'，次行同，版心'伤寒直格'四字，鱼尾'二卷'二字。三卷、四卷大题'新刊河间刘守真伤寒直格后集卷之四'，次行'都梁瑞泉野叟镏洪编辑'，三行'临川华盖山樵葛雍校正'，版心同三卷，鱼尾下'四卷'二字。五卷大题'新刊河间刘守真伤寒直格续集卷之五'，次行'平阳马宗素撰述'，三行'临川葛雍校正'，版心同四卷，鱼尾下'五卷'二字。卷末又一行大题'张子和心镜'，次行'门人镇阳常惠仲明编'。核与《四库》本，除前三卷，余并不同。据黄丕烈《士礼居藏书题跋记》，元刻本大题均同此，则此源出元，故仍旧题。安正堂为明书坊刘宗器牌名，当时刻书甚多，立堂最久，而此书则未经藏书家著录。"叶德辉著录的嘉靖安正堂刻本今未见。从他的描述来看，行款与卷号对照之前的版本皆不相同，较为独特，其来源可能并不是直接据元刻本刊刻。

【版本源流图】

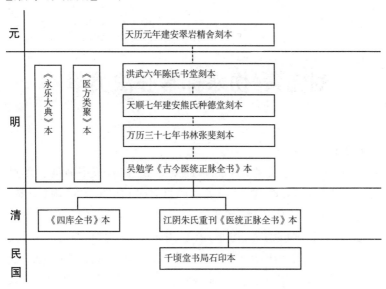

刘完素《伤寒标本心法类萃》

【成书】

《伤寒标本心法类萃》，题河间刘守真编集，成书时间已不可考。明代殷仲春《医藏书目》正法函目著录《伤寒标本》附《心要》《心镜》一卷。清代汪琥《伤寒论辨证广注·采辑书目》谓："书凡二卷，其上卷则以伤风、伤寒、中暑、中湿四证为始，至劳食复，共四十六条。其下卷则集麻、桂等五十二汤，又无忧丸等治食积、虫积及外科之方。其至治两感证，则用大、小柴胡汤，凉膈、五苓、天水、通圣、双解等散。热势甚可下者，用三一承气汤，或解毒合承气汤。其言实超出乎朱奉议之上，然亦大变仲景之法者也。"《四库全书总目提要》谓："《伤寒标本心法类萃》上卷分别表里，辨其缓急，下卷则载所用之方。其中传染一项，称双解散、益元散皆为神方。二方既为完素所制，不应自誉至此。考完素《原病式序》称，集伤寒杂病脉证方论之文，目曰《医方精要宣明论》。今检《宣明论》中已有伤寒二卷，则完素治伤寒法已在《宣明论》中，不别为书。未必别为著书，此书恐出于依托，然流传已久，姑存之以备参考矣。"

【版本】

(一)明刻本

1. 万历间吴勉学刻《古今医统正脉全书》本

吴勉学所辑《古今医统正脉全书》收录《伤寒标本心法类萃》

二卷。《伤寒标本心法类萃》是小丛编"刘河间伤寒六书"中的一种。丛书包括《素问玄机原病式》《黄帝素问宣明论方》《素问病机气宜保命集》《伤寒医鉴》《伤寒直格》《伤寒标本心法类萃》附《伤寒心要》《伤寒心镜》。

医统本《标本心法类萃》卷前无序文及目录，卷端题"伤寒标本心法类萃卷上／河间刘守真编集／新安吴勉学校正"。正文半叶十行，行二十字，白口，单黑鱼尾，四周双边。

按照医统本的体例，卷下方剂部分每方下皆有序号，卷上在论及相应的药方时皆标示序号，以便于检索。但医统本卷上仅有《伤风》《伤寒》《中暑》三个小节的方剂下标示了序号，其余则无。这有可能是刊刻所据的版本原来如此，也有可能是在原刻本基础上删改未尽的遗留。由于所依据的版本已不可考，吴勉学的这一整理本就成为《伤寒标本心法类萃》最早的版本。

（二）清本

1.《四库全书》本

《四库全书》本收录《伤寒标本心法类萃》二卷。今较为常见的有文渊阁本与文津阁本，二者在文字上略有不同，皆与《伤寒直格》三卷合函。文渊阁本卷前有乾隆四十六年（1781）提要，详校官为太医院吏目周世泰，仓圣脉覆勘。卷端题"钦定四库全书／伤寒标本心法类萃卷一／宋刘守真撰"。正文半叶八行，行二十一字，小字双行同，单鱼尾，四周双边。

文渊阁本的底本应该是吴勉学《古今医统正脉全书》本。二者相对照，文字大多相同，但文渊阁本对底本做了一些改动，主要有以下几个方面：

第一，在形式上，医统本中的注文皆为单行小字，文渊阁本改作双行小字。在卷下的方剂部分，医统本每方下以数字标明次序，方便检索，但也有漏刻、误刻的情况，文渊阁本按照顺序增补了一部分数字。如"白虎汤"下缺"二十二"，文渊阁本补之。在药方剂量的抄写方式上也有不同，卷下"神效追虫取积感应丸"，"槟榔半斤，樟柳根半斤，管仲半斤，大黄半斤"，文渊阁本仅在"大黄"下注明"以上俱各半斤"。

　　第二，在内容上，文渊阁本对底本文义扞格不通之处做了改正。比如，卷上《自利并误下》，"麻浮表不解"文渊阁本"麻"字改为"脉"字。《小便不利》"小便不利者，小便难而赤涉也"，文渊阁本"涉"改为"涩"。《结胸》"结胸之证有三，不按而痛者名大结"，文渊阁本补"大结胸"。卷下"大黄黄连泻心汤"中"右五钱，方煎"，文渊阁本"方"改为"水"，"一法如生姜，甚良"，文渊阁本"如"改作"加"。《伤寒用药加减赋》"万物之生也，人之最灵"，文渊阁本"之"字改作"为"。文渊阁本的这些改动尽管没有版本上的依据，但理顺了文义，在整理医学文献的方法上也是可取的。

　　第三，在卷下最后一部分《伤寒用药加减赋》中，文渊阁本的改动较大，与底本相比，在内容与形式上皆有变化。"谵语发狂委将军"下医统本作"即大黄"，文渊阁本改作双行小注"此即指大黄也"。"烦躁者茯苓"下医统本作"茯苓四逆汤"，文渊阁本改作双行小注"病烦躁则用茯苓四逆汤"，"脉绝用当归"下医统本作"当归四逆汤"，文渊阁本改作双行小注"其脉有欲绝者则用当归四逆汤治之"。以下医统本四逆汤加人参、附子泻心汤、黄芩泻心汤、生姜附子泻心汤、人参泻心汤等，文渊阁本皆改作双行小字注文，文字皆不相同。

　　文津阁本卷端题"钦定四库全书　子部五/伤寒标本心法类萃卷一　医家类/金刘完素撰"。详校官仅李岩一人。正文半叶八行,行二十一字,小字双行同,单鱼尾,四周双边。相比文渊阁本,文津阁本未做校勘,多据原本刊刻。上文所胪列文渊阁本所做的校改,文津阁本与底本相一致,未做改动。

2.清末江阴朱文震重刻《古今医统正脉全书》本

清末江阴朱文震校刻《古今医统正脉全书》,其中包括《伤寒标本心法类萃》一书。卷端题"伤寒标本心法类萃上　江阴朱氏校刻本　金　河间刘完素著",正文九行二十一字,白口,单鱼尾,四周双边。

朱氏在刊刻时改正了一些较为明显的文字错误,比如卷上《痉病》"通宜三承气汤合解毒下之",朱氏刻本"三承气汤"改作"三乙承气汤"。《自利并误下》,"麻浮表不解"文渊阁本"麻"字改为"脉"字。《小便不利》"小便不利者,小便难而赤涉也",文渊阁本"涉"改为"涩"。《结胸》"结胸之证有三,不按而痛者名大结",文渊阁本补"大结胸"。卷下"大黄黄连泻心汤"中"右五钱,方煎",文渊阁本"方"改为"水"。此外,朱氏刻本对卷下药剂的编号也进行过调整,刘庭瑞方,医统本原作"四十五",朱氏本改为"四十六",以下凡有编号者皆依次顺延。且朱氏刻本缺卷末《伤寒用药加减赋》一节。

民国十二年(1923)北平中医学社购得朱氏刻本《古今医统正脉全书》的板片,修补后重新印行。这些板片后入藏中国书店,刷印通行。

(三)民国印本

民国时期,千顷堂书局将吴勉学《古今医统正脉全书》本石印出版,其中《伤寒标本心法类萃》卷端题"伤寒标本心法类萃卷上　河间刘守真编集　新安吴勉学校正"。正文半叶二十行,行三十八字,无界行,白口,单鱼尾,四周双边。经过对照发现,千顷堂书局的石印本基本忠实于医统本的原貌,在文字上未做过多删改。

镏洪《伤寒心要》

【成书】

《伤寒心要》一卷,都梁镏洪编。《医籍考》谓:"镏洪,号瑞泉野叟,其始末未详,亦似为金人。"都梁为盱治古称,盱眙第一山中有瑞岩及瑞岩泉,泉因岩名,今泉旁尚有元人余阙的题咏,其中有云"煮酒瑞泉新"。这与"都梁"与"瑞泉野叟"皆可一一对应,因此镏洪当为盱眙人。国家图书馆所藏陈氏书堂刻本与上海图书馆所藏万历三十七年(1609)书林张斐刻本《新刊刘河间伤寒直格》三卷后附有《伤寒心要》一卷,卷前有《伤寒心要序》一篇。这一篇序文未见于其他版本的《伤寒心要》,对我们考察成书时间非常重要,兹录如下。

予尝闻立身在乎择术,择术不精,学者通患,故术不可不慎也,医术尤甚。予学医三十余年,始见当世医者,曳裾谈说病证,以巢、扁自许。及观其所读之书,不出朱肱《活人书》、李双锺等论,亦尝试而用之,或得或失,时有枘凿,再而思之,加之以功复熟而终莫晓其故。一旦得镏河间之旨要,张子和之捷径,前之所疑,判然冰释,然后知古人所谓择术不可不慎者,信哉斯言。世之医者,大抵谓河间之书,皆用寒凉之药,谩无温暖之剂,一下之外,更无他策。殊不知伤寒一疾,始终俱是热证,但热有表里、微甚、轻重,分数用药,加减于中而消息之耳,岂有寒证。此说子和已辨之详矣。或者未信其说,是是非非,较然可见。予非尤右河间之书,而指摘朱肱之疵,特以人命至重,临病之际,死生反掌,苟有所得,是以不敢自昧,暇日因讲究二先生方书,及平昔所得秘传之旨,删繁剔冗,撮其玄妙,得方一有十八集为一编,名曰《伤寒心要》。皆已试而得效者,不敢私诸己,与好事者共之,有能得河间之心法者,必知予择术之精也。岁次戊寅菊节都梁瑞泉野叟镏洪序。

此篇序文末尾落款为"戊寅菊节"。金元时期的戊寅年有三,分别是1218年、1278年、1338年。在这篇序文里,作者提到了李双锺、刘河间、张从正三位医家。李双锺即宋代医家李知先,字符象,号双锺处士,宋孝宗乾道间人。刘河间即金代医家刘完素,卒于金承安五年(1200)。张子和即张从正,卒于金正大五年(1228)。序中提到:"世之医者,大抵谓河间之书,皆用寒凉之药,谩无温暖之剂,一下之外,更无他策。殊不知伤寒一疾,始终俱是热证,但热有表里、微甚、轻重,分数用药,加减于中而消息之耳,岂有寒证。此说子和已辨之详矣。"张子和辨正伤寒俱是热证的相关论说,保存在他的《儒门事亲》以及附刊于《伤寒直格》之后的《张子和伤寒心镜》中。《儒门事亲》成书于张从正晚年,最早的刻本是中统三年(1262)刻本。《张子和伤寒心镜》由门人常惪编辑,常惪为常仲明(1178—1251)之子,元初人。从张从正医书的刊刻情况来看,镏洪能够"暇日因讲究二先生方书",应该是在张从正离世且著作刊行之后,最早也是在张从正晚年,因而可以排除1218年。序中有"当世医者"云云,味其语气,作者与刘完素、张从正当相距不远,故可排除1338年。因此,《伤寒心要》的成书年代,似可确定为1278年,即元至元十五年。

清代汪琥《伤寒论辨证广注·采辑书目》谓:"书止一卷,其论伤寒,大率以热病为主。其用方药,第一则双解散,第二则用小柴胡、凉膈、天水合服,第三凉膈合小柴胡,第四大柴胡合黄连解毒汤、第五大柴胡合三乙承气汤。共三十方,皆复方也。卷末则新增病后四方,及《心要余论》。此得河间之一偏,其用药溷淆,不足法也。"《四库全书总目提要》谓:"旧本题都梁镏洪编。洪,始末未详。大旨敷演刘完素之说。所列方凡十八,又有病后四方,与常德《伤寒心镜》皆后人裒辑,附入《河间六书》之末者。然掇拾残剩,无所发明。"可资参详。

【版本】

(一)明刻本

1.洪武六年(1373)陈氏书堂刻本

国家图书馆藏有陈氏书堂刻本《新刊刘河间伤寒直格》三卷后附有《伤寒心要》一卷,著录为明洪武六年刻本。以其目录前亦有木记五行云:"伤寒方论自汉长沙张仲景之后惟前金河/间刘守真深究厥旨著为伤寒直格一书诚/有益于世今求到江北善本乃临川葛仲穆/编校敬刻梓行嘉与天下卫生君子共之/岁次癸丑仲冬妃仙陈氏书堂刊。"《伤寒心要》卷前有"岁次戊寅菊节都梁瑞泉野叟镏洪序"。卷端题"新刊刘河间伤寒直格后集/瑞泉野叟镏洪辑编/临川华盖山樵葛雍校正"。每半叶十三行,行二十四字,黑口,双黑鱼尾,四周单边。正文分作治法与药方两部分,其中所提及的药方皆以数字标明,便于检索,且数字上皆有墨盖。

2.天顺七年(1463)建安熊氏种德堂刻本

柏克莱加州大学东亚图书馆藏有天顺七年建安熊氏种德堂刻本《新刊刘河间伤寒直格》附《后集》一卷。《伤寒直格》目录前有木记五行云:"伤寒方论自汉长沙张仲景之后惟前金河/间刘守真深究厥旨著为伤寒直格一书诚/有益于世今求到江北善本乃临川葛仲穆/编校敬刻梓行嘉与天下卫生君子共之/岁次癸未仲冬建安熊氏种德堂刊。"明天顺七年(1463)刻本,当根据"癸未仲冬"这一纪年而来。

是书卷端题"新刊刘河间伤寒直格后集/都梁瑞泉野叟镏洪辑编/临川华盖山樵葛雍校正/伤寒心要论"。每半叶十三行,行二十四字,黑口,双黑鱼尾,四周单边。

此书在行款版式上与陈氏书堂刻本完全一致,或是据其翻刻。但仔细对照二者,也有一些文字上的不同。比如字体的正俗繁简之异,陈氏书堂刻本刻作正字者,种德堂本作俗字。如"剂"字,陈氏书堂刻本《伤寒心要余论》"或恶心干呕吐者,白虎大作一劑调解毒末五钱服之",其中"劑"字种德堂本作"剂"。种德堂本也有一些误刻之处,比如"投之脉虽浮而热大极者,承气徐徐疏利之",陈氏书堂刻本"徐徐"二字,第二个"徐"字作两条短横,种德堂本误作"二"字。从总体来看,二者之间的差异微乎其微,但结合同函《伤寒直格》《伤寒医鉴》等书来看,在刊刻质量上,种德堂本稍不及陈氏书堂刻本。

3.《医方类聚》本

朝鲜金礼蒙所编《医方类聚》卷五十六收录了《伤寒心要》的内容,题作"伤寒心要论"与"伤寒心要余论"。从文字来看,《医方类聚》本与现存最早的陈氏书堂刻本基本无异文。但由于《伤寒心要》篇幅较小,可供比对的文字不多,并且从一同刊印的《伤寒直格》的情况来看,《伤寒心要》也可能来源于更早的元刻本。

4.《医学正传》本

明代虞抟的《医学正传》卷一收录了《伤寒心要》的绝大部分

内容。《医学正传》成书于正德十年(1515),是以朱震亨的医学思想为宗要,汇集其他医家之说而编纂的一部医学著作。是书以病证为纲,共分七十三种病证,每种病证包括"论""脉法""方法""医案"四方面内容,其体例较为整齐。被编入其中的《伤寒心要》一书也依照其体例做了部分调整。其名称改题作"刘河间守真治伤寒直格要诀"。在内容上,《伤寒心要》原书可分为治法与药方两部分,但编入《医学正传》时将两部分合二为一,每节先言治法后附药方。治法部分即《伤寒心要》的原文,药方部分则根据全书的体例做了调整与互见,以便于检索。

《医学正传》今存最早的刻本是明嘉靖刻本,是书半叶十二行,行二十四字,黑口,双鱼尾,四周单边。将它与《伤寒心要》的其他版本相对照发现,二者相异之处为数不少。比如在语言上有一些改动,诸本"下之太早则表里乘虚入里",《医学正传》本"表里"之"里"作"邪"。诸本"其病胸膈满闷,或喘或呕,阳脉紧甚者,可用瓜蒂散涌之",《医学正传》本最末一句作"宜瓜蒂散吐之"。诸本"病热已去,微热者以益元散服之",《医学正传》本作"病大热已去,微热未尽除者,以益元散服之"。诸本"烦心不得卧栀子汤",《医学正传》本作"心烦不得卧栀子豉汤"。诸本"更有外证,加减通圣散方内随证用药",《医学正传》本作"更有外证,加减通圣散方内随证用药处治,万无一失也"等等。从这些差异来看,它们之间并不仅仅是文字错讹的更改,而是语言表述上的不同,因此,当时《伤寒心要》可能有其他的版本存世。

5.万历三十七年(1609)书林张斐刻本

上海图书馆藏有万历三十七年书林张斐刻本一部。内封 B 面上栏镌"敦睦堂",左栏为"伤寒直格",右栏为"伤寒方论自汉长沙张仲景之后"云云四行,末题"张怀白识"。

卷前为"镌伤寒直格序",此序与诸本前序相同,唯序末有年款及撰人,"洪武戊辰冬至翠岩老人谨题"。戊辰即洪武二十一年(1388)。次为"伤寒心要序",序末有题识云"岁次戊寅都梁瑞泉野叟镏洪序"。次目录,题"新刊刘河间伤寒直格目录",目录前有牌记五行,与诸本皆同,最末一行改作"万历岁次己酉孟夏月张斐重刊行"。

与其他版本相同,张斐刻本《伤寒心要》也是附于《伤寒直格》后。卷端题"新刊河间刘守真伤寒直格后集/都梁瑞泉野叟刘洪辑编/临川华盖山樵葛雍编正/闽建虚散人张道辅重考/书林怀白张斐刊行"。正文半叶十一行,行二十五字,白口,单鱼尾,四周双边。

张斐刻本在形式上与其他版本略有不同。比如,其他版本中句与句间的空格,张斐刻本皆无。其他版本的数字序号皆有墨盖,张斐刻本则作括号。在注释的形式上,其他版本作小字,而张斐刻本则低一格刊刻,比如"或中暑自汗,解以白虎汤"下有小注"《直格》云:夏至前为湿"云云,张斐刻本"《直格》云"之后皆低一格刊刻。又如,"有大下之后热不退"一段下有小注"《直格》云:伤寒汗后汗出不解"云云,亦作低一格刊刻。

在药物的炮制方法上,张斐刻本较其他版本也增加了一些内容。比如"双解散"中"大黄"一味下多出小注云"酒制","甘草二两"作"甘草二两,火炙"。又如"天水散"中"甘草一两",张斐刻本作"甘草一两,炙"。"凉膈散"中"大黄"下,张斐刻本多小注云"酒制"。

6.万历间吴勉学刻《古今医统正脉全书》本

吴勉学所辑《古今医统正脉全书》收录《伤寒心要》一卷。《伤寒心要》是小丛编"刘河间伤寒六书"中的一种。丛书包括《素问玄机原病式》《黄帝素问宣明论方》《素问病机气宜保命集》《伤寒医鉴》《伤寒直格》、《伤寒标本心法类萃》附《伤寒心要》、《伤寒心镜》。

医统本《伤寒心要》卷前无序文及目录,卷端题"附河间伤寒心要/都梁镏洪编/新安吴勉学校"。正文半叶十行,行二十字,白口,单黑鱼尾,四周双边。

在形式上,医统本与之前的版本相比有较大不同。诸本中的单行小字注文,医统本皆改作双行小字。诸本中提行另起的文字,医统本则直接接续上文。

医统本在文字上也有一些改动,这些改动有对较为明显错误的更正,比如诸本"殊不知下之太早,则表里乘虚入里","表里"之"里"字衍,医统本删去。诸本"谵语发狂,踰垣赴井,皆阳热极盛热",医统本后一"热"字改作"者"字。也有一些改动可能是参照了其他的版本,比如"后人有四五次下,加生以十数行而生者",诸本"加生"二字,医统本改作"以"。"医都到此,杀人活人一弹指间","杀人活人"四字,医统本作"活人杀人"。

(二)清本

1.清末江阴朱文震重刻《古今医统正脉》本

清末江阴朱文震校刻《古今医统正脉全书》,其中包括《伤寒心要》一书。卷端题"伤寒心要 江阴朱氏校刻本 金河间刘完素著"。正文半叶九行,行二十一字,白口,单黑鱼尾,四周双边。

朱氏刻本并非《医统正脉全书》的翻刻本,而只能说是重刻本。在文字的形态上,朱氏刻本相比医统本有一些不同,比如"沉"改作"沈"、"裹"改作"裡"、"却"作"卻"、"脉"作"脈"、"茈"作"柴"等等。此外,朱氏刻本在刊刻时对原本也进行了校勘,改正了一些较为明显的错误,比如医统本"阴气极衰,脉自断绝",朱氏刻本"自"改作"息"。医统本"第二十二承气汤"条,"煎一二沸,绞去滓,热极",朱氏刻本删去"极"字。

民国十二年(1923)北平中医学社购得朱氏刻本《古今医统正脉全书》的板片,修补后重新印行。这些板片后入藏中国书店,刷印通行。

(三)民国印本

民国时期,千顷堂书局将吴勉学《古今医统正脉全书》石印出版,其中《伤寒心要》卷端题"附河间伤寒心要　都梁镏洪编集　新安吴勉学校正"。正文半叶二十行,行三十八字,无界行,白口,单鱼尾,四周双边。

(四)附说

1. 元天历元年(1328)建安翠岩精舍刻本

目前存世《伤寒心要》的各个版本多附于《伤寒直格》一书之后刊行,称为《后集》。北京大学图书馆所藏元天历元年建安翠岩精舍刻本《伤寒直格》一书目录中有后集"镏洪伤寒心要",分为"伤寒心要论方"与"余论"两部分,但现存版本正文已无《伤寒心要》。是书目录前有牌记五行,云"伤寒方论自汉长沙张仲景之后惟前金河/间刘守真深究厥旨著为伤寒直格一书诚/有益于世今求到江北善本乃临川葛仲穆/编校敬刻梓行嘉与天下卫生君子共之/岁次戊辰仲冬建安翠岩精舍刊行"。《伤寒直格》正文半叶十六行,行二十九字,细黑口,四周双边。《伤寒心要》即附其后,其行款应与《伤寒直格》相一致。

2. 明嘉靖安正堂刻本

清叶德辉《郋园读书志》卷六著录《新刊河间刘守真伤寒直格论方》三卷、《后集》一卷、《续集》一卷、《张子和心镜》一卷。为明嘉靖壬辰刘氏安正堂刻本。其中三卷、四卷大题"新刊河间刘守真伤寒直格后集卷之四",次行"都梁瑞泉野叟镏洪编辑",三行"临川华盖山樵葛雍校正",版心有"伤寒直格论"五字,鱼尾下有"四卷"二字。正文每半叶十行,行十一字。其版式与诸本皆不一致,较为独特。此书未见。

【版本源流图】

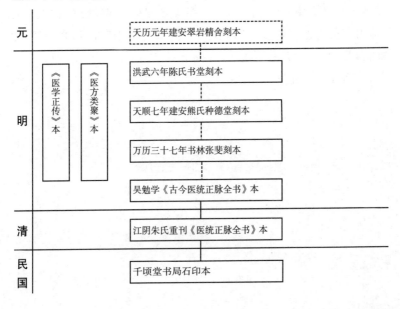

马宗素《伤寒医鉴》

【成书】

《伤寒医鉴》一卷,马宗素撰,最早见于《医藏书目》著录,成书时间已不可考。清代汪琥《伤寒论辨证广注·采辑书目》谓:"书止一卷,首论脉证、六经传受、汗下等法,终以小儿疮疹,共十一条。每条之中皆引《活人书》于前,继则引守真氏之语,以辨其非,末又正以《素问》之文。其旨大都以伤寒为热病,无所谓寒证者,是亦深合《素问·热论》中之义也。"《四库全书总目提要》谓:"是书载《河间六书》中,皆采刘完素之说以驳朱肱《南阳活人书》,故每条之论皆先朱后刘,大旨皆以热病为伤寒,而喜寒凉、忌温热。然《活人书》往往用麻桂于夏月发泄之时,所以贻祸。若冬月真正伤寒,则非此不足以散阴耶,岂可专主于凉泄。未免矫枉过直,各执一偏之见矣。"

【版本】

(一)明刻本

1. 洪武六年(1373)陈氏书堂刻本

国家图书馆藏有陈氏书堂刻本《新刊刘河间伤寒直格》三卷后附有《伤寒医鉴》一卷,著录为明洪武六年刻本。以其目录前有木记五行云:"伤寒方论自汉长沙张仲景之后惟前金河/间刘守真深究厥旨著为伤寒直格一书诚/有益于世今求到江北善本乃临川葛仲穆/编校敬刻梓行嘉与天下卫生君子共之/岁次癸丑仲冬妃仙陈氏书堂刊。"《伤寒医鉴》卷端题"新刊刘河间伤寒直格续集/平阳马宗素撰述/临川葛雍校正",卷末有"癸丑岁仲冬陈氏刊"八字。正文每半叶十三行,行二十四字,黑口,双黑鱼尾,四周单边。

2. 天顺七年(1463)建安熊氏种德堂刻本

美国柏克莱加州大学东亚图书馆藏有明代明天顺七年建安熊氏种德堂刻本《新刊刘河间伤寒直格》附《伤寒医鉴》一卷。是书总目录卷前木记末行云"岁次癸未仲冬建安熊氏种德堂刊",卷端题"新刊刘河间伤寒直格续集/平阳马宗素撰述/临川葛雍校正/伤寒医鉴"。正文每半叶十三行,行二十字,黑口,双黑鱼尾,四周单边。

此书版式与陈氏书堂刻本完全相同,或据其翻刻。但在文字上,种德堂刻本的错误较陈氏书堂刻本稍多。比如陈氏书堂刻本"寒毒藏于肌肤间,久而不去",种德堂刻本"久"字误作"人"字。"《活人书》阴毒脉疾,七至、八至以上,疾不可数者",种德堂刻本"七"字误作"一"字。"小腹绞痛欲死,脐下二寸灸",种德堂刻本"二"字误作"三"字。此外,二者还有文字正俗写法上的不同。如陈氏书堂刻本《论脉证》"《素问脉要精微论》长则气治,短则气数"。二"气"字种德堂刻本作"氣"。又,陈氏书堂刻本《论六经传受》"时腠理寒便入阴经","寒"字种德堂刻本作俗写。因此,在刊刻质量上,种德堂本不及陈氏书堂刻本。

3.《医方类聚》本

《伤寒医鉴》一书被收录于朝鲜金礼蒙所编《医方类聚》卷三十八中。包括卷首序、《论脉证》《论六经传受》《论汗下》《论阳厥极深》《论燥湿发黄》《论不得眠》《论呕吐》《论湿热下利》《论霍乱》

《论好用寒药》。从文字看来，《医方类聚》本与现存最早的陈氏书堂刻本基本无异文。但由于《伤寒医鉴》篇幅较小，可供比对的文字不多，并且从一同刊印的《伤寒直格》的情况来看，《伤寒医鉴》也可能来源于其他版本。

4.万历三十七年(1609)书林张斐刻本

上海图书馆藏有万历三十七年书林张斐刻本一部。内封 B 面上栏镌"敦睦堂"，左栏为"伤寒直格"，右栏为"伤寒方论自汉长沙张仲景之后"云云四行，末题"张怀白识"。

卷前为"镌伤寒直格序"，此序与诸本前序相同，唯序末有年款及撰人，"洪武戊辰冬至翠岩老人谨题"。戊辰即洪武二十一年(1388)。次为"伤寒心要序"，序末有题识云"岁次戊寅都梁瑞泉野叟镏洪序"。次目录，题"新刊刘河间伤寒直格目录"，目录前有牌记五行，与诸本皆同，最末一行改作"万历岁次己酉孟夏月张斐重刊行"。

与其他版本相同，张斐刻本《伤寒医鉴》也是附于《伤寒直格》后，卷端题"新刊伤寒直格续集/平阳马宗素撰述/临川葛雍校正/闽建清虚子张道辅重考"。正文半叶十一行，行二十五字，白口，单鱼尾，四周双边。

5.万历间吴勉学刻《古今医统正脉全书》本

吴勉学所辑《古今医统正脉全书》收录《伤寒医鉴》一卷。《伤寒医鉴》是小丛编"刘河间伤寒六书"中的一种。丛书包括《素问玄机原病式》《黄帝素问宣明论方》《素问病机气宜保命集》《伤寒医鉴》《伤寒直格》、《伤寒标本心法类萃》附《伤寒心要》、《伤寒心镜》。

医统本《伤寒医鉴》卷前无序文及目录，卷端题"刘河间伤寒医鉴/平阳马宗素撰/新安吴勉学校"。正文半叶十行，行二十字，白口，单黑鱼尾，四周双边。

在形式上,医统本将之前各版本中刻作单行小字的注文改为双行小注。在内容上,医统本相较之前的版本,整体上改动较大,归纳起来,有以下几点:

第一,医统本将之前版本的俗体字皆改为正字。如"藏府"改为"臟腑"、"令"改为"零"、"碍"改为"礙"、"变"改为"變"、"无"改为"無"、"声"改为"聲"、"徧"改为"遍"、"班"改为"斑"、"竟"改为"覺"、"体"改为"體"、"孝"改为"學"、"沈"改为"沉"、"气"改为"氣"、"郑"改为"鄭"、"飢"改为"饑"、"实"改为"實"等等。

第二,医统本在一些文字上与之前的版本稍有不同。这其中一部分是医统本的误刻,比如陈氏书堂刻本"夫道有遭世而兴","夫"字误作"天"字,"然得湿而病,得水而燔",医统本无后一"得"字,《论湿热不利》《素问·阴阳别论》云:阴结者便血一升",医统本"便"作"传"。但医统本更多的是与诸版本文字上的差异,这些差异也有可能来源于其他未知的版本,比如陈氏书堂刻本"寒毒藏于肌肤间",医统本"肤"作"肉";"中间误罹夭横",医统本"夭横"作"横夭";"然恐俗医不悟朱肱《活人书》之谬",医统本"俗医"改作"俗人";"又虑仲景所註之书",医统本"註"改为"著";《论脉证》"但热畜于内,在里极深",医统本无"畜"字;《论六经传受》"夫热病者,皆伤寒之类也",医统本无"夫"字;《论汗下》"世俗妄谓有寒热阴阳之异,误之久矣","误之久矣"作"误人多矣";《论好用寒药》"病气微而攻之",医统本作"病之气微而攻之";《论小儿疮疹》"小便赤涩不通",医统本作"小便赤而不通"等等。

(二)清刻本

清末江阴朱文震校刻《古今医统正脉全书》,其中包括《伤寒医鉴》一书。卷端题"伤寒医鉴　江阴朱氏校刻本　元马宗素著"。正文半叶九行,行二十一字,白口,单黑鱼尾,四周双边。

朱氏重刻《古今医统正脉全书》时,对全书进行了校勘,改正了底本中一些明显的错误,比如医统本"惟昔黄管岐伯",朱氏刻本"管"字改为"帝";医统本"病势人,药力小",朱氏刻本"人"字改为"大";《论脉证》"或咽疾不利,心下胀满结硬",朱氏刻本"咽疾"改作"咽喉";《论阳厥极深》"以火炼金,热极反化为木",朱氏刻本"木"改作"水"等等。但同时,朱氏刻本在刊刻过程中也产生了一些新的舛错,比如"中间误罹横夭,嗟之何及","夭"误作"天";"六脉胕骨取之方有,按之则无","六"误作"穴";《论六经传受》"厥阴之为主,主消渴,气上冲心","上"误作"止";《论湿热不利》"结腹须除,以寒下之,结散利止","除"误作"徐"等等。从总体上来看,朱文震校刻《古今医统正脉全书》对全书进行了重新校勘,在整理质量上应当算作医统本较好的重刻本。但具体到《伤寒医鉴》一书中,朱氏刻本的错误相对较多。

民国十二年(1923)北平中医学社购得朱氏刻本《古今医统正脉全书》的板片,修补后重新印行。这些板片后入藏中国书店,刷印通行。

(三)民国印本

民国时期,千顷堂书局将吴勉学《古今医统正脉全书》石印出版,其中《伤寒医鉴》卷端题"伤寒医鉴　平阳马宗素撰　新安吴勉学校"。正文半叶二十行,行三十八字,无界行,白口,单鱼尾,四周双边。

(四)附说

1.元天历元年(1328)建安翠岩精舍刻本

此书今所见版本皆附于《伤寒直格》一书之后,称为《续集》。

北京大学图书馆所藏元天历元年(1328)建安翠岩精舍刻本《伤寒直格》一书目录中有续集"马宗素伤寒医鉴",共有论脉证、论六经传受、论汗下、论阳厥极深、论燥热发黄、论不得眠、论呕吐、论湿热下利、论霍乱、论好用寒药、论小狼疮疹共十一条。但现存版本正文已无《伤寒医鉴》。是书目录前有牌记五行云"伤寒方论自汉长沙张仲景之后惟前金河/间刘守真深究厥旨著为伤寒直格一书诚/有益于世今求到江北善本乃临川葛仲穆/编校敬刻梓行嘉与天下卫生君子共之/岁次戊辰仲冬建安翠岩精舍刊行"。《伤寒直格》正文半叶十六行,行二十九字,细黑口,四周双边。《伤寒医鉴》即附其后,其行款应与《伤寒医鉴》相一致。

　　2.明嘉靖安正堂刻本

　　清叶德辉《郎园读书志》卷六著录《新刊河间刘守真伤寒直格论方》三卷、《后集》一卷、《续集》一卷、《张子和心镜》一卷。为明嘉靖壬辰刘氏安正堂刻本。其中第五卷大题"新刊河间刘守真伤寒直格续集卷之五",次行"平阳马宗素撰述",三行"临川葛雍校正",版心有"伤寒直格论"五字,鱼尾下有"五卷"二字。正文每半叶十行,行十一字。此本未见。

【版本源流图】

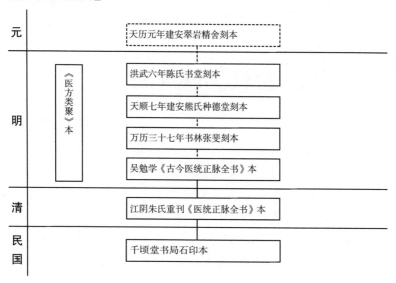

常惪《伤寒心镜》

【成书】

《伤寒心镜》一卷，元常惪编，一名《张子和伤寒心镜》，或《张子和心镜别集》。清代汪琥《伤寒论辨证广注·采辑书目》谓："其书止论七条，首论伤寒双解散及子和增法，次论发表、论攻里、论攻里发表、论捋衣撮空、论传足经不传手经，论亢则害承乃制。其言虽非阐扬仲景之旨，亦深通河间之书者。"《四库全书总目提要》谓："《伤寒心镜》一卷，一名《张子和心镜别集》。旧本题'镇阳常惪编'。德，不知何许人，亦不详其时代。考李濂《医史·张从正传》后附记曰：'《儒门事亲》十四卷，盖子和草创之，麻知几润色之，常仲明又撮其遗为《治法心要》。'子和即从正之字，知几为麻革之字。仲明，字义与德字相符。常仲明者，亦即德欤？若然，则金兴定中人也。书凡七篇，首论河间双解散及子和增减之法，余亦皆二家之绪论。"

金元好问有《真定府学教授常君墓铭》记常仲明本事。常仲明（1178—1251），本名用晦，其先代州崞县人，后移居镇州。"国医宛丘张子和推明岐黄之学，为说累数十万言，求知几为之润文，君颇能探微旨。亲识间有谒医者，助为发药，多所全济，病家赖焉"（元好问《遗山先生文集》卷二十四《真定府学教授常君墓铭》）。李濂《医史》中提到，张从正《儒门事亲》一书得到麻知几的润色，常仲明"颇能探微旨"，但又谓"常仲明又摭其遗为《治法心要》"则不确。元好问《真定府学教授常君墓铭》中有"孤子德雅知予敬其先人，涕泗以墓铭为请"云云，故知常惠为仲明之子。常惠曾主持刊刻张子和《儒门事亲》一书。北京大学图书馆藏中统三年(1262)刻本《儒门事亲》卷前有中统壬戌高鸣序谓："岁末(1259年)，相郡漕司常惠入觐，燕间之次，从臣万家奴尚医，传野辈言其雅善医术。王(忽必烈)曰：何韬晦之深？从谁汝所学？德以宛丘张子和对。且云：其遗书散落，仅有存者。王喜，命锓木以传。德谨奉教，阅再祀始帙，诿鸣题辞。"据此，则常惠为元初人，《伤寒心镜》之成书，或亦在元朝初年。诸版本或作"门人镇阳常惠仲明编"，或作"门人仲明常惠编次"，皆不察相沿袭而误也。

【版本】

(一)明本

1.《永乐大典》本

现存《永乐大典》卷三千六百十四与卷三千六百十五中分别收录一则《张子和伤寒心镜》。前一则题作"张子和心镜"，论发汗；后一则题"张子和治法心要"，论双解散与发汗，即今本《张子和心镜》前两则的内容。将《永乐大典》本与陈氏书堂刻本相对照发现，二者在文字上的差异较大(见表17-1)，《永乐大典》本应该有另外的版本来源。

表17-1　《永乐大典》本与陈氏书堂刻本对照表

	《永乐大典》本	陈氏书堂刻本
论双解	刘守真制双解散、益元散各七八钱，入生姜葱白同煎，解伤寒三二日间。以其伤寒初觉，亦伤寒起，	守真制双解散、益元散各七八分，入生姜葱白煎，解伤寒三二日间。以其伤寒初觉，亦伤寒起，伤寒疑

	《永乐大典》本	陈氏书堂刻本
	伤寒疑似之间,解表则恐伤于内,攻里则恐伤寒于外,故制双解表里齐见俱解,其为得法。然有不解者,犹未尽善也。子和增作吐法,亦同上药一碗,先服一半,探引吐出风痰。次服一半,仍用酸辣汤投之,使近火衣被蒙盖,汗则十解八九。此法子和得之规矩准绳之外,世所未知也。	似之间,解表恐伤于内,攻里恐伤寒于表,故制双解表里齐见俱解,其为得法。然有不解者,犹未尽善也。子和增作吐法,亦用前药煎一碗,今饮其半,探引吐出风痰。次服一半,仍用酸辣汤投之,使近火衣被覆盖,汗则十解八九。此法子和得之规矩准绳之外,世所未知也。
论发汗	世人止知桂枝汤、麻黄汤能汗,独不知凉药之能汗又尽善也。热药汗或不发,反益其病。凉药发之,百无损矣。《素问》曰:辛甘发散为阳,白粥配葱,食之便能发汗。益元加薄荷亦然。承气用生姜、枣,以其辛甘发散之意。刘守真双解,子和演为吐法,岂非凉药亦能发汗?	世人只知桂枝、麻黄发汗,独不知凉药能汗,大有尽善者。热药汗不出者,反益病。凉药发之,百无一损。《素问》云:辛甘发散为阳,白粥配葱,食之便能发汗。益元加薄荷亦能发汗。承气用姜、枣煎,以其辛甘发散之意。守真双解,子和演为吐法,岂非凉药亦能发汗也?

2.洪武六年(1373)陈氏书堂刻本

国家图书馆藏有陈氏书堂刻本《新刊刘河间伤寒直格》三卷后附有《张子和心镜》一卷,著录为明洪武六年刻本。以其目录前有木记五行云:"伤寒方论自汉长沙张仲景之后惟前金河/间刘守真深究厥旨著为伤寒直格一书诚/有益于世今求到江北善本乃临川葛仲穆/编校敬刻梓行嘉与天下卫生君子共之/岁次癸丑仲冬妃仙陈氏书堂刊。"《张子和心镜》卷端题"新刊张子和心镜卷之三直格别集/门人镇阳常惠仲明编"。正文每半叶十三行,行二十四字,黑口,双黑鱼尾,四周单边。卷末有木记"心镜全集随此印行/直格别集"。

3. 天顺七年(1463)建安熊氏种德堂刻本

明代种德堂刻本《新刊刘河间伤寒直格》附《张子和心镜》一卷,是书总目录卷前木记末行云"岁次癸未仲冬建安熊氏种德堂刊",卷端题"新刊张子和心镜卷之三/门人镇阳常惠仲明编"。正文每半叶十三行,行二十四字,黑口,双黑鱼尾,四周单边。

此书版式与陈氏书堂刻本完全相同,或据其翻刻。从总体来看,二者之间的差异微乎其微,但结合同函《伤寒直格》《伤寒医鉴》等书来看,在刊刻质量上,种德堂本稍不及陈氏书堂刻本。

4.《医方类聚》本

朝鲜金礼蒙所编《医方类聚》卷三十八收录了《张子和伤寒心镜》的内容。从文字看来,《医方类聚》本与现存最早的陈氏书堂刻本基本无异文。但由于《伤寒心镜》篇幅较小,可供比对的文字不多,并且从一同刊印的《伤寒直格》的情况来看,《伤寒心镜》也可能来源于更早的元刻本。

5. 万历三十七年(1609)书林张斐刻本

上海图书馆藏有万历三十七年书林张斐刻本一部。内封面上栏镌"敦睦堂",左栏为"伤寒直格",右栏为"伤寒方论自汉长沙张仲景之后"云云四行,末题"张怀白识"。

卷前为"镌伤寒直格序",此序与诸本前序相同,唯序末有年款及撰人"洪武戊辰冬至翠岩老人谨题",戊辰即洪武二十一年(1388)。次为"伤寒心要序",序末有题识云"岁次戊寅都梁瑞泉野叟镏洪序"。次目录,题"新刊刘河间伤寒直格目录",目录前有牌记五行,与诸本皆同,最末一行改作"万历岁次己酉孟夏月张斐重刊行"。

与其他版本相同,张斐刻本《伤寒心镜》也是附于《伤寒直格》

后。卷端题"新刊伤寒心镜卷之六/张子和著/门人仲明常惪编次/闽建清虚子张道辅校正"。正文半叶十一行,行二十五字,白口,单鱼尾,四周双边。

与陈氏书堂本相对照,张斐刻本有极少数的文字差异,比如"伤寒论双解散"条"然间有不解犹未尽善也","间"字张斐刻本作"更"。"论发汗"条"汗不出者反益病","汗"字张斐刻本作"汗之"。"论攻里"条"此语惑人久矣","久"字张斐刻本作"多"。此外,还有部分正字俗字的差异,其他版本作俗字的,张斐刻本皆作正字,如"实"作"實"、"尽"作"盡"、"藏"作"臟"等等。

6. 万历间吴勉学刻《古今医统正脉全书》本

吴勉学所辑《古今医统正脉全书》收录《张子和心镜》一卷。《张子和心镜》是小丛编"刘河间伤寒六书"中的一种。

医统本《张子和心镜》卷前无序文及目录,卷端题"附张子和心镜别集/镇阳常德编/新安吴勉学校"。正文半叶十行,行二十字,白口,单黑鱼尾,四周双边。

冈西为人《宋以前医籍考》谓:"按明刊《医统》本题云'张子和心镜别集',今考葛雍所编本以《直格》为前集,《心要》为后集,《医鉴》为续集,《心镜》为别集。是知吴勉学所称别集,疑则葛雍所题之遗,而固非常惪之原题矣。"①

医统本《张子和心镜》的刊刻质量不及一同刊刻的其他丛书。尽管在文字的正俗字体上做了一些改动,比如"无"改作"無"、"尽"改作"盡"、"于"改作"於"、"实"改作"實"、"盖"改作"蓋"、"藏"改作"臟"、"孝"改作"學"、"体"改作"體"等等,但医统本的误刻却较别本为多,比如《伤寒论双解散》"子和增作吐法",医统本

---

① [日]冈西为人:《宋以前医籍考》,学苑出版社,2010年,第434页。

缺"吐"字;"使近火衣被覆盖,汗出则解八九分矣","盖"误作"益";《捫衣撮空何藏所主》"是知肝藏血,自寅至申,行阳二十五度","肝藏血"误作"用臟血";《伤寒只传足经不传手经论》,"只"误作"口",这些错误皆较为明显,疏于校雠。此外,医统本卷末《亢则害承乃制》一篇自"春无其权也"以下皆缺,这应当是所据刻的版本板面破损造成的。

(二)清刻本

清末江阴朱文震校刻《古今医统正脉全书》,其中包括《伤寒心镜》一书。卷端题"伤寒心镜别集　江阴朱氏校刻本　金考城张从政著"。正文半叶九行,行二十一字,白口,单黑鱼尾,四周双边。

经过对勘发现,朱氏刻本对医统本进行了一些校改,并非完全覆刻医统本,比如医统本《伤寒论双解散》"使近火衣被覆益,汗出则解八九分矣",朱氏刻本"益"字改作"盖"。医统本《捫衣撮空何藏所主》"故手为捫衣摸空",朱氏刻本"摸"改作"撮"。

民国十二年(1923)北平中医学社购得朱氏刻本《古今医统正脉全书》的板片,修补后重新印行。

(三)民国印本

民国时期,千顷堂书局将吴勉学《古今医统正脉全书》石印出版,其中《伤寒心镜》卷端题"附张子和心镜别集　镇阳常德编集　新安吴勉学校正"。正文半叶二十行,行三十八字,无界行,白口,单鱼尾,四周双边。

(四)附说

1.元天历元年(1328)建安翠岩精舍刻本

此书今所见版本皆附于《伤寒直格》一书之后,称为《别集》。

北京大学图书馆所藏元天历元年(1328)建安翠岩精舍刻本《伤寒直格》一书目录中有别集"太医子和心镜",分为"伤寒论双介散""论发汗""论攻里""论攻里发表""揾衣撮空""伤寒只传足经""亢害承制论"七部分,但现存版本已无《伤寒心镜》。其版式应与《伤寒直格》相同,皆正文半叶十六行,行二十九字,细黑口,四周双边。

2.明嘉靖安正堂刻本

清叶德辉《郎园读书志》卷六著录《新刊河间刘守真伤寒直格论方》三卷、《后集》一卷、《续集》一卷、《张子和心镜》一卷。为明嘉靖壬辰刘氏安正堂刻本。其中最末一卷大题"张子和心镜",次行"门人镇阳常惪仲明编"。正文每半叶十行,行十一字。此本未见。

【版本源流图】

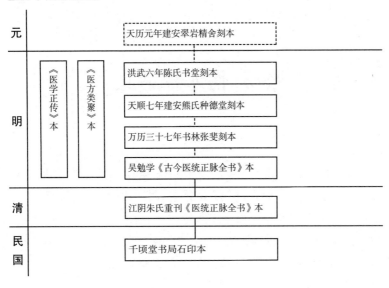

张璧《伤寒保命集》

【成书】

《伤寒保命集》,又名《云岐子保命集》《云岐子保命集论类要》,张璧撰。明代熊宗立《医学源流》谓:"张璧,号云岐子,洁古之子也,著《医学新说》《保命伤寒论》《叔和百问》,已刊,附《药注脉诀》内。"清王宏翰《古今医史》卷六:"张璧,号云岐子,乃元素之子,得父学,名著当时,著有《脉谈》《伤寒保命集》二书行世。"清代汪琥《伤寒论辨证广注·采辑书目》谓:"《伤寒保命集》,金张元素之子张璧撰。书凡二卷,其上卷先辨三部九候之脉,又辨伤寒、温病及刺结胸、痞气、头痛、腹病等法。有如辨桂枝汤几证、方几道,辨麻黄、葛根汤几证、方几道,又其次曰大、小青龙汤证,曰大、小柴胡汤证,曰三承气汤证,曰大、小陷胸汤证,曰泻心汤、抵当汤、栀子豉汤等证。凡仲景六经篇证,皆参以己意,阐扬发明而继以痉湿暍、霍乱等证。其下卷则论差后劳复、水渴、阴阳厥、发黄、结胸等证。其后则续以妇人伤寒、胎产杂证,又小儿伤寒、中风、斑疮等证。是皆发仲景未发之义,而深探伤寒之奥旨者也。"其成书时间已不可考。

【版本】

(一)元刻本

丛书《济生拔粹》中收录了《云岐子保命集》一书。《济生拔粹》是元代杜思敬纂辑的一部医学丛书,收录了张元素、李杲一派的医学著作,包括《针经节要》《云岐子论经络迎随补泻法》《窦太师流注指要赋》《针经摘英集》《云岐子七表八里九道脉诀论并治法》《珍珠囊》《医学发明》《脾胃论》《洁古家珍》《此事难知》《医垒元戎》《阴证略例》《云岐子保命集论类要》《癍论萃英》《田氏保婴集》《兰室秘藏》《活法机要》《卫生宝鉴》《杂类名方》共十九种著作。

　　今国家图书馆、北京大学图书馆及湖南省图书馆等藏有元刻本,惜均残缺不全。民国二十七年(1938),上海涵芬楼曾据元刻本影印出版,收入《丛书集成》。今《中华再造善本》据国家图书馆与北京大学图书馆藏本影印。丛书卷前有元延祐二年(1315)杜思敬序。其中《保命集》卷端题"云岐子保命集论类要卷上"。正文半叶十二行,行二十四字,黑口,双鱼尾,四周双边。卷中所有方药,皆有墨盖,便于检阅。卷中钤有"王印定安""宝宋阁"等印记。

　　由于这一版本的《保命集》被收录于丛书中,书中的一些药方与丛书所收录的其他医书之间存在着互见的关系。比如卷上"痉湿暍十六证方十二道","麻黄加独活防风汤"下有单行小字注文云"方在拔粹下难知内","桂枝加川芎防风汤"下亦有单行小字注文"方在下难知中"等等。虽然《济生拔粹》本《保命集》已非原貌,但作为最早的刻本,其价值仍然非常重要。

　　(二)明本

　　1.《永乐大典》本

　　现存《永乐大典》中收录《保命集》数则,题作"云岐子保命集"。以冠有题名的条目计,《永乐大典》卷三千六百十四、三千六百十五两卷共引用《保命集》三十一则(见表18—1)。

表 18－1　《永乐大典》本与《济生拔粹》本条文对照表

	《永乐大典》本	《济生拔粹》本
卷三千六百十四	"桂枝汤论"(三则)	卷上"桂枝汤"条//"太阳中风,阳浮者,寸浮也"云云//"太阳标病,身热,头痛"云云
	"太阳脉浮而弱"(一则)	卷上"太阳脉浮而弱"云云
	"太阳标病,脉浮而长"(一则)	卷上"桂枝加葛根汤"条
	"太阳标本病"(一则)	卷上"桂枝加附子汤"条
	"太阳标病,脉浮而大"(二则)	卷上"桂枝麻黄各半汤"条//"身痒者,荣卫不行"云云
	"太阳标病,头痛项强"(一则)	卷上"桂枝二麻黄一汤"条
	论渴饮水证(一则)	卷下《诸证辨》"与桂枝、麻黄发汗之后"
	"太阳标病,头痛项强"(一则)	卷上"桂枝二越婢一汤"条
	"太阳经病,伤寒,头痛项背强"(一则)	卷上"太阳经病,伤寒,头痛项背强"云云
卷三千六百十五	"太阳经病,项背强,头痛"(三则)	卷上"葛根汤"条//"太阳经病,项背强,头痛"//"太阳经病,头痛项背强"
	"太阳经与阳明合病"(一则)	卷上"葛根加半夏汤"条
	"太阳经与阳明标为病"(一则)	卷上"太阳经与阳明标为病"云云
	"太阳标病,身热头痛项背强"(二则)	卷上"麻黄汤"条//"太阳标病,身热头痛项背强"云云
	"太阳标病头痛身热"(一则)	卷上"太阳标病头痛身热"云云
	"伤寒六经,以太阳为始"(一则)	卷上"伤寒六经,以太阳为始"云云
	"太阳经病,身热头痛"(四则)	卷上"小青龙汤"条//"太阳经病,头痛身热"云云//"太阳经病,头痛项强腰脊强"云云//卷下"凡病表里伤寒,而口干引饮"云云

续表

	《永乐大典》本	《济生拔萃》本
卷三千六百十五	"太阳标病,头痛恶寒,脉浮而紧"(二则)	卷上"太阳标病,头痛恶寒,脉浮而紧"云云//"当汗不汗,则衄也"
	"太阳经病,头痛项强,身热不罢者"(一则)	卷上"太阳经病,头痛项强,身热不罢者"云云
	"太阳中风,脉浮而缓,今反浮而涩者"(一则)	卷上"太阳中风,脉浮而缓,今反浮而涩者"云云
	"太阳病身热恶寒恶风"(一则)	卷上"太阳病身热恶寒恶风"云云
	"太阳病脉浮而弱"(二则)	卷上"太阳病脉浮而弱"云云//"太阳病若头痛者必衄"云云
	"少阴本病论"(一则)	卷上"少阴本论病"
	"太阳标病,脉浮紧而头痛"(一则)	卷上"麻黄杏子甘草石膏汤"条
	"太阳病身热头痛,脉浮而紧"(一则)	卷上"桂枝甘草汤"条
	"太阳病发汗后表解"(一则)	卷上"茯苓桂枝甘草大枣汤"条
	"太阳经伤寒若吐,邪在上焦"(一则)	卷上"茯苓桂枝白术甘草汤"条
	"发汗病不解,反恶寒者,虚故也"(一则)	卷上"甘草附子汤"条
	"太阳经病发汗后大汗出"(一则)	卷上"太阳经病发汗后大汗出"云云
	"汗下后心中懊恼"(五则)	卷下《诸证辨》"汗下后心中懊恼,头汗出"//"伤寒医发丸药下之"//"伤寒汗下后,喘而不得眠"//"伤寒汗下后,咳嗽而烦"//卷上"栀子豉汤"条
	"太阳中风,自汗出,医反发其汗"(一则)	卷上"禹余粮汤"条
	"太阳病伤寒,头疼项强"(一则)	卷上"四逆汤"条

　　《永乐大典》本引用的条文与《济生拔粹》本相对照发现,前者引用条文时并非依据原书顺序,而是按照内容重新编排。比如《永乐大典》引"桂枝汤论"的内容,就包括了《保命集》卷上"桂枝汤"条与"太阳中风,阳浮者,寸浮也"云云,以及"太阳标病,身热,头痛"云云三条的内容。又比如《永乐大典》引"太阳经病,身热头痛"与"汗下后心中懊憹"这两大段,就分别包括了《保命集》卷上、卷下共四处、五处的内容。反过来,也有《保命集》中同一大段内容在《永乐大典》里被分作两处引用的情况。如《保命集》卷上"太阳经病,头痛项强,身热不罢者"一大段内容,《永乐大典》则分作两处引用。

　　从文字上来看,《永乐大典》本与《济生拔粹》本的差异微乎其微,其来源应该是元刻本。

　　2.《医方类聚》本

　　朝鲜金礼蒙所辑《医方类聚》卷六十一、卷六十二、卷二百十五等卷收录了《保命集》的大部分内容。其中主要内容集中收录于《医方类聚》卷六十一、卷六十二中,卷六十一包括了"辨脉三部九候"至"五苓散十五证方七道",卷六十二包括了"干姜四逆汤十五证方七道"至"诸证辨"。其他内容根据内容的不同散见于《医方类聚》的其他卷次中,如卷下"妇人无孕伤寒七证方七道"见于《医方类聚》卷二百一十五,卷下"产后二证"见于卷二百三十八等等。

　　《医方类聚》卷六十一、卷六十二卷首分别题"拔粹方一""拔粹方二",故知他的来源应当是《济生拔粹》本。从文字的对勘上也是如此,许多《济生拔粹》标明互见的内容,在《医方类聚》中也照原书抄录。但也根据其体例对文字进行了一些调整,比如《济生拔粹》本《保命集》每组方剂前有本组方剂的目录,如"桂枝汤二十八证方一十四道”下有桂枝汤及附方十四道、“麻黄汤十证方五道”下有麻黄汤及附方五道,《医方类聚》本皆删去。

3.隆庆二年(1568)曹灼刻《东垣十书》本

隆庆二年曹灼刻《东垣十书》中收录《云岐子保命集》一卷。此一版本《东垣十书》被《中国古籍善本书目》所著录,今中国科学院上海生命科学图书馆、成都中医药大学图书馆等有收藏。

卷前有隆庆二年曹灼《刻古本东垣十书序》,序云:“《记》曰:‘医不三世,不服其药’,盖言慎也。古昔圣神继天立极,弘施博济,虑民之夭札也,为之医药,以拯疗之,使之持寸口而能决人之死生,投匕剂而欲起人之癃瘵。自非神圣工巧,达乎性命之精,通乎阴阳之奥者,畴能与于述作之际哉?古之神医如俞跗、岐伯、扁鹊、华佗之流,皆能洞视五藏,剖涤肠胃,而除症结,其神者不可传矣。传其可知者,笔之于书,为方为论,代有作焉。然其道宏博深远矣,故一人不能殚其术,累世或能究其精,必三世者,亦要其成之不易也。辽易水张洁古氏独探运气之奥妙,达阴阳之理渊,诣绝识蔚,为一时宗匠。又得东垣李氏、云岐张氏、海藏王氏、幼科田氏相与讲绎,微旨阐发,玄妙一时。父子师弟之相授受,医道以之大明,所谓三世者非耶。诸公各自以其所专攻者著书,而东垣则集其大成者也,故总谓之《东垣十书》,明其为一家之言也。既而其书荐罹兵燹,简编残阙,亡者过半,仅存东垣《脾胃论》《兰室秘藏》、海藏《此事难知》而已。是以后人掇取朱丹溪《格致诸论》、王安道《溯洄集》、崔紫虚《脉诀》以补辏十书之数,殊不知东垣与数公生不同时,医分南北,了不相涉,而强谓之东垣之书可乎。余校雠《医学纲目》,往往见其所引东垣书与今本殊别,始悟非完书矣。因是旁求古本,尽得洁古、云岐、海藏、田氏诸书,以易后人补辏之数,令易水医宗灿然一脉,所论著虽殊要为一家之言也,奚至操末续颠如昔之背戾者哉。遂与邵伟元氏校阅删定,刻诸家塾,思与海内共之。倘后有秘惜古书如蔡中郎者出,吾知其免于覆瓿矣。"

这一版本的《东垣十书》所收书目与其他版本不同,它将所收书目重新编排卷次,其中卷一为《洁古家珍》,卷二为《云岐子脉诀》,卷三卷四为《云岐子保命集》,卷五为《脾胃论》,卷六为《医学发明》,卷七为《活法机要》,卷八为《医垒元戎》,卷九为《海藏老人此事难知》,卷十为《阴证略例》,卷十一为《海藏癜论萃英》,卷十二为《兰室秘藏》,卷十三为《田氏保婴集》。

是书半叶十二行,行二十字,白口,白鱼尾,左右双边。版心有刻工姓氏,如夏、张、臣、章、任、和、建、人、袁、十、川、何、文。此一版本当据元刻本重刻,其中错字多相承不变,如"刺"字多刻作"剌","标"字多刻作"摽"等等。唯将元刻本中药物分两中的"大字数字"如壹、贰、拾等改作一、二、十。并将原书中的墨丁处补充完整,如《茯苓桂枝甘草大枣汤》"茯苓减五■下诸药煮取七合温服","■"处补以"分"字。

【版本源流图】

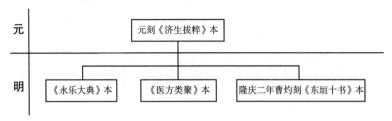

杜本《伤寒金镜录》

【成书】

《伤寒金镜录》，元杜本撰。《医藏书目》著录作"《伤寒金镜录》一卷，杜清碧"。杜清碧(1276—1350)，名本，字原父，清江人，元代文学家、理学家。《元史》卷一百九十九有传。是书又题作《敖氏伤寒金镜录》，原作者为敖氏，不详其名。杜本《敖氏伤寒金镜录》序谓："今以前十二舌明著，犹恐未尽诸症，复作二十四图，并方治列于左。则区区推源寻流，实可决生死之妙也。"薛己《伤寒金镜录论》云："敖君立法辨舌，自为专门体认之精。当时尝著《点点金》及《金镜录》二书，皆秘之而不传。"故知是书有十二舌为敖氏所作，杜本复作二十四图，共三十六图。今本《薛氏医案》中所收《伤寒金镜录》卷端题作"验证舌法"，而在"黄胎舌"前又有标题作"敖氏伤寒金镜录图方"。自卷端"白胎舌"至"死现舌"共十二图，自"黄胎舌"至卷末共二十四图。这与序中所说的敖氏与杜氏所作恰可相印证。现存各版本前皆有杜本"至正元年一阳月上浣之日"的序言，故知此书的成书时间不晚于1341年。

【版本】

《伤寒金镜录》一书由于篇幅较短，在流传过程中存在着多种文献形态，或作为单独的一部书，或作为丛书的一种，或作为类书的一部分章节。无论是何种文献形态，从内容上来看，可分为改编本与未改编本两类。所谓未改编本是指一种版本与其最初的面貌基本相同，在文字上未做过多改动。所谓改编本则是与其最初面貌相比有较大的不同，在整体面貌上发生了较大变化。以下分别述之。

（一）未改编本

1. 明嘉靖三十八年（1559）衡藩马崇儒刻本

国家图书馆、上海图书馆等藏有嘉靖三十八年衡藩马崇儒刻本《敖氏伤寒金镜录》一卷，皆为同版。上海图书馆本被影印收入《续修四库全书》。上图藏本首页有大片断烂，且卷中裂版较为严重，国图藏本文字清朗，裂版较少。从印刷先后上来看，国图藏本当为先印本，上图藏本为后印本。国家图书馆又著录有"明嘉靖陈楠刻本"《敖氏伤寒金镜录》一卷，经目验原书发现，该藏本与嘉靖三十八年马崇儒刻本实际是同一版本，且版面较为邋遢，印刷时间较晚。

是书卷前为陈楠《续刊伤寒金镜录序》，次嘉靖八年薛己《伤寒金镜录论》、至正元年（1341）杜本《元敖氏伤寒金镜录》、至正元年萧璜鸣《伤寒用药说》，次正文，卷末为汤绍恩《伤寒金镜录后序》。卷末有"嘉靖己未仲夏日　北海尧岗马崇儒校刊"二行，是判断版本年代的依据。卷端题"元敖氏捷径伤寒金镜录"，正文半叶九行，行十七或十八字不等，白口，双顺鱼尾，四周双边。

从书中的几则序跋中可以考见《伤寒金镜录》在此之前的刊刻情况。此书虽成书较早，但一直以来不为人知。至明代薛己整理刊刻后方大行于世。嘉靖八年薛己《伤寒金镜录论》云："敖君立法辨舌，自为专门体认之精。当时尝著《点点金》及《金镜录》二书,皆秘之而不传。余于正德戊辰岁,见一人能辨舌色,用药辄效,因扣之,彼终不言。偶于南雍得《金镜录》,归检之,乃知斯人辨舌、用药之妙,皆本是书。惟《点点金》一书,则于伤寒家多有不切。其与仲景钤法奥旨同者,特《金镜录》尔。故余并刊于官舍,使前人之书,皆得以行于世,而四方学者,亦知所去取云。"薛己(1487—1559)字新甫,号立斋,吴郡人,明代医家。被选御医,后授太医院院判。兼通内、外、妇、儿各科,著述丰赡,《内科摘要》《外科发挥》《外科心法》《女科撮要》《本草约言》等,又尝校订医书数种。薛己刊行此书正是他任太医院院判期间。

汤绍恩与陈楠的两则序文可相互参观。卷末汤绍恩《伤寒金镜录后序》谓:"予观古虞廷尉陈君彦材所送金镜一录。元敖氏立辨伤寒三十六舌图,法详以证,症附以方,明白简要,可以使人缘形以察脉,由粗以得精,中砭剂于膏肓,寄死生于呼吸。不若其难,而卒应其变。虽病者地乏良医,亦有所据,而易为力,其不尽然者夭乎。诚哉伤寒家之捷径也,用梓以广其传。"这里的陈彦材即陈楠。陈楠序谓:"元若敖氏抱独见之明,著《金镜录》一书,只以舌证,不以脉辨,其法浅而易知,试而辄资效,诚千载不偶之秘书也……予在南都,偶得此书,深珍重之。后会副宪笃斋汤公,出是编示之,极称其善,已命工梓行会稽郡矣。予患天下之人未尽知也,复梓之,以广其传云。"

汤绍恩字汝承,号笃斋,安岳人,嘉靖五年(1526)进士。历任户部郎中、德安知府、绍兴知府、山东右布政使等职。汤序中提及陈楠的官名曰"廷尉","廷尉"是秦汉官名,掌刑狱,与陈序的结衔"大理寺左寺正"相一致。(万历)《绍兴府志》卷四十一记载陈楠事迹颇详:"陈楠,字彦材,上虞人。少颖敏,日记数千言。遂博综群籍,称巨儒。嘉靖丙戌,登进士,授长沙理,历大理寺正,谳狱多所平反，寻出知宝庆，慨然慕古之循良，赈灾弭盗，兴学造士，三年而惠大洽。迁按察副使备兵，苏松不悦，于当路遂罢归。归而杜门读书，清约如寒士，其廉靖简朴之风，足以厉颓俗云。”（隆庆）《宝庆府志》卷四亦有陈楠小传谓：“陈楠，字彦才，浙上虞人，进士，嘉靖十九年任。老成忠厚，悃愊无华，妖贼李承贤之乱，镇静不扰，民赖以安，而士慕其德焉。”陈楠在大理寺卸任后即出知宝庆，由此可推知，陈楠这一序文的撰写时间不晚于嘉靖十八年（1539）。又，陈楠序中称汤绍恩为“副宪”，“副宪”即都察院左右都御史的副职。按明制，在外督抚，亦加都御史或副、佥都御史衔。陈序又有“已命工梓行会稽郡”云云。据（万历）《绍兴府志》卷二十六，汤绍恩任绍兴知府在嘉靖十四年至十八年间。这一时间，与上文推知的嘉靖十八年正相照应。由此可知，《伤寒金镜录》一书，在薛己刊刻之后，汤绍恩知绍兴时再次刊刻。不久，陈楠又一次刊行，事在嘉靖十八年前后。嘉靖三十八年，马崇儒再次刊行，是为此书。此书在时间上并非存世最早的刻本，但他保留了《伤寒金镜录》薛己嘉靖八年编刻本的面貌，故先述于此。

2. 明《薛氏医案》本

《薛氏医案》是后人将明代著名医家薛己自著及编刊的医学著作汇辑刊行的医学丛书。其中也收录了薛己所编刊的《伤寒金镜录》一书。《薛氏医案》版本较多。大要而言，可按各自版式特点分作两类：一为大字本，每半叶十行，行二十字，如浙江图书馆、南京图书馆所藏明万历刻本，山东省图书馆藏清聚锦堂刻本，山东省图书馆藏清书业堂刻本，山东中医药大学图书馆藏清渔古山房刻本。二为小字本，每半叶十二行，每行二十四字，主要有上海中医药大学图书馆所藏明刻本、日本早稻田大学图书馆所藏清东溪堂刻本、浙江省图书馆所藏清刻本。事实上，大字本与小字本的区别,具体到《伤寒金镜录》一书来说,除了行款与版面形式上的不同外,在文字上并无太大差异。卷前多有嘉靖丙辰(1556)薛己《外伤金镜录序》,次至正元年(1341)杜本《敖氏伤寒金镜录序》、至正元年萧璜鸣《伤寒用药说》。本文校勘文字皆用浙江图书馆所藏万历刻本《薛氏医案》。

《薛氏医案》卷前有吴琯《合刻薛氏医案序》,序云:"明孝庙时乃有吴人薛己以医方仕至南北太医院院判,历事□武肃三朝,号称国手,尝好著书,自《图经》《素》《难》以下禁局诸方药论,多所校正发明。并以己尝治验方案,前后版行。第其传播未远,遗轶颇多,医门之士,恒窃慨焉。顷余校书虎观,偶得其书数种,驰送诸名医勘阅,谓宜覆梓以博其传,亦仁者用心之一。因并购其全书,得若干种,合为一部,离为四科,科以类次。凡为经论内科者、为婴儿科者、为妇人科者、为外科者,各若干种卷。付之剞劂,易岁告成。余窃私喜,覆阅再三,因辄序而论之。"《薛氏医案》本的《伤寒金镜录》在其中"经论内科"部分,题作"外伤金镜录"。卷端题"验证舌法　吴郡薛己著　新都吴玄有校",正文半叶十行,行二十字,白口,单鱼尾,左右双边。

卷前薛己《外伤寒金镜录序》备述重刻更名之原委,略谓:"夫人之受病,伤寒为甚;伤寒之治,仲景为详。人皆知之而未必能行之者,岂非以其法浩繁,有难卒贯者乎?旧有《敖氏金镜录》一篇,专以舌色视病,既图其状,复著其情,而后别其方药。开卷昭然,一览具在。虽不期乎仲景之书,而且悉合乎仲景之道,可谓深而通,约而要者矣。予昔承乏留都,尝刻之太医官舍。本皆绘以五采,恐其久而色渝,因致谬误,乃分注其色于上,使人得以意会焉。今廷尉景山钱公体仁博施,一旦见而悦之,遂命工登梓,名之曰《外伤金镜录》。寒之所伤,本自外至,尝见伤于内,亦有征焉,将铨次而继传之。"

《薛氏医案》本与之前版本的差别主要有以下几个方面：

第一是舌图位置的不同。马崇儒刻本舌图与文字混排，且在每则舌象的右上方，约占三列。而《薛氏医案》本每则舌图占据整整四列，舌图下方无文字。

第二是二者方剂顺序的不同。《金镜录》每种舌象下皆有治法与方剂，《薛氏医案》本一些方剂的位置与顺序与其他版本不同，如表19-1所示：

表 19-1　马崇儒刻本与《薛氏医案》本方剂位置对照表

方剂	马崇儒刻本	《薛氏医案》本
小柴胡汤	白胎舌	二十舌
凉膈散	中焙舌	黄胎舌
大柴胡汤	中焙舌	二十舌
五苓散	红星舌	黄胎舌
调胃承气汤	黑心舌	里黑舌

第三，《薛氏医案》本在其中加入了自己的医案，皆在"死现舌"后。其一谓"余在留都时也，官主事郑汝东妹婿患伤寒此舌。院内医士曾禧谓当用附子理中汤，人咸惊骇，遂止"云云。其二谓"弘治辛酉，金台姜梦辉患伤寒，亦得此舌，手足厥冷，吃逆不止"云云。

3.明《医学集览》本

日本国立公文书馆内阁文库藏有《医学集览》一部二十二册，其中收录《伤寒金镜录》一卷。

《医学集览》卷前有万历三十一年(1603)萧瑞麟《医学集览小

引》、万历十八年(1590)汤聘尹《太医院翻洮医书改修圣医庙叙》、冯景隆《南京太医院修刻方书小引》、詹景凤《叙》,次丛书总目。

詹景凤《叙》谓:"我国家明例:太医院掌院缺,则以吏部郎署其事。予以署事入院,问官士生习学何书? 曰:科十三书,十有二编板刻在库。予取而阅之,岁久板多缺失,字磨灭者十之四……简医士得祝大年、张三锡,令借善本订校,而正其讹字,补其板之缺失者与其磨灭之不可读者。工甫完而印布诸局。"萧瑞麟序云:"盖稽高皇帝设官,以太医院附诸卿寺后官报缺,即以铨曹郎署之,亦既重矣,非重官也,重医也。医者,天下之大命,轩农以来,传至于今,咸日用需之,几与六籍并烈。会官南院张君考绩行,余往摄其事制也。余睹署中所藏方书十二种,往为东图詹公校行于世,今其书具在,残缺有间矣。爰命医士祝大年、王嘉徵等厘缉之,以授剞劂,而弁之曰《医学集览》"。由是可知,太医院所藏书板经过詹景凤、萧瑞麟二主事的两次修补刊印,重新命名为《医学集览》。

其中《伤寒金镜录》卷前有嘉靖乙丑(1565)薛己《伤寒金镜录》、至正元年(1341)杜本《敖氏伤寒金镜录》、至正改元萧璜鸣《伤寒用药说》,次为正文,卷端题"验证舌法"。正文每半叶九行,行十八字,白口,单鱼尾,左右单边,版心载书名及卷次、页数。

内阁文库所藏的《医学集览》本《伤寒金镜录》虽然刊于明代万历年间,但据卷前詹景凤、萧瑞麟的序言可知,其书板应是太医院所存的旧板,因而从内容上来看,《医学集览》本的《伤寒金镜录》保留的是此书更为早期的面貌。马崇儒刻本卷前有嘉靖八年(1529)薛己《伤寒金镜录论》,其中谈及薛己曾偶于南雍得《金镜录》,后将其刊于官舍。《医学集览》本《伤寒金镜录》,很有可能是薛己在南雍所见的版本。

　　与马崇儒刻本以及《薛氏医案》本相对照,《医学集览》本有以
下一些特征:

　　首先,《医学集览》本与《薛氏医案》本最大的不同是它没有
"死现舌"后的两则薛氏医案。这说明它并未经过薛己的整理校
订。在舌图的序号写法上,《医学集览》本数字"二十"多写作"廿"
字,"三十"多写作"卅"字。这与《薛氏医案》本不同,而与马崇儒
刻本相同。

　　其次,在对舌象的描述、药方的顺序、服法的文字上,《医学集
览》本多与马崇儒刻本相同,而与《薛氏医案》本不同。具体对照
可参见表 19-2:

表 19-2　《医学集览》本、《薛氏医案》本、马崇儒刻本内容对照表

类别	舌象	《医学集览》本	《薛氏医案》本	马崇儒刻本
舌象	中焙舌	舌见**红色**,内有黑形	舌见**纯红**,内有黑形	同《医学集览》本
	厥阴舌	舌见如**丝之形**也	舌见如丝形也	同《医学集览》本
	黄胎舌	其表证未罢	其表证未罢**也**	同《医学集览》本
		以白滚汤**不拘时**调服	以白滚汤调服	同《医学集览》本
	黑心舌	舌见弦白心黑脉沉微者	舌见弦白心黑**而**脉沉微者	同《医学集览》本
	十七舌	如初服加大黄酒浸炮**量大小用之**	如初服**量**加大黄酒浸炮	如初服加大黄酒浸泡**量大小用之**
	十九舌	舌中见白胎外**则**微黄者	舌中见白胎外**有**微黄者	同《医学集览》本
	二十七舌	舌见黄尖白者	舌见黄**而**尖白者	

类别	舌象	《医学集览》本	《薛氏医案》本	马崇儒刻本
药方	四逆汤	附子一枚去皮生作八片,甘草六钱二字半,干姜半两炮	甘草六钱,干姜半两,附子一枚去皮生作八片	同《医学集览》本
	五苓散	泽泻二两五钱,茯苓、猪苓、白术各一两五钱,桂五钱,木通一两,滑石一两,甘草炙一两	茯苓、猪苓、白术各一两五钱,桂五钱,泽泻二两五钱,木通、滑石、甘草炙各一两	同《医学集览》本
	解毒汤	黄连一两,黄柏五钱,山栀子二十个,黄芩五钱	黄连一两,山栀子二十个,黄柏、黄芩各五钱	同《医学集览》本
	天水散	泰原甘草炙一两	甘草炙一两	太原甘草炙一两
服法	四逆汤	右咬咀每服五钱	右每服五钱	同《医学集览》本
	凉膈散	入生蜜少许**不计时**热服	入生蜜少许热服	同《医学集览》本
	调胃承气汤	右咬咀用水一钟半	右用水一钟半	同《医学集览》本
	白虎汤	右咬咀每服一两	右每服一两	同《医学集览》本
	解毒汤	右咬咀每服五钱	右每服五钱	同《医学集览》本
	双解散加解毒汤	右咬咀每服一两	右每服一两	同《医学集览》本
	小柴胡汤	右咬咀每服一两	右每服一两	同《医学集览》本
	和解散	右咬咀水一钟	右水一钟	同《医学集览》本
	茵陈汤	右咬咀每服一两	右每服一两	同《薛氏医案》本
	十枣汤	右咬咀每服二钱	右每服二钱	同《薛氏医案》本
	大陷胸汤	右咬咀用水二钟	右用水二钟	同《薛氏医案》本
	大黄泻心汤	右咬咀作一服	右作一服	同《薛氏医案》本

在服法一栏,《医学集览》本保留了张仲景《伤寒论》中的汉代术语"㕮咀",马崇儒刻本删去了少数几处"㕮咀",而到《薛氏医案》本则将几乎这一词语全部删去,仅"大柴胡汤"中尚余删节未尽一处。从"㕮咀"这一词语的有无也可侧面反映出《医学集览》本在时间上较马崇儒刻本与《薛氏医案》本为早。

4. 明万历间刻《医便二集》本

日本国立公文书馆内阁文库藏有《医便》五卷、《医便二集》六卷。其中《医便二集》卷六为《伤寒金镜录》。今影印收入郑金生主编《海外中医珍善本古籍丛刊》。《医便二集》首为《医便序》,序末残损,不知撰人及年代。序称:"矧集出孝庙太医所定,外伤寒之难据则收,辨舌杂病之难凭则广,禁方一展卷而胪诸掌,不终朝而了于心。余友姚愚公,修长者行,凡拯人之事,无所不用,因合前集并行之。"《医便二集》题"海阳张受孔心如父/姚学颜伯愚父重订"。张受孔,休宁人(《千顷堂书目》卷十四),万历三十四年(1606)丙午科举人〔(乾隆)《江南通志》卷一百三十〕。是书共六卷,卷首为《提纲》,其中诸方取自明吴秀补辑之《医便续集》,增编序号,列其主治,共载方四百二十八首。卷一至卷四均本诸吴秀《医便续集》,卷五为《禁方》,卷六为《敖氏伤寒金镜录》。

《医便二集》内封面右栏大字题"太医院重订",左栏大字题"医便二集",中栏小字为"武林藏珠馆梓"。正文每半叶九行,行二十字,白口,上黑鱼尾,四周单边。

卷六首为嘉靖丙辰薛己《外伤金镜录》序,次为至正元年(1341)杜本《敖氏伤寒金镜录序》,次至正元年萧璜鸣《伤寒用药说》,次为舌图正文,此书悉据《薛氏医案》本重刻,仅有极少的文字与格式不同。

5. 明天启四年(1624)卢复编《医种子》本

日本国立公文书馆内阁文库藏有明卢复编《医种子》十七种十七卷,《伤寒金镜录》为其中之一种。今影印收入郑金生主编《海外中医珍善本古籍丛刊》。《医种子》卷前为张天麟《芷园医种序》、天启四年何白《芷园医种序》、李流芳《医种子题辞》、庚申(1620)卢复《医种子后序》《刻医种子义例》,次为《芷园医种总录》。

编者卢复,字不远,钱塘(今浙江杭州)人。早年习儒,二十岁时弃儒业医。常与万历时名医王绍隆、缪希雍等交游。勤于著述,编纂《医种子》《本草纲目博议》等书。卢复在《医种子后序》中阐明了此书编纂的缘由,其云:"顾医之理阐自轩岐,惟《灵枢》《素问》真医之第一义谛,从《灵》《素》中次第流出,得真种子者莫如扁鹊、仓公、仲景。家刻易简诸书经论方,按八种可作生人之护身符券,其间义意宛如火之始然,泉之始达,阿赖耶识之有种子功能也。以之为种,再受熏习,自能燎原滔天,非爝火行潦可比,因名医种子。"《医种子》将各医书分为四类,即医经种子、医论种子、医方种子、医按种子。医经种子包括《神农本经》《难经》,医论种子包括《伤寒论》《金匮要略论》,医方种子包括《伤寒方》《金匮要略方》,附《金镜舌法》《薛按方》,医按种子包括《扁鹊传》《仓公传》,附《薛立斋医案》《易思兰医案》《芷园臆草》。

其中《伤寒金镜录》卷前有万历丁巳(1617)卢复《刻敖氏伤寒金镜录缘起》,略谓:"敖氏不知何许人,有舌法十二首,以验伤寒表里。杜清碧又增定焉,薛立斋再加润色,流行于世。卷帙单薄,虽传不能久存也。此法大裨伤寒家,乃识伤寒之捷法。人身伤寒气从同类,则肾水有余而凌犯心火矣,所谓'人伤于寒则为病热者',此也。故色见征于心之苗,苗者其舌也。欲辨内外风寒者,非舌不可为据。敖与杜虽能传之,似尚未达其所以然,而予姑妄拟之如此。伤寒唯视舌识病,则风暑湿恐亦有定法,当俟后之作者。图后取所载方出《伤寒论》,故不复刻,今特取嚔一方耳。"

《伤寒金镜录》卷前有嘉靖丙辰(1556)薛己《外伤金镜录》序,次为至正元年(1341)杜本《敖氏伤寒金镜录序》,正文卷端题"敖氏伤寒金镜录图/杜清碧增定/薛立斋润图"。每半叶十行,行二十字,白口,无鱼尾,四周双边。卢复所刊《医种子》本与《薛氏医案》本相比,有以下几个特征:

第一,自第二十六舌之后的舌图顺序与《薛氏医案》本有较大差别(见表19—3):

表19—3 《医种子》本与《薛氏医案》本舌图顺序对照表

《医种子》本	《薛氏医案》本	《医种子》本	《薛氏医案》本
二十六舌	三十二舌	三十二舌	三十六舌
二十七舌	二十六舌	三十三舌	三十舌
二十八舌	二十七舌	三十四舌	二十九舌
二十九舌	三十三舌	三十五舌	三十五舌
三十舌	三十一舌	三十六舌	二十八舌
三十一舌	三十四舌		

第二,删去了舌图之后几乎全部的方剂,如白胎舌后有"小柴胡汤""栀子豉汤",中焙舌后有"凉膈散""大柴胡汤",生瘢舌后有"玄参升麻葛根汤""化斑汤"等等。仅保留了"透顶清神散"一首方剂,并且这一首方剂在服法的文字上也与《薛氏医案》本略有不同。《薛氏医案》本作:"右为末等分和匀,令病人先噙水一口,以

药少许吹鼻内,吐去水,取嚏为度,未嚏仍用药吹入,凡瘟疫之家
不拘己未,患者皆宜用之。"《医种子》本则进行了删节,作"为末各
等分,先嚼水一口,以药少许吹鼻取嚏,如未嚏仍用,凡瘟疫之家,
皆宜用之"。

第三,在舌象的描述上,《医种子》本与《薛氏医案》本相比也
有一些删改,如表 19—4 所示:

表 19—4　　《医种子》本与《薛氏医案》本舌图描述对照表

舌图	《薛氏医案》本	《医种子》本
将瘟舌	舌见红色,热蓄于内,不问何经,宜用透顶清神散治之。	舌见红色,热蓄于内**而将发也**,不问何经,宜用透顶清神散治之。
红星舌	**所不胜者,假火势**以侮脾土	以侮脾土
虫碎舌	**火在上,木在下,不能相济故也**	无
里黑舌	**金受火制,不能平水故也**	无
二十舌	**表里双除,临证审用之**	无

从整体上来看,卢复《医种子》本《伤寒金镜录》在《薛氏医案》
本基础上进行了一些删改。从实用的角度看,删去全部药方并不
利于使用,而对舌图顺序的调整卢复并未说明依据,但这一调整
使得卢复《医种子》本成为一个较有特色的刻本。

6.清乾隆间王琦刻《医林指月》本

清代医家王琦裒辑宋、元、明、清时医著十二种,汇刻为《医林
指月》。《伤寒金镜录》亦在其中(见图 19—5)。王琦字琢崖,钱塘
人,清代雍正、乾隆间著名学者,著有《李太白文集辑注》《李长吉
歌诗汇辑》等。《医林指月》卷前有乾隆三十二年(1767)王琦自序
述其编辑原委,其云:"余抱疾有年,端居多暇,裒集医书,用消永

日。中有未尝锓板而以移写留传者、有已锓板而中遭蠹毁、仅存旧印本留传者,其书一尊《灵》《素》要旨,异乎时俗所尚庸妄无稽之说,洵可以为后学之规矩准绳者,而今时已难靓矣。诚惧更历岁月,或至于湮没无传,使前人著述之苦心竟归泯灭,殊为恨事。因思刊刻而流布之。凡长编巨帙,力有弗逮,取其卷叶少者,先付匠氏,凡十余种,合而成编,名曰《医林指月》。"

其中《伤寒金镜录》一册卷前有五篇《伤寒金镜录序》,分别为元至正元年(1341)杜本序、明嘉靖己丑(1529)薛己序、嘉靖丙辰(1556)薛己序、明陈楠序、万历丁巳(1617)卢复序。正文半叶十行,行二十字,黑口,无鱼尾,上书口上方镌书名"伤寒金镜录"。卷端题"敖氏伤寒金镜录　元杜清碧增定　明薛立斋润图"。卷末有王琦乾隆甲申(1764)跋语,略云:"伤寒书莫先于张仲景,亦莫详于张仲景,其言舌上白胎者五条,未尝及黄、黑、灰、白、纯红诸色。元之敖氏始以十二舌作图验证,杜氏增以二十四舌。明薛立斋极称之,谓其与仲景钤法相协,依此用药多效,可以补仲景之所未及。其后申斗垣辑《观舌心法》推广至一百三十七图,长洲张诞先删其重复,汰其无与于伤寒者,定为一百二十图,作《伤寒舌鉴》。余尝汇而观之,不简不支,取杜氏三十六图足矣。太加分析,恐有毫厘千里之差,反致左而不验,奚必以多多为善耶? 卢不远先生谓,伤寒可以视舌识病,则风暑燥湿恐亦有定法,斯言也,诚足为三隅之反。然伤寒杂证同异不齐,若胶柱鼓瑟而不善会,其意竟以视伤寒之舌色推以验杂证之舌色,鲜有不误,是又不可不知也。"由此可见王琦刊刻是书之原委。明清两代舌诊著述不少,较为著名的有这里提到的申斗垣的《伤寒观舌心法》和张诞先的《伤寒舌鉴》,但在王琦看来,这些皆不及《伤寒金镜录》的三十六舌简洁有效,因而重刻此书。

卢复刻本是《医林指月》本的重要底本。《医林指月》本不仅全文引录了卢复的序言,还在书中记录了与卢复刻本的异文。卢复刻本即卢复编纂的《医种子》所收《伤寒金镜录》。《医林指月》本与之前的版本相比改动较大,主要体现在以下几个方面:

第一,从其中方剂的排列顺序来看,《医林指月》本与卢复刻本完全相同。但在所附方剂与服法上,应当参考过《薛氏医案》本。

第二,部分方剂后有按语,如五苓散后云:"按,古方五苓散,只是泽泻、猪苓、白术、肉桂五味耳,于全方中加茵陈蒿一味,其分量加倍于众味,则谓之茵陈五苓散。此条于治法则曰用茵陈五苓散,于方剂,则原方五味之外,多木通、滑石、甘草、姜、蜜五味,后人因证下药,酌而用之可也。"又如承气汤后云:"旧本只承气汤三字,而药味则调胃承气方也,恐不知者,有误讹之谬,故补承气汤二字于上,以为大小承气汤之别。"

第三,补充了一些原来刻本中没有的方剂。比如生斑舌后补充了玄参升麻葛根汤方、化斑汤方,黑尖舌后补充了竹叶石膏汤方,黄胎舌后补充了益元散方,虫碎舌后补充了小承气汤方,三十一舌后补充了大承气汤方,三十六舌后补充了茵陈汤方、抵当汤方、十枣汤方、大陷胸汤方、大黄泻心汤方。

第四,书中间有校语,保留了与其他版本校勘的印迹。比如在"人裂舌"图之下,补充道"毛,亦有此形"。"虫碎舌"中"火在上水在下不能相济故也",下有双行小注云"卢本删云火在上以下十二字"。"里黑舌"中"金受火制不能平木故也",下有双行小注云"卢本删去金受火制以下十字"。"二十五舌"中"须待黄尽"之下有双行小注云"卢本删去此四字"。

7. 清《四库全书》本

《四库全书》收录了《薛氏医案》本《敖氏伤寒金镜录》。《薛氏医案》本虽然前文有所论说，但由于《四库全书》在文化史、学术史上较为重要，故别立一目述之。

文渊阁《四库全书》本《薛氏医案》卷前有馆臣《提要》，略云："《薛氏医案》七十七卷，明薛己撰，己字立斋，吴县人。是书凡十六种。己所自著者为《内科摘要》二卷、《女科撮要》二卷、《保婴粹要》一卷、《保婴金镜录》一卷《原机启微》三卷、《口齿类要》一卷、《正体类要》二卷、《外科枢要》四卷、《疠疡机要》三卷。其订定旧本附以己说者，为王履《明医杂著》六卷、陈自明《妇人良方》二十三卷、《敖氏伤寒金镜录》一卷、《钱氏小儿直诀》四卷、其父铠《保婴撮要》二十卷、又陈自明《外科精要》三卷、陈文仲《小儿痘疹方论》一卷。初刻于秀水沈氏，版已残缺。天启丁卯，朱明为重刻之……世所行者别有一本，益以《十四经发挥》诸书，实非己所著，亦非己所校，盖坊贾务新耳目，滥为增入。犹之《东垣十书》《河间六书》泛收他家所作以足卷帙，固不及此本所载皆己原书矣。"《伤寒金镜录》在《四库全书》本《薛氏医案》的卷四十九。卷前有清碧学士杜先生序言，次至正元年(1341)萧璜鸣《伤寒用药说》，次为删节版的嘉靖丙辰(1556)薛己《外伤寒金镜录序》。

《四库全书》较为常见的有文渊阁本与文津阁本。一方面，二者与之前的版本有所不同，另一方面，这两个版本之间也存在不少差异。

二者与之前版本的不同最明显的地方是方剂中药物的顺序与剂量不一致。与《薛氏医案》本相对照，《厥阴舌》中四逆汤方《薛氏医案》本作"甘草六钱、干姜半两炮、附子一枚去皮生作八片"，《四库全书》本作"干姜半两炮、附子一枚去皮作八片、甘草六钱二字半"。《黄胎舌》中五苓散汤方《薛氏医案》本作"茯苓、猪苓、白术各一两五钱、桂五钱、泽泻二两五钱、木通、滑石、甘草炙各一两",《四库全书》本作"泽泻二钱五分、茯苓、猪苓、白术各一两五钱、桂五钱、木通、滑石、甘草炙各一两"。《二十六舌》和解散方《薛氏医案》本作"陈皮、厚朴姜制各一钱、稿本、桔梗、甘草炙各五分、苍术三钱",《四库全书》本作"稿本、桔梗、甘草炙各五分、苍术三钱、陈皮、厚朴姜制各一钱"。《二十八舌》中抵当汤《薛氏医案》本作"水蛭糯米炒七个、虻虫炒去羽足七个、大黄三钱",《四库全书》本作"大黄三钱、水蛭糯米炒七个、虻虫炒去羽足七个"。

文渊阁本与文津阁本二者之间也有许多不同之处。

从成书时间与参与校勘的人员来看,文渊阁本卷前题要落款为乾隆四十四年(1779)三月,文津阁本卷前题要落款为乾隆四十九年八月。文渊阁本详校官为太医院医士舒岱,仓圣脉覆勘,总校官为王燕绪,校对官为卜维吉,誊录为茅琳。文津阁本详校官为李岩,总校官为程嘉谟,校对官为张位,誊录为麻作冕。

从形式上来看,文渊阁本舌象图前皆无舌象名称,舌象图中亦无注明舌象颜色的文字说明。文津阁本舌象名称与舌象颜色皆不缺。文渊阁本小字注文多作双行,文津阁本多作双行。其他一些大小字注文上也有差异,比如《生瘢舌》玄参升麻葛根汤下"即玄参升麻汤加葛根",文津阁本作大字,文渊阁本作小字。

从内容上来看,二书题名即不同,文渊阁本题作《敖氏伤寒金镜录》,文津阁本则题为《伤寒金镜录》。值得注意的是,文津阁本漏掉一幅舌图,即"厥阴舌"舌象图,而之前"虫碎舌"与"里黑舌"两幅舌图的位置也因之发生了错乱。文渊阁本则不误。

由此看来,就《伤寒金镜录》一书而言,无论是文渊阁本还是文津阁本,都不是校勘质量精良的抄本,使用价值尚不及其他非官方的刻本。

8.清光绪二十二年(1896)上海图书集成印书局重印《医林指月》本

《医林指月》有清光绪二十二年上海图书集成印书局印本。内封 A 面右栏题"胥山老人王琢崖纂辑医书十二种",左栏为十二种医书书目,内封 B 面有牌记曰"光绪二十二年上海图书集成印书局印"。其中《伤寒金镜录》卷前有序五篇,卷端题"敖氏伤寒金镜录/元杜清碧增定　明薛立斋润图"。正文半叶十三行,行四十字,白口,双鱼尾,四周单边。卷末有王琦乾隆甲申(1764)跋语一则。

(二)改编本

由于《伤寒金镜录》篇幅不长,在撰著或纂辑与伤寒或伤寒舌诊相关的医学类书时,常常被编入其中,又或作为其他伤寒医书的附录刻于卷末,在此统称为"改编本"。改编本与单行本在题名、文字及形式上皆有较大不同,因此单独分疏。

1.《张真人神速万应方》本

《新刊三丰张真人神速万应方》卷二收录了题为《伤寒冰鉴辩舌论》的伤寒舌诊著述一部。《新刊三丰张真人神速万应方》为明代孙天仁编著,被李时珍《本草纲目》以"张三丰《仙传方》""孙天仁《集效方》"为名多次引用。是书刻本国内久佚,存世仅有日本抄本,藏日本国家博物馆,全书四卷四册,2013 年由中医古籍出版社以宣纸线装影印出版。是书封面有"称意馆藏本"书名笺,半叶十行,行十字,四周单边。卷端题"新刊三丰张真人神速万应方卷

一　容山探玄子　孙天仁集/书林作德堂　叶静斋刊”，故知是书据明代作德堂本抄录。作德堂为明代建阳叶氏书坊，曾刊刻过《玉机微义》《新刊经验治痘活法》等医书。

《伤寒冰鉴辩舌论》卷前有“至正辛卯中秋前二日翰林学士杜本”序。至正辛卯即至正十一年(1351)。序云：“伤寒热病传经之邪与杂症不同，必须脉与舌二者辨之，以验表里汗下之法。脉则仲景、叔和论之详矣，舌则古人鲜言。且舌者，心之苗，能辨五味，主五脏，见五色，候寒热。盖心统五脏而舌管焉。若原病之来，必须究于舌，然后知邪热之在脏在腑，表里浅深之吉凶也。初病在表，舌自然红润而无胎。若传半表半里之间，则胎为有渐白而滑也，切不可使下。但表证将罢，生胎必黄，则邪入胃矣，即宜下之，反黄退而安。若失下而迟之，其胎必黑，至此则难治矣。如漆黑老者不治，盖心火上炎，与邪热相乘，二火并发，热之极，而兼水以化之，故黑而有光矣。经曰：元则告成乃制，其斯之谓欤？五脏六腑皆受邪热之毒，虽以药下之，将去胃中之热，然散于四肢经络脏腑者，已不及矣。如以火焚木，木之熖，初则红，火性一过，则木心皆为之黑矣。今以二十四舌法列于正，学者详之，可以决生死于指掌也。”

丹波元胤《医籍考》谓：“序后记‘至正辛卯中秋前二日翰林学士杜本’，考杜没在于至正十年，岁次庚寅，而今称辛卯，是为其明年，可疑焉。”王重民《中国善本书提要》谓：“按辛卯当为辛巳之误，孙天仁依张三丰书删为《万应方》，所据为薛己未改以前旧本，故文多不同。”如依王重民所说，则“辛巳”为至正元年，即1341年。

是书共二十四则舌象，每半叶包含两则舌象，每叶分上下两栏，上栏为舌图，下栏为说明文字。与《敖氏伤寒金镜录》相较，

《伤寒冰鉴辩舌论》中只有十五则被收入后来的《敖氏伤寒金镜录》，其余九则并无对应的内容。在文字上二者差别较大，《伤寒冰鉴辩舌论》保留了杜本舌诊理论的更为早期的形态。将《伤寒冰鉴辩舌论》与《敖氏伤寒金镜录》两相对照，可以反观杜本舌象理论的发展变化。

第一，《敖氏伤寒金镜录》一书从舌图的数量上看是由敖氏所作十二舌与杜本所作二十四舌合编而成，但与《伤寒冰鉴辩舌论》对比后发现，《敖氏伤寒金镜录》的成书并非简单的一加一等于二。《伤寒冰鉴辩舌论》中有九种舌象并未出现在《敖氏伤寒金镜录》中。二者在顺序上也并非一一对应。

第二，《敖氏伤寒金镜录》每种舌象右上角为舌象名称与舌象图，次为舌象对应的症状与治法，之后是方剂与服法。但其中仅有第一至第十四种舌象有具体名称，如白胎舌、将瘟舌、中焙舌等，第十五种舌象至第三十六种舌象则以数字命名。方剂与服法是较《伤寒冰鉴辩舌论》补充的内容。

第三，从每种舌象的文字上来看，二者对症状的描述上也有不同。比如《辩舌论》第十四辨云："胎黄而色如橘皮者，班热入胃深，必大作渴，急用大承气汤主之，如发黄，用茵陈汤；下血，用抵当汤；水在［胁内］十枣汤；结胸用大陷胸汤；虚症用大黄黄连汤、泻心汤主之。"《金镜录》则云："舌见黄而涩有膈瓣者，热已入胃，邪毒深矣，心火烦渴，急宜大承气汤下；若身发黄者，用茵陈汤；下血用抵当汤；水在胁内，十枣汤；结胸甚者，大陷胸汤，痞用大黄泻心汤。"在文字描述上二者有少许差异。二书的具体对照详表 19－5。

表 19-5　《伤寒冰鉴辩舌论》《敖氏伤寒金镜录》条目对照表

序次	《伤寒冰鉴辩舌论》	序次	马崇儒刻本《敖氏伤寒金镜录》
第一辨	舌根白而尖黄者,其证必表未罢,须表解乃可攻之,如大便闭者,凉隔散,小便闭者,五苓散、益元治之。而内虽有舌胎色相异者,而汤药不同,有黄白相类者症有不同。		
第二辨	白弦而心黑,脉沉微者,难治。脉浮滑者可汗;沉实者可下,此由初病便有恶寒之症也。	黑心舌(第十四)	舌见弦白心黑,脉沉微者,难治。脉浮滑者可汗;沉实者可下,始症即发,此者乃危殆之甚也。调胃承气汤下之。
第三辨	灰色而边近中有黑晕二条者,热乘肾与命门也,下之迟则死,宜三一加解毒,三五次下之。	十七舌	舌见如灰色,中间更有黑晕两条,此热乘肾与命门也,宜急下之,服解毒汤,下三五次,迟则难治,如初服加大黄、酒浸泡,量大小用之。
第四辨	胎白而根黑者,必身有痛,恶寒而渴欲饮水,痛不甚者,五苓;自汗而渴者白虎汤;下利者,解毒汤,然亦危症也。	十五舌	舌尖白胎二分,根黑一分者,必有身痛恶寒,如饮水不至甚者,五苓散;自汗渴者,白虎汤;下利者,解毒汤可,此亦危症也。
第五辨	舌尖白而根黄者,其表证未罢,须解表而行攻之,若大便闭结者当用凉膈散,小便不通者,宜用五苓散、益元散治之。	黄胎舌(第十三)	舌见尖白根黄,其表证未罢,须宜解表,然后方可攻之,如大便秘者用凉膈散加硝黄泡服,小便涩者,五苓散加木通,合益元散加姜汁少许,以白滚汤,不拘时调服。

续表

序次	《伤寒冰鉴辩舌论》	序次	马崇儒刻本《敖氏伤寒金镜录》
第六辨	满舌尽白而胎甚厚,内脏闭结者,乃热已郁于五脏,而邪气深矣。固为难治之症,宜解毒合凉隔调养,十可愈其一二也。		
第七辨	根上黄胎而尖白者,乃表少而里多,宜益元散一、凉隔散二调服之。如脉洪者,通圣散主之。此已见第五辨而重出,宜详之。	廿七舌	舌见黄尖白者,表少里多,宜天水散一服、凉隔散二服,合而服之,脉弦者防风通圣散主之。
第八辨	白胎生黑点者,心有表证,寒热如疟者,其病必来之甚恶,宜凉隔散解表里,退方可下之,如此之症亦危殆之兆也,慎之勿忽。		
第九辨	舌弦白心黑,而脉沉微者,难治。浮滑者下汗,脉沉实者下,此由得病之初即有之,盖亦危殆之症也。慎之慎之。	黑心舌(第十四)	舌见弦白心黑,脉沉微者,难治。脉浮滑者可汗,沉实者可下,始病即发,此者乃危殆之甚也。调胃承气汤下之。
第十辨	白胎身痛,舌又黑,有恶寒,渴欲饮水,不致甚者,宜用五苓散;自汗而渴者,宜用苍术白虎汤;下利者,宜用黄连解毒合凉隔散温养之。		
第十一辨	白胎渐黄涩者,宜用黄连解毒汤,兼恶寒者,以五苓散调三一承气汤下之。		

续表

序次	《伤寒冰鉴辩舌论》	序次	马崇儒刻本《敖氏伤寒金镜录》
第十二辨	胎微黄者,初得病则有之,不由白而变黄,心悸谵语者,此由失汗表邪入里,必汗兼下,以双解加黄连解毒汤两停双除表里之证可也。	十八舌	舌见微黄色者,初病即得之,发谵语,此由失汗,表邪入里也,必用汗下兼行,以双解散加解毒汤两停主之。
第十三辨	胎为黄者,表证未罢,宜小柴胡汤合天数散双解之,若脉沉实者,可大柴胡汤下之乃愈。	二十舌	舌见微黄色表,表证未罢,宜小柴胡汤合天水散主之,可下者,大柴胡汤下之,表里双除,临证审用之。
第十四辨	胎黄而色如橘皮者,班热入胃深,必大作渴,急用大承气汤主之,如发黄,用茵陈汤;下血,用抵当汤;水在[胁内]十枣汤;结胸用大陷胸汤;虚症用大黄黄连汤、泻心汤主之。	廿八舌	舌见黄而涩有膈瓣者,热已入胃,邪毒深矣,心火烦渴,急宜大承气汤下;若身发黄者,用茵陈汤;下血用抵当汤;水在胁内,十枣汤;结胸甚者,大陷胸汤;痞用大黄泻心汤。
第十五辨	黄胎而有小黑点相杂者,乃热气已遍六腑,将入五脏,急先用黄连解毒汤,次用调胃承气汤或三一承气汤,下之后用凉膈散、益元散调服之。	廿六舌	舌见黄色而有黑点者,邪遍六腑,将入五腑也,服调胃承气汤下之,次进和解散,十救四五也。
第十六辨	黄胎中有小黑点者,其证作渴而谵语脉滑者,主宜黄连解毒汤,然后用白虎加人苍术汤,再以三一承气汤下之;脉涩者死,循衣摸床粪黑者死。	三十舌	舌见黄而黑点乱生者,其症必渴,谵语脉滑者生,脉涩者死;循衣摸床者不治;若下之,见黑粪亦不治,下宜大承气汤。

续表

序次	《伤寒冰鉴辩舌论》	序次	马崇儒刻本《敖氏伤寒金镜录》
第十七辨	黄胎生黑点至舌尖者,盖热之至极而深矣。若两感见此者,必死矣。若非两感十有一二少生,恶寒不利者宜下之,先用黄连解毒散合凉膈散养阴退阳,再三一[承]气汤下。		
第十八辨	四弦微黄而中心灰色成行者,此由失下而致寒热,退则愈,不退再不须下,至三次四方退,若三四次而胎不落者,其死必矣。	廿九舌	舌见四边微红,中央灰黑色者,此由失下而致,用大承气汤下之,热退可愈,必三四下方退,五次下之而不退者不治。
第十九辨	微灰色两边,近中有黑晕二条者,邪热乘肾与命门也,下迟者必死,宜三一承气汤加黄连解毒汤二五次,看消息下之方可。	十七舌	舌见如灰色,中间更有黑晕两条,此热乘肾与命门也,宜急下之,服解毒汤下三五次,迟则难治,如初服加大黄酒浸泡,量大小用之。
第二十辨	舌根黑而尖黄,脉浮者宜下,若脉浮,惟当养阴退阳;恶风者,当微汗,宜用双解散;若下利者,用解毒汤,十生七八。	卅五舌	舌根微黑尖黄,脉滑者可下之;脉浮者当养阴退阳,若恶风寒者微汗之,用双解散;若下利,用解毒汤,十生七八。
第廿一辨	黑而灰色,根上有黑点间出者,脉实,宜下之,脉浮,作渴欲饮水者,用人参白虎汤、凉膈治之,盖此症亦危殆之甚者也,十有二三生而七八死也。		

序次	《伤寒冰鉴辩舌论》	序次	马崇儒刻本《敖氏伤寒金镜录》
第廿二辨	灰色满舌,不恶寒而脉浮者宜下之,如恶风恶寒,用双解加黄连解毒,十生四五,三一承气汤下之,粪黑者不治。若灰色似黑而又有(溪)[稀]浓者,宜深辨,不可苟忽。		
第廿三辨	弦红心黑,如表未解,宜双解加黄连解[毒汤],或苍术白虎,其表证罢,宜急下之;若胸烦燥懊恢目直视者必死,若非结胸者少生。	三十二舌	舌见外淡红心淡黑者,如恶风,表未罢,用双解散加解毒汤相半,微汗之,汗罢急下,如结胸烦躁目直视者不治,非结胸者可治。
第廿四辨	满舌尽黑而脉滑实者急宜下之,盖此病九死一生,若脉浮无力,十死莫救,若发热而渴饮,经曰:热病渴甚,饮水者必死矣。		

2. 明《古今医统大全》本

明代医家徐春甫所编《古今医统大全》中收录《杜学士三十六般辩视舌法》,是《伤寒金镜录》的另一版本,亦值得关注。

《古今医统大全》是一部综合性的医学全书,内容包括历代圣贤名医传略、医经要旨、各家医论、内外妇儿诸科的临床证治,以及历代医案、验方与本草、养生等内容。今美国柏克莱加州大学东亚图书馆藏有明刻本《古今医统大全》,著录为万历间古吴陈长卿刻本。书前有隆庆庚午(1570)王家屏序,嘉靖丙辰(1556)自序,其刊刻年约在隆庆、万历间。

是书正文半叶十行,行二十字六,小字双行同,白口,单鱼尾,四周单边。卷前《古今医统采摭诸书》中有《伤寒金镜录》一书。《伤寒金镜录》的内容在卷十四"伤寒下",此卷集中论述伤寒证候,在"舌上胎"一证中收录《杜学士三十六般辩视舌法》。

　　首为杜本序,题作"清碧学士杜先生曰"云云,次为"三十六舌法"。《古今医统大全》中所引录的"三十六舌法"较为简略,没有舌图及其说明,仅列方剂名称并无具体方剂内容。如第一条白胎舌,仅有"治宜小柴胡汤,或栀子豉汤"十一字。舌象的顺序与各版本《伤寒金镜录》亦略有差异,如表19-6所示:

表19-6　《古今医统大全》与《伤寒金镜录》条目对照表

	《古今医统大全》	《金镜录》		《古今医统大全》	《金镜录》
1	白胎舌	白胎舌	14	舌见尘上白胎二分根下黑一分	黑心舌
2	火烙舌	将瘟舌	15	舌见白胎中有小黑点	十五舌
3	红星舌	中焙舌	16	舌见两弦灰色中有黑晕痕二条	十六舌
4	生斑舌	生斑舌	17	舌见微黄色	十七舌
5	黑炭舌	红星舌	18	舌见白胎带黄色	十八舌
6	黑圈舌	黑尖舌	19	舌见酱黄色肥光	十九舌
7	人裂舌	里圈舌	20	舌中见黑胎	二十舌
8	虫碎舌	人裂舌	21	舌见黄色	廿一舌
9	厥阴舌	虫碎舌	22	舌见白胎而自汗出	廿二舌
10	里黑舌	厥阴舌	23	舌见白胎而滑	廿三舌
11	瘟毒舌	里黑舌	24	舌见白而胎滑	廿四舌
12	死蚬舌	死现舌	25	舌见四圈白而中有黄	廿五舌
13	舌见弦白心黑	黄胎舌	26	舌见黄而有小黑点	廿六舌

续表

	《古今医统大全》	《金镜录》		《古今医统大全》	《金镜录》
27	舌见根黄尖白	廿七舌	28	舌见干而涩	廿八舌
29	舌见四边微红中央成黑灰色	廿九舌	30	舌见黄中有黑点乱生	三十舌
31	舌见黄而中有黑至尖	卅一舌	32	舌见弦红心黑	卅二舌
33	舌见根黑尖黄微隐隐不见如黑灰色	卅三舌	34	舌见灰色	卅四舌
35	舌见根黑尘黄脉滑	卅五舌	36	舌见大黑而有乱纹	卅六舌

可以说,《古今医统大全》中所引录的《伤寒金镜录》是经过删节简化的版本。无论在排序还是在文字上皆与其他版本存在差异,应是别有来源。

3.明《证治准绳》本

明王肯堂所辑《证治准绳》中收录有《杜清碧验证舌法》。《证治准绳》又名《六科证治准绳》,是明代王肯堂所编纂的一部医学类书,汇辑各家观点,阐述临床各科的证治。包括《证治准绳》八卷、《女科证治准绳》五卷、《幼科证治准绳》九卷、《疡医准绳》六卷、《伤寒证治准绳》八卷、《杂病证治类方》八卷。

是书流行较广,国内上海图书馆、南京图书馆等皆有收藏,国外也见藏较夥,皆为前后印本。哈佛大学图书馆藏本卷前有万历三十年(1602)王肯堂自序,内封面右栏镌"王宇泰先生鉴定",中栏为大字"准绳六种",左栏为"虞衙藏板",著录为明刻清初修版印本。正文半叶十行,行二十一字,白口,单鱼尾,四周单边。《伤寒证治准绳》帙之六"舌胎"下附有《杜清碧验证舌法》三十六图。无杜本及薛己的序言。与其他版本相对照,有以下几个特征:

第一,"死现舌"后有《薛氏医案》本所增加的医案二则,并注有"薛"字。

第二,除"将瘟舌"后的透项清神散方与"十八舌"后的双解散加解毒汤方外,其余舌象后的方剂全部删去。而在仅有的两首方剂中,也与《薛氏医案》本文字不同。

4.明《修补伤寒金镜录辨舌世验精法》本

明代张吾仁著有《修补伤寒金镜录辨舌世验精法》,是书在《伤寒金镜录》的基础上补充了张吾仁的观点,可以视之为《伤寒金镜录》的张氏注本。张吾仁,字春台,山右人,世业医。

此书最早的版本是康熙五年(1666)张于乔刻本,今影印收入《四库未收书辑刊》。是书卷前有佚名手书《伤寒舌书世验精法序》,卷端题"修补伤寒金镜录辨舌世验精法 河东古芮春台张吾仁纂著 孙庠生孟迁于乔手录 邑后学姚廷凤、李芸评 王者佐、赵景煜参阅 张呈祥、李国儒校正 全刊"。正文半叶十行,行二十四字,无界行,白口,单鱼尾,四周单边。

从内容上来看,此书可以分作几个层次:第一层是杜本所撰《伤寒金镜录》,从舌象的名称、舌图的画法、方剂的顺序等等来看,与马崇儒刻本最为接近,唯"黄胎舌"作"十三舌",在药方的剂量与服法上也有一定差异。第二层是张吾仁的案语,在文中多以"仁按"起首,低一格紧跟在杜氏的正文后。张氏的医案则多以双行小字或眉批的形式出现,如纯黑舌后有双行小注云:"天启丙寅夏,予友高尔奇亦热病有此舌,俟费调理而得生。"眉批云:"天启二年正月元旦,张克类患此舌候,家人以为不起必矣。予以凉膈承气下之,次日转惺人事。"第三层是姚廷凤、李芸的评点,在正文右侧以圈点和夹批的形式出现。

作为一个注本,张吾仁的《修补伤寒金镜录辨舌世验精法》基本保留了《伤寒金镜录》的基本面貌,并在此基础上增加了注释与评点,是有关伤寒舌诊的一部较为重要的著作。

5. 明申斗垣《伤寒舌辨》本

明申斗垣著有《伤寒舌辨》,附有《伤寒金镜录》一书全文。申斗垣字子极,名拱辰,又字斗垣,江苏长洲人,明代医家,治验丰富,擅长外科。著有《外科启玄》等。明代《医藏书目》中著录有申斗垣《伤寒观舌心法》一书。清代顾沧筹编校的《伤寒三书合璧》中收录了申斗垣《伤寒舌辨》一部,或即此书。

今《伤寒三书合璧》有清乾隆五十二年(1787)吴门乐真堂刻本,日本国立公文书馆内阁文库藏有一部,影印收入郑金生主编《海外中医珍善本古籍丛刊》。是书内封面上栏题"乾隆五十二年刊",右栏题"伤寒舌辨　申斗垣先生著/伤寒琐言　陶节菴先生著",中栏题"伤寒三书合璧",左栏题"伤寒方法　王晋三先生注/吴门乐真堂梓"。卷前有全书总序,但序末有脱文。次杜本《伤寒舌辨序》,次正文。每半叶九行,行二十字,白口,上黑鱼尾,左右双边。卷端题"伤寒舌辨　申斗垣先生著/平江医学顾沧筹吾庐较正/古吴金丹成、郑鼎和、俞大塈、俞大堡刊刷"。

在版式上,这一版本与其他版本有较大差别。药方被置于舌象图之下,且药方中除调胃承气汤,白虎汤、天水散、和解散皆删去了剂量与服法。卷末附有凉膈散等正文中所涉及的部分方剂共十三首。其他版本中的双行小字注文皆改作正文大字。

在文字上,这一版本也有较多不同。比如"厥阴舌"后多出"又有热毒厥于肝,宜用凉膈散合小柴胡汤治之,二说宜凭脉治"一句。"二十八舌"下有"一本云:下血用当归地榆汤。水在胁内,用五苓散和益元散治之"。"死现舌"后有《薛氏医案》本所载医案二则,但二则医案前后顺序与《薛氏医案》本不同。

由此可见，《伤寒舌辨》本所收《伤寒金镜录》应当依据了不止一个版本，其中包括了《薛氏医案》系统的刻本，并在此基础上进行了重新编排。

6.清道光十五年(1835)两仪堂刻《御纂金镜录》本

天津图书馆、辽宁图书馆等馆藏有道光十五年两仪堂刻本《御纂金镜录》，其中也收录了《伤寒金镜录》一书。是书内封面中栏题"御纂金镜录"，右栏题"太医院"，左栏题"两仪堂重刻"。卷前有《看舌总论》，为节录薛己嘉靖己丑《伤寒金镜录论》，缺开篇"伤寒一书自汉张仲景先生究其精微得其旨趣"至"随治随效，如响应声则万全矣"一大段。末尾又增加"倘或秘而不传，上天谴责"十字。序末有"嘉庆二十二年孟夏月吉日镌"十二字。正文半叶十一行，行二十四字，白口，单鱼尾，左右双边，上鱼尾上方镌"金镜录"。卷末最后一列镌有"道光十五年吉月重刊"九字。

是书虽题"金镜录"，但属于《伤寒金镜录》内容的只占此书的一小部分，而其他内容则混杂了另外的医书。仅《伤寒金镜录》之前，就包含了以下与伤寒有关的论述：六经见症法、伤寒伏脉辨、论服人参、伤寒伤风辨、阴阳表里辨、外感内伤辨、伤寒忌汗诸症、伤寒忌下诸症、伤寒当下诸症、伤寒感冒论、浮沉中三脉论、六经形症、病治论、伤寒汗下温法、看白胎总论。这些议论的来源复杂，对照其内容，有陶节庵、李东垣等人的论说，也有明清医家对于伤寒较为一致的认识。与现存的医书相对照，这些论述来自于孙一奎《赤水玄珠》、年希尧《集验良方》等综合性的医书。而在《伤寒金镜录》之后，则有瘟疫论、论汗、论下、下后诸变症论，皆抄撮自何梦瑶《医碥》卷二。

书中与《伤寒金镜录》相应的内容题作"伤寒验症看舌法"。其中"死现舌"后有薛氏的两则医案，似应据《薛氏医案》本。具体

来说,这一版本的《伤寒金镜录》有以下几个特征:

　　第一,舌象的名称与顺序皆有变动。之前各个版本每种舌象前皆无顺序编号,此书在每种舌象前皆标明序号,谓第几舌云云。第十五舌至第三十六舌诸本皆无名称,此本皆重新加以命名,如第十五舌作"根黑白尖舌",第十六舌作"黑点舌"等等。舌象名称的改变比如第四舌"生斑舌"改作"发斑舌",第九舌"虫辟舌"改作"虫蚀舌",第十舌"里黑舌"改作"内黑舌"。舌象顺序的改变,比如其他版本厥阴舌在第十,此本内黑舌在第十;其他版本中里黑舌在第十一,此本厥阴舌则在第十一。此外,在舌象的文字表述上略有不同,如第二舌将瘟舌中,"宜用秀顶清神散治之","治之"二字此本作"主之"。第三舌中焙舌中"宜凉膈散、大柴胡汤下之也",此本无"下之也"三字。

　　第二,补充了一些原来刻本中没有的方剂。比如,与《薛氏医案》本相比,生斑舌后补充了玄参升麻葛根汤方、化斑汤方,黄胎舌后补充了调胃承气汤方,黑尖舌后补充了竹叶石膏汤方,虫碎舌后补充了小承气汤方,廿七舌后补充了防风通圣散。

　　第三,在方剂中药物的顺序、剂量以及服法的表述上与《薛氏医案》本有一定差别。药物顺序的不同比如小柴胡汤方,《薛氏医案》本作"柴胡四钱、黄芩、甘草、人参各二钱、半夏二钱",此本作"柴胡四、黄芩、人参、半夏二钱、甘草"。在服法上,一些方剂中的服法被全部删去,如大承气汤方、理中汤方。在服法的表述上也略有不同,比如在"秀顶清神散"中,"右为细末各等分"改为"右等分为末"。这一版本中,一些药物的名称也有误刻,比如栀子豉汤方中"栀子"误作"枝子",化斑汤方中"石膏"作"石羔"。

（三）附说

1. 明崇祯《十竹斋袖珍医书》本

十竹斋是明末清初安徽休宁人胡正言的书坊名，正言字曰从，以摹印著名于时。所刻《十竹斋笺谱》运用饾版、拱花技术，将彩色套印木刻画艺术水平推向了新的高峰。他辑刻《十竹斋袖珍医书》共十三种，多为薛己所编刊整理的医书，其中就包括《伤寒金镜录》。中国中医科学院图书馆藏有明崇祯六年癸酉（1633）十竹斋序刻本，惜不提供阅览，未尝寓目。

2. 清《遵生集要》本

《遵生集要》丛书杨润校刊，曹施周参定，刊于嘉庆四年（1799），汇集元明清诸医家著述六种，包括元杜清碧《舌镜》、明吴有性《瘟疫论》、清景冬阳《增补方论》、清戴天章《存存书屋摘抄》、清倪东溟《产宝家传》、佚名《咽喉总论》。"杨润字浣亭，好施与，精医，生平活人甚众，尝与医士曹施周著《遵生集要》行于世，业是术者多资之"（民国《续修历城县志》卷四十六）。据《中国中医古籍总目》，是书今藏中国中医科学院图书馆，惜不提供阅览，未尝寓目。

【版本源流图】

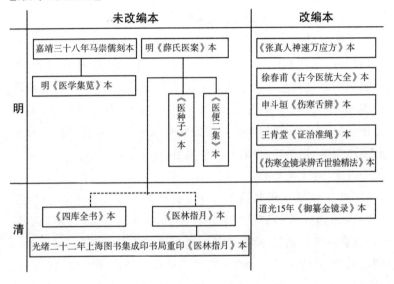

王好古《此事难知》

【成书】

《此事难知》是元代著名医家王好古有关伤寒的一部著作。王好古（1200—1264）字进之，号海藏，赵州人，曾与李杲一起学医于张元素。由儒而习医，特好经方，推尊仲景。一生著述较多，可考者有十余种。《此事难知》卷前有王好古序文一篇，落款时间为"至大改元秋七月二十有一日"，故诸家目录多据此著录成书时间为公元 1308 年。但清人汪曰桢在《阴证略例序》中早已提出："唯《此事难知》自序题至大元年，则上距金亡已七十余年，岂海藏享上寿，至武宗时犹存耶？抑至大当是至元刻本之讹耶？并书以俟考。"他认为，"至大"可能是"至元"之误，而至元元年为 1264 年。也有学者认为，这里的"至大"也可能是"正大"之误，因而将成书年代系之于 1232 年①。

王好古所著《阴证略例》卷前有癸卯岁（1243）麻革所撰序文，序云："海藏先生王君进之，家世赵人，早以通经举进士，晚独喜言医，始从东垣李明之，尽传其所学。后乃精研极思岐轩以来诸家书，上下数千年间，如指诸掌。"由此序文可知，王好古早年业儒，

---

① 刘景超、李具双：《王好古〈此事难知〉成书年代考证》，《中医文献杂志》2012 年第 3 期。然作者将"至大改元"误认为 1232 年，应为 1224 年。

晚岁方习医学。王好古《此事难知序》谓："俾我李公明之,授予及所不传之妙。旬储月积,浸就编帙。一语一言,美无可状,始而终之,终而始之,即无端之圆璧也。"《此事难知》一般被认为是王好古跟随李杲初学《伤寒论》时所撰心得笔记,并非晚年成熟之作。考王好古其他著述的成书时间,《阴证略例》成书于1236年,《医垒元戎》成书于1237年,《汤液本草》成书于1248年。因而《此事难知》的成书应该在此之前,这样一来,"正大"误作"至大"的推测便更为合理,因此,《此事难知》的成书时间很有可能是正大元年,也就是1224年。

【版本】

(一)一卷本系统

1.元刻《济生拔粹》本

《济生拔粹》是元代杜思敬纂辑的一部医学丛书,收录了张元素、李杲一派的医学著作,包括《针经节要》《云岐子论经络迎随补泻法》《窦太师流注指要赋》等共十九种著作。国家图书馆与北京大学图书馆藏本影印收入《中华再造善本》。

丛书卷前有元延祐二年(1315)杜思敬序。其中《此事难知》卷端题"海藏老人此事难知"。正文半叶十二行,行二十四字,黑口,双鱼尾,四周双边。内容自"解利两感神方大羌活汤"始,卷中所有方剂,皆有墨盖,便于检阅。卷中钤有"王印定安""宝宋阁"等印记。

一般看来,一卷本内容是对二卷本的缩编,但经过仔细对照发现,一卷本只有一部分内容来源于二卷本,而其他内容则较为复杂,但大要不出刘完素诸人之书。

表 20—1　《此事难知》一卷本与二卷本对照表

一卷本	二卷本
大羌活汤	卷上"问两感邪从何道而入"
辨阴阳二证	卷上"辨阴阳二证""辨表伤阴阳二证""辨内外伤"
太阳证	卷上"太阳证"
九味羌活汤	卷上"易老解利法"
太阳证误汗误下误利小便诸变	卷上"太阳一下有八变""里传表"
阳明证误汗误下误利小便诸变	卷上"阳明证""白虎加桂汤""凉膈散""栀子豉汤""阳证发癍""大承气汤""小承气汤""调胃承气汤""大柴胡汤""小柴胡汤"
太阴证	卷上"太阴证""腹痛部分"
少阴证	卷上"少阴证""走无形证""走有形证""一物黄连泻心汤""甘桔汤""四逆散"
厥阴证	无
阴脉之剂	无
发黄四证	无
畜血证	无
结胸证	无
缓急辨	无
疟疾论	无

2.隆庆二年(1568)曹灼刻《东垣十书》本

隆庆二年曹灼刻《东垣十书》中收录《此事难知》一卷。此一版本《东垣十书》《中国古籍善本书目》尝著录,今中国科学院上海生命科学图书馆、成都中医药大学图书馆等馆有收藏。

是书卷前有隆庆二年(1568)曹灼《刻古本东垣十书序》,正文半叶十二行,行二十字,白口,白鱼尾,左右双边。这一版本的《东垣十书》所收书目与其他版本不同,它将所收书目重新编排卷次,其中卷九为《海藏老人此事难知》。其中部分版心下方有刻工姓名,如何、江、甫、仲、国等。此本据元刊《济生拔粹》本重刻,其中错字多相承不变,如"刺"字多刻作"剌"、"标"字多刻作"摽"等等。唯将元刻本中药物分两中的"大字数字"如壹、贰、拾等改作一、二、十。元刻本中有部分文字覆以墨盖,这一版本在重刊时补足了一部分文字,如《疟疾论》"先伤风,后伤■",此本补以"湿"字。但也有一部分则直接省略了墨丁直接刊刻,如"栀子蘗皮汤属阳明■■■少阳也",此本作"栀子蘗皮汤属阳明少阳也"。"麦门冬茯苓饮子治伤寒后■■心神恍惚不得眠卧",此本作"麦门冬茯苓饮子治伤寒后心神恍惚不得眠卧"。

(二)《永乐大典》本

现存《永乐大典》中收录了王好古的多部著作,《此事难知》是其中之一。现存《永乐大典》中仅保存有《此事难知》文字共四处。细考此四处文字,与现存版本的异同可分为三种情况:

一是与现存版本相同者。《永乐大典》卷三千六百十五有"论五苓为下剂"一则,包括五苓散为下药、当服不服则生何证、不当服服之则生何证、酒毒小便赤涩宜五苓散、五苓散以泻湿热、小肠火为本、表里里药、里之表药八个部分内容,皆见于现存版本。

二是有部分文字不见于现存版本。《永乐大典》卷三千六百十四"论太阳证"一则,自"麻黄汤是阳经卫药也"之后的文字不见于现存版本,而"论下焦寒四逆例"一则,整条文字皆不见于现存版本。

三是与现存版本文字有出入。《永乐大典》卷三千六百十四

"问桂枝汤发汗"一则，其文字与现存版本略有差异，如表 20－2 所示。

表 20－2　《永乐大典》本与梅南书屋刻本《此事难知》文字对照表

《永乐大典》本	梅南书屋刻本《此事难知》
问桂枝汤发汗。《本草》云：桂枝能止烦出汗。仲景或云：复发其汗。或云：先其时发汗。或云：当得汗解。或云：当发汗、更发汗、并发汗，宜桂枝汤者数证，是用桂枝发汗也。复云：无汗不得服桂枝。又云：汗家不得重发汗。又云：发汗过多者，却用桂枝甘草汤，是闭汗也。一药二用，如何说得？仲景发汗闭汗，与《本草》相通为一也欤？答曰：《本草》云：桂味辛甘热，无毒，能为百药长，通血脉，止烦。出汗者，是调血而汗自出也。仲景云：藏无他病，发热自汗者，此卫气不和也。荣气不和，则内外不谐，卫气不与荣气相和谐也。若荣气和则愈，故皆用桂枝汤调和荣卫。荣卫既和，则汗自出矣。风邪由此而去，非桂枝能开腠理，发出汗也。以其固闭荣血，卫气自和，邪无容地而出矣，其实则闭汗孔也。云云。	问桂枝汤发字。发汗，或云：当得汗解。或云：当发汗、更发汗、并发汗，宜桂枝汤者数方，是用桂枝发汗也。复云无汗不得服桂枝。又曰：汗家不得重发汗。又曰：发汗过多者却用桂枝甘草汤，是闭汗也。一药二用，如何说得？仲景发汗，与《本草》之义相通为一。答曰，《本草》云：桂味辛甘热，无毒，能为百药长，通血脉，止烦。出汗者，是调血而汗自出也。仲景云：藏无他病，发热自汗者，此卫气不和也。又云：自汗者为荣气和，荣气和则外不谐，卫气不与荣气相和谐也。荣气和则愈，故皆用桂枝汤调和荣卫。荣卫既和，则汗自出矣。风邪由此而解，非桂枝能开腠理，发出汗也。以其固闭荣血，卫气自和，邪无容地而出矣，其实则闭汗孔也。云云。

从以上三点可以看出，《永乐大典》所收录的《此事难知》的版本，与现存版本皆有较大不同，惜乎全本今已散佚。

（三）二卷本系统

二卷本系统主要是题为《东垣十书》的各种刻本。殷仲春的《医藏书目》中著录了两种内容不同的《东垣十书》，其一题"古本东垣十书",包括《活法机要》一卷、《医学发明》一卷、《医垒元戎》十卷、《阴症要例》一卷、《云岐子保命集》《脾胃论》三卷、《海藏斑论萃英》一卷、《兰室秘藏》二卷、《保婴集》《洁古家珍》《此事难知》,共十一种。另一种"东垣十书"包括《脾胃论》三卷、《溯源集》《格致余论》一卷、《内伤辩惑论》三卷、《局方发挥》一卷、《汤液本草》一卷、《此事难知》二卷、《外科精义》二卷、《紫虚脉诀》一卷、《兰室秘藏》三卷,共十种。《四库全书总目》子部医家类存目亦收录《东垣十书》,《提要》云:"不著编辑者名氏,其中《辨惑论》三卷、《脾胃论》三卷、《兰室秘藏》三卷,实李杲之书。《崔真人脉诀》一卷,称杲批评。其余六书,惟《汤液本草》三卷、《此事难知》二卷,为王好古所撰,其学犹出于东垣。至朱震亨《局方发挥》一卷、《格致余论》一卷、王履《医经溯洄集》一卷、齐德之《外科精义》二卷,皆与李氏之学渊源各别,概名为东垣之书,殊无所取,盖书肆刊本,取盈卷帙,不计其名实乖舛耳。"以上所录之丛书子目,与现存的《东垣十书》所收书目又皆不相同,可见当时以"东垣十书"之名刊行的医书亦为数不少。

1. 明成化二十二年(1486)荆南一人序刻本

上海图书馆藏有著录为明成化二十二年荆南一人序刻本《此事难知》一部。其版本盖据卷末《此事难知后序》"成化丙午岁仲夏既望荆南一人识"而定。所谓"荆南一人"即辽惠王朱恩镭之别号。嘉靖八年(1529)辽藩朱宠瀼梅南书屋刻本《东垣十书》本《此事难知》卷前亦有此序,但序末落款改为"成化甲辰岁仲夏既望荆南一人书于宝训堂拙菴"。宝训堂即惠王朱恩镭所建,"(惠王)嗣贤而好礼,开建宝训堂,以珍藏列圣所赐宸翰"(明廖道南《楚纪》卷六)。宝训堂刻书今存于世者仅有嘉靖乙卯(1555)刻《梁昭明太子文集》五卷。

《此事难知后序》中备载刊刻之原委:"东垣先生医书一帙,予府已锓梓传于世矣,今又得一书,亦东垣治疾之法,名曰《此事难知》。盖医之为道,所以续斯人之命,而与天地生生之德不可一朝泯也。"由此序可知,《此事难知》是作为东垣医书的补充而刊刻的。这一点,在嘉靖八年(1529)辽藩梅南书屋刻本《东垣十书》卷前的序言中叙述得更为明确,序谓:"初《内外伤辩惑论》一书偶刻两本,后职医者非良工,见他书间有称东垣撰《内外伤辩》及《辩惑论》者,遂以《内外伤辩名》一书,以《辩惑论》名余板之本,由是一书标两名。殊不考东垣自序明言所撰《内外伤辩惑论》一篇耳,何尝有二耶? 乃漫以九书分十书,却指数内《此事难知》一书为十书外集致误。我先考惠王复为之别序以传,盖未察俗医之谬误也。"也就是说,惠王序刻的《东垣十书》中包括《内外伤辩》与《辩惑论》共计十部医书,而《此事难知》却作为十书的外集刊行。

是书卷前有至大元年(1308)王好古《东垣先生此事难知序》。卷端题"东垣先生此事难知集卷上",正文半叶十行,行十七字,黑口,双鱼尾,四周双边,正文文字皆手书上版。卷中钤"铁如意斋""保真""旧山楼"等印记。上海图书馆所藏本为国内孤本,软体写刻,刊印精良,是现存最早的两卷本《此事难知》。

2.明嘉靖八年(1529)辽藩梅南书屋刻《东垣十书》本

国家图书馆、中国中医科学院图书馆、日本国立公文书馆内阁文库等地藏有嘉靖八年辽藩朱宠瀼梅南书屋刻本《东垣十书》,王好古《此事难知》是其中一种。经过比对,这些版本皆为同版先后印本的关系。是书版心下镌"梅南书屋"四字。梅南书屋是辽藩朱宠瀼(? —1546)的室名。梅南书屋在明代嘉靖间刻书较多,嘉靖七年刻印过宋景熙《林霁山集》五卷,嘉靖八年刻印《东垣十书》及宋刘炎《迩言》十二卷。嘉靖十年刻印宋陈师道《后山集》二十四卷《后山诗注》十二卷,嘉靖十二年(1533)刻印宋南宫靖《小学史断》二卷,嘉靖十五年刻印元杨载《翰林杨仲宏诗》八卷,等等。因而此书被著录为辽藩朱宠瀼梅南书屋刻本。《中华再造善本》影印国家图书馆藏本,收入明代编子部。

　　是书卷前有嘉靖八年光泽王序。据《明史》,光泽王即朱宠瀼,为惠王嫡二子,成化十三年(1477)封,嘉靖二十五年死,其堂号曰"博文堂"。他在《重刊东垣十书序》中详细介绍了这部丛书刊行的经过。其云:"东垣李先生倔起金元之际,慨斯道之失传,俗工之无术也,乃上探《灵》、《素》,深究精微,悉正诸说之谬误,验其尝试之已行,发其自得之独见,于是著《脾胃论》,著《内外伤辩惑论》,著《兰室秘藏》。而崔紫虚之《脉诀》、王好古之《汤液本草》王履之《溯洄集》、朱彦修之《格致余论》《局方发挥》、王好古之《此事难知》、齐德之之《外科精义》,咸后先继述,凡为书十种,以其皆出于东垣也,通谓之《东垣十书》。于是农黄灵素之旨大明于世,越人之《难经》,仲景之《伤寒》,叔和之《脉诀》与夫内外科书方脉益发明救正,无复遗憾。医之道,至东垣亦可谓集大成者矣。简祖灼见《十书》于生人大命有补于仁民之道也,乃梓行于时。至祖靖王之世,行之既久,板本漫缺。初《内外伤辩惑论》一书,偶刻两本,后职医者非良工,见他书间有称东垣撰《内外伤辩》及《辩惑论》者,遂以《内外伤辩》名一书,复以《辩惑论》名余板之本。由是,一书标以两名。殊不考东垣自序明言所撰《内外伤辩惑论》一篇耳,何尝有二耶? 乃漫以九书分为十书,却指数内《此事难知》一书为十书外集致误。我先考惠王复为之别序以传,盖未察俗医之谬误也。予间考阅,知其误分妄析,既毁《辩惑论》之重本,复还《此事难知》本,以归《十书》之旧。尝博访是书,天下惟我辽藩板行中外,搢绅知慕之者恒欲得之为快,顾原板漫涣不成完书。予既为较正归全,爰重稍朗书,刻梨行之……嘉靖八年己丑孟夏朔旦光泽王书于勅赐博文堂。"序中未提及朱宠瀼及梅南书屋,因而李致忠认为当著录为"明嘉靖八年辽藩朱宠瀼刻本"①。潘承弼、顾廷龙主编的《明代版本图录初编》著录此书为"辽藩博文堂刻本",亦可。《图录初编》给予这一刻本高度的评价:"自简王至光泽王,先后凡四世,百数十年递经传刻,此书亦足以当辽藩雕椠之要典矣。"②

光泽王序后有《东垣十书类次》,共计:第一脉诀、第二汤液本草、第三脾胃论、第四内外伤辩惑论、第五兰室秘藏、第六溯洄论、第七格致余论、第八局方发挥、第九此事难知、第十外科精义十部医书。

其中《此事难知》二卷,卷前有《此事难知序》,序末落款为"成化甲辰岁仲夏既望荆南一人书于宝训堂拙菴"。次为至大元年(1308)王好古《东垣先生此事难知序》。正文半叶十一行,行二十字,白口,单鱼尾,左右双边。

是书据成化二十二年(1486)荆南一人刻本重刻,但二者相比,也有一些不同之处。比如成化本中一些药方与治法上带有表示强调意味的括号,像卷上"阳盛阴虚发寒者何"条"倍加姜枣"四字,梅南书屋刻本则无。又如,卷下"仲景叔和合而为一"条,成化本"张仲景王叔和论弦涩图",梅南书屋刻本改为"张王论弦涩图",文字排列也不同。又如,梅南书屋刻本补足了成化本中一些空缺的文字,比如卷上"当汗而下之成协热利"条,"若不愈者,方

---

① 李致忠:《东垣十书》,贺云翱主编:《中华国宝图典》,山东画报出版社,2014年,第617页。
② 潘承弼、顾廷龙:《明代版本图录初编》,《民国丛书》第五编,上海书店,1989年,第23页。

可以□药治之",空格处梅南书屋刻本补"利"字。卷下"大接经从阴引阳"条,"或纯便血赤血或□脓血便",空格处梅南书屋刻本补"杂"字。此外,二者在文字上差异很小,互有正误。比如卷上"问藏府有几"条《内外二境图》云膀胱者,饱之室也",成化本"饱"字梅南书屋刻本改作"胞"。卷下"接经补遗"条"脐以上至鸠尾以年为壮",成化本"脐"字梅南书屋刻本则作"济"。但总体来看,二者的不同之处微乎其微。

3. 明万历十一年(1583)金陵书林周曰校刻《东垣十书》本

中国科学院国家科学图书馆、辽宁省图书馆、台北"国家图书馆"等地藏有明万历十一年金陵书林周曰校《东垣十书》本《此事难知》。曰校字应贤,号对峰,书坊名曰"万卷楼",所刻图书存世较多,仅医书即有《重广补注黄帝内经素问》二十四卷、《灵枢经》二十四卷、《新刊万病回春》八卷、《新刊医林状元济世全书》八卷、《保赤全书》二卷、《本草蒙筌》二卷等多部。

全书内封面题"官版大字　东垣十书　书林对峰周曰校刊",《此事难知》卷前有至大元年(1308)王好古所作《东垣先生此事难知序》,次目录,次正文,卷端题"东垣先生此事难知集卷上/元东垣老人李杲著/明绣谷周氏曰校刊"。正文半叶十三行,行二十六字,白口,单鱼尾,四周双边。

周曰校刻本《此事难知》虽然也有漏刻误刻,比如《六经传足传手经则愈》缺"上传少阳为顺下传少阴为逆此土下传也如太阴传太阳为误下传也阴中之阳水少阴是也"一句,但从整体上来看,与之前的版本相比,周曰校刻本做了细致的校勘,在文字上做了许多改动。比如卷上《经脉终始》"手太阳小肠止于小指之端终于抵鼻至目内皆","皆"字周曰校刻本作"眥"。"夫倡则妇随","倡"字作"唱"。"从气之血有不行之体","不"字作"下"。《人肖天地》

"且天地之形如卵","卵"字作"卵"。《问两感邪从何道入》"鼻气通于大故寒邪元形之气从鼻而入","大"字作"天"。《三阳气血多少》"所以上气故肺受之","上"字作"主"。《当汗而下之成协热利》"发之表解下利自愈","表"字作"未"。《阳证发斑》"及当以肺脉别也","及"字作"更"。《平旦潮热》"故曰白虎汤以泻气中之火","曰"字作"用"。《少阴禁忌不可犯》"尺脉微弱涩者便不可下","便"字作"复"。卷下《素问五藏疟证汤液之图》"邪并于阳则发热来水不能凉","来"作"冰"。《三法五治论》"邪气潜伏至深而正气微治","治"作"少"。《一治各有五》"经曰陷下者衰之","衰"作"灸"。《天元图》"不当于所显之虚治之","虚"作"处"。《大接经从阴引阳》"手太阴脉之脉",前一"脉"字作"肺"等等。这些改动在医理上显然更为正确。周曰校刻本《东垣十书》自称"官版大字",它有可能来源于官方的校勘本。一般来说,书林所谓"官版大字"云云多为宣传新书的噱头,但不可否认,周曰校刻本《此事难知》在文字上远胜之前的版本。

4. 明万历间新安吴氏校刻《东垣十书》本

美国国会图书馆藏有《东垣十书》一部二十二卷。王重民《中国善本书提要》谓:"此本或题:'新安吴勉学校',或题:'新安吴中珩校',盖为吴氏所校刻,未必为吴氏所编辑也……此本有王肯堂序[王序疑是托名],亦不言所自,非见再古之本,无以证明。《存目》所据本凡十卷,此本则十书之后,又多《医垒元戎》、《癍论萃英》和一卷。《元戎》是节本,则疑为吴氏所附也。"①美国国会图书馆藏本内封面中间大字题"东垣十书",右栏题"金坛王宇泰订正 敦化堂藏版",左栏为丛书子目,计有"脉诀、局方发挥、脾胃

---

① 王重民:《中国善本书提要》,上海古籍出版社,1983 年,第 267 页。

论、格致余论、兰室秘藏、辩惑论、此事难知、汤液本草、溯洄集、外科精义、医垒元戎、癍论萃英"共十二种。其中《脉诀》《辩惑论》《此事难知》《溯洄集》《外科精义》《兰室秘藏》《癍论萃英》题新安吴勉学校,《局方发挥》《脾胃论》《格致余论》《医垒元戎》《汤液本草》题新安吴中珩校。

哈佛大学哈佛燕京图书馆亦藏有《东垣十书》一部,其子目与国会图书馆藏本稍有差别。共收录医书十种,无《局方发挥》《脾胃论》《格致余论》《兰室秘藏》,多出《医学发明》《活法机要》两种。《医学发明》题新安吴勉学校,《活法机要》题新安吴中珩校。经过对照发现,被两种《东垣十书》同时收录的医书事实上是同一版片刷印,仅卷前王肯堂《东垣十书序》非同版刷印,并且序后的印章亦不相同。哈佛大学藏本一枚曰"王宇泰",一枚曰"太史氏",国会图书馆藏本一枚曰"王宇泰",一枚曰"肯堂"。将同版的两种医书相比较,哈佛大学藏本版面较为整洁,字体清晰,为先印本,国会图书馆藏本部分版面有裂版且较为邋遢,字迹不清,为后印本。

哈佛大学哈佛燕京图书馆又藏有《古今医统正脉全书》一部,其中包含了《东垣十书》,内封面题"敦化堂藏版",与国会图书馆所藏《东垣十书》相对照,二书子目完全相同,是同一版本的前后印本。国内多家图书馆收藏有映旭斋藏板、步月楼梓行的《古今医统正脉全书》,其中亦包含有《东垣十书》,内封面中间栏有篆书"东垣十书"四字,右栏题"金坛王宇泰先生订正　映旭斋藏板步月楼梓行",左栏为丛书子目。与敦化堂藏版的《东垣十书》亦为同版。从版面破损的情况来看,题为映旭斋藏板者为先印本,题为敦化堂藏版者为后印本。

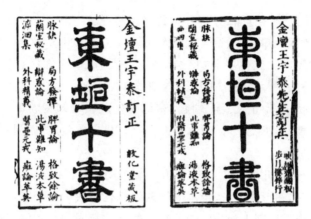

图6　敦化堂藏板(左)与映旭斋藏板(右)《东垣十书》内封面

　　综合以上情况,可以做如下小结:《古今医统正脉全书》是由数种小丛书组成,如《伤寒全书》《河间伤寒六书》等,《东垣十书》即为其中之一种。哈佛大学藏本《东垣十书》应该是以小丛书形式刊刻行世的最初版本,后来被收入《古今医统正脉全书》时子目做了部分调整,因此有两种子目不同的《东垣十书》存世。而《古今医统正脉全书》中所收《东垣十书》又尝经书商易手,分别为映旭斋与敦化堂所藏版。因此在《中国古籍善本书目》《中国古籍总目》等目录书中,又有著录为映旭斋刻本与敦化堂刻本的两种《东垣十书》。事实上,仅就《此事难知》一书而言,以上这些皆为同一版本的先后刷印,并无区别(以下简称作医统本)。医统本印本较多,《郑堂读书志》《万卷精华楼藏书记》《铁琴铜剑楼藏书目录》皆曾著录此书。

　　《东垣十书》卷前有王肯堂序谓:"夫东垣以高世卓识,一扫医学之弊,直探往圣开物之心,鲁斋先生称为医之王道者。《十书》独羽《内经》,并菽粟以行于世,总之渊源于《内经》。语曰'医不三世,不服其药',有如此之渊源,犹之揖秦越人和缓诸医而致之席也。"《此事难知》一书卷前有至大元年(1308)王好古《东垣先生此事难知序》,次成化甲辰(1484)荆南一人《此事难知序》,序末题"荆南一人识",而梅南书屋刻本则题作"荆南一人书于宝训堂拙庵",次目录,次正文。卷端题"东垣先生此事难知集卷上　　新安吴勉学校"。正文半叶十行,行二十字,白口,单鱼尾,四周双边或左右双边。

医统本《此事难知》有以下几个较为明显的特征:

第一,在形式上,医统本的行款为每行字数为二十字,这与之前的梅南书屋刻本相同。倘若每行的字数相同,翻刻时就较为方便。并且,医统本在刊刻时(也可能是修版时)尽管有文字上的校改,但在形式上却有意与原版保持一致。比如卷上《秋伤于湿冬生咳嗽》"命门有焦之舍也",医统本"有"改为"有三",作双行小字。《气血之体》"从内之外者,杂也",医统本"杂"改为"杂病",作双行小字。《问桂枝汤发字》"又云:发汗多,叉手心",医统本"手"改为"手冒",小字双行。卷下"精不足者补以之味"条"谓寒形,热伤气",医统本"形"字改为小字双行"伤形"二字。

第二,缺文。与梅南书屋刻本相对照,医统本有两处较长的缺文。一是卷下"一治各有五五二十五治""盛者夺之,汗者下之"后缺"寒热温凉衰之以属随其攸利"十二字。二是卷下《大接经从阳引阴》"手阳明大肠之脉起于大指次指之端,入次指之端"后面,自"去爪甲角如韭叶为井"至"少阳头痛脉弦往内侧",共缺二十行内容。

第三,改字。医统本在文字上进行了校勘,与梅南书屋刻本相比改正了一些明显的错误。比如卷上《问藏府有几》"是知为十三藏应矣",医统本"应"字作"府"。《伤寒之源》"又云,无泄皮肤,使气函夺",医统本"函"字作"岖"。《关则不便》,"高粱之物下泄是也",医统本"高"字作"膏"。《六经传足传手经则愈》》"阴中之阳,火,少阴是也",医统本"火"字为"水"。《太阳六传》"脉浮是汗,当用麻黄而不用之故也",医统本"是"字作"无"。《当汗而下之成协热利》"当各随三阳本证表药发之,发之永解,下利自愈",医统本"永"字作"表"。"皮胃如火燎而以手重取之不甚热者","胃"字作"肤"。

第四,误字。与其所做的文字订正相比,医统本的误刻之处在数量上似乎要更多。比如卷上《夏伤于暑秋必痎疟》,"肺金不足,洒淅寒热","淅"误作"浙"。《问两感邪从何道而入》"鼻气通于天","天"误作"大"。《六经传足传手经则愈》"此为上下传也","上"误作"土"。卷下《抑本》,"以其本下,而失之太高故抑之","太"误作"大"。"素问六经疟候汤液之图"少阴下"欲闭户牖而处其病难已","牖"误作"调"。《天元图》"臊"下有小字双行"曲泉","曲"误作"白"。《地元图》"又病身热"下有小字双行"当刺胆荥","刺"误作"利"。《接经补遗》"初三日至上弦,属震仰盂","盂"误作"孟"。《诸经头痛》"少阴头痛"下双行小字"脉沉微热","热"误作"熟",等等,不一而足。"以绵滤入药汁内同煎","滤"误作"虑"。"候冷入下项细末","候"误作"假"。

如果做一横向比较,则医统本的误字数量远多于其他版本,因而并不能算作较好的刻本。但由于医统本印本众多且易得,一些古籍整理著作仍然选用它作为点校的底本,这是之后的古籍整理工作应当避免的。

6.清萃华堂刻《东垣十书》本

《东垣十书》又有清萃华堂刻本,今故宫博物院图书馆、山东中医药大学图书馆、黑龙江图书馆等馆有收藏。萃华堂本内封面中间大字题"东垣十书",右栏题"金坛王宇泰订正　萃华堂藏版",左栏为丛书子目,计有"脉诀、局方发挥、脾胃论、格致余论、兰室秘藏、辨惑论、此事难知、汤液本草、溯洄集、外科精义、医垒元戎、癍论萃英"共十二种。

今所存题为萃华堂刻本图书有清汪佑辑《增补五子近思录详解》十四卷,康熙三十三年(1694)刻①,清李文炜笺释《杜律通解》四卷,乾隆七年(1742)刻②。考此部《东垣十书》的避讳发现,"玄"字、"宁"字皆不讳,似为清代早期刻本。

萃华堂刻本对《东垣十书》收录的所有医书在卷数上都进行了重新编排,卷前为《脉诀》,卷一为《局方发挥》,卷二至卷四为《脾胃论》,卷五为《格致余论》,卷六至卷八为《兰室秘藏》,卷九至卷十一为《内外伤辨惑论》,卷十一、卷十二为《此事难知》,卷十三至十六为《汤液本草》,卷十七为《医经溯洄集》,卷十八为《外科精义》,卷十九为《医垒元戎》,卷二十为《癍论萃英》。

其中《此事难知》卷前有至大元年(1308)王好古《李杲先生此事难知序》,成化甲辰(1484)荆南一人《此事难知后序》,次目录及正文。正文半叶十一行,行二十五字,白口,单鱼尾,四周单边,上鱼尾上镌"难知"二字。卷端题"东垣先生此事难知集卷十二/新安吴勉学校"。可知是书据吴勉学《古今医统正脉全书》本重刊。

萃华堂刻本基本上按照《古今医统正脉全书》本刊刻,其中绝大多数缺、讹、倒、衍的文字未加更正,仅仅改动了极少的几处,比如卷十二《六经传足传手经则愈》"此为土下传也","土"字改作

①京都大学人文科学研究所编:《京都大学人文科学研究所汉籍目录》,同朋舍,1981年,第1356页。
②陈伯海等:《唐诗书目总录》,上海古籍出版社,2015年,第445页。

"下"。卷十三《弦有浮沉》"黄药"改为"芍药"。《地元图》"当利胆荣","利"字改作"刺"。"不伤艮肉,止去恶肉","艮"字改作"良"。与此同时也出现了一些新的错误,但数量不多,比如卷十二《医之可法》"王氏之灸针","灸"字误作"炙"。《辩表里中三证》"口失滋味腹中不和","口"字误作"日"。《栀子豉汤》"若呕哕者加生姜橘皮","姜"字误作"羌"。《日晡潮热》"知母泻肾火有汗而骨蒸","蒸"字误作"月"。《少阴证》"脉尺寸俱沉疾则大承气汤,沉迟则四逆汤","逆"字误作"物"。"李杲先生此事难知集卷十三","杲"字误作"果"。"一伏兔二腓腨三北四五藏俞","腓"字误作"排"。

萃华堂本从整体上对《东垣十书》进行了卷次的重新编排,在文字上与《古今医统正脉全书》本基本相一致,从刊刻质量上来看,并不能算作较好的刻本。

7. 清《四库全书》本

《四库全书》收录《此事难知》二卷,《四库全书总目提要》谓据"江苏巡府采进本"抄录。《提要》记载了与此书版本相关的一些信息,其云:"前有至大元年自序,称得师不传之秘,旬储月积,浸就篇帙。盖好古自为裒辑。今本《东垣十书》竟属之杲,则非矣。考明李濂《医史》,亦以是书为杲作。则移甲为乙,已非一日矣。"这段记述对考察此书的版本来源很有帮助。根据《总目提要》的说法,此本将《此事难知》的作者误作李杲,而在《此事难知》的各种版本中,只有金陵书林周曰校刊《东垣十书》本与后来的书林杨懋卿刻本、书林德馨堂刻本将作者题为李杲所撰,但后面两种版本皆为四卷本,与《四库全书》本不合。又及,《四库全书》本《东垣十书》根据的是"江苏巡府采进本",也与周曰校本金陵书林的地理位置相符合。因而可以推知,《四库全书》本的底本应该是金陵书林周曰校刊《东垣十书》本。这一点在下面的文字对勘上也能得到印证。

　　文渊阁本《四库全书》本《此事难知》端前有乾隆四十五年（1780）十二月《提要》，次《此事难知原序》，为至大元年（1308）王好古所撰，次正文，卷端题"钦定四库全书/此事难知卷一/元王好古撰"。

　　从文字上来看，在一些地方《四库全书》本仅与金陵书林周曰校刻本相同而与其他版本不同。比如卷一"或问手足太阳手足阳明手足少阳俱会于首，故曰六阳会于首者，亦有阴乎"，"故曰"二字，其他版本皆作"然"。《冬伤寒于寒春必温病》"故为温病，使民腠理开则少阴不藏"，"则"字其他版本皆作"泄"。卷二《仲景叔和合而为一》"引余脉八九至"，"余"字其他版本皆作"饮"。《针经》"只当言右手手足阳明中求之"，第二个"手"字其他版本或缺或作"于"字。《天元图》"脾一心二元数三也"，"三"字其他版本皆作"二"。《大接经从阳引阴》，"足厥阴之脉起于大指之端"一则最末有小字注文"七呼六呼"，"七"字其他版本皆作"十"字。《论史副使病证》"玄精石"下有小字注文"各二两，另研为细末"，"二"字，其他版本皆作"一"字。从以上这些文字对比可以看出，文渊阁《四库全书》本《此事难知》的底本应该就是金陵书林周曰校刻本。

　　《四库全书》较为常见的除文渊阁本之外还有文津阁本。从成书时间上来看，文渊阁本卷前提要落款时间为乾隆四十五年十二月，文津阁本卷前提要落款为乾隆四十九年三月。从负责人员上，文渊阁本为详校官太医院医官姜晟、编修仓圣脉、总校官缪琪、校对官卢遂、誊录黄臣鹄。文津阁本为详校官李岩、总校官程嘉谟、校对官温常绶、誊录金三俊。从内容上来看，具体到《此事难知》一书，二者略有不同。主要有以下几点：

　　第一，二书卷数标目不同。文渊阁本卷数题作卷一、卷二，文津阁本则标作卷上、卷下。

第二,抄写格式不同。两相对照文津阁本在形式上更皆近于原刻本,而文渊阁本则做了一定程度的调整。比如卷上"易老解利法""大承气汤"等方剂中的药物,文津阁本顺次连写,而文渊阁本则每一药物单独另起一行书写,在形式上更为整齐清朗。又如"寒毒之气从标入本"条"自下之上"四字,文津阁本倒写,而文渊阁本改为正写。而对于条目标题中小字注文,文津阁多为双行抄写,而文渊阁本则改为单行抄写。

第三,文字上的不同。二书还有少量文字上的差别。文字上的不同如卷上"关则不便"下文津阁本"下部",文渊阁本作"下窍"。"辨内外伤"条,文津阁本"次以脉别",文渊阁本作"次以脉别之"。"冬伤于寒者春必温病"条,文津阁本"是火先动于火未动之时",文渊阁本作"是以先动于未动之时"。

《此事难知》的版本众多,《四库全书》以校勘上稍胜一筹的书林周曰校刻本作为底本是较为优胜的选择,客观上也保证了《四库全书》本身的质量。

8.光绪七年(1881)广州云林阁刻《医学十书》本

光绪七年广州云林阁所刊《医学十书》本中也收录了《此事难知》一书。《医学十书》实际上是在《东垣十书》的基础上改易名称而成,全书内封面有牌记题曰"光绪七年春羊城云林阁校刊",卷前有陈璞光绪七年《医学十书序》,记述了刊刻缘起,序曰:"《东垣十书》前明坊刻也,十书惟《内外伤辨惑论》《脾胃论》《兰室秘藏》为东垣所著。《脉诀》一卷称东垣批评,其《此事难知》《汤液本草》《医垒元戎》则王进之书,然犹东垣衣钵也。至《格致余论》《局方发挥》则朱丹溪著,《医经溯洄集》则王安道著,《外科精义》则齐德之著,非东垣家数矣。而总题以东垣,不其舛欤?今云林重刊是书,余为改题曰《医学十书》,并编正次第,而以《癍论萃英》附焉。夫东垣、丹溪各有独到,金元医学于是乎在,学者能极其胜而不停于偏,是刻亦曷可少哉?"序后有《医学十书总目》,与《古今医统正脉全书》相较,二者子目完全相同,共十二种医书,唯《脉诀》与《癍论萃英》二书下注有"附"字,以合于"十书"之数。目录之末有"番禺芑堂金锡龄校"八字。

云林阁刻本《此事难知》卷前有至大元年(1308)王好古《东垣先生此事难知序》,次成化甲辰(1484)荆南一人《此事难知序》,次目录及正文。卷端题"东垣先生此事难知集卷上　新安可学者有几"。正文半叶十行,行二十字,白口,单鱼尾,四周双边。

是书与《古今医统正脉全书》本行款版式完全相同,当据其翻刻。在翻刻时也改正了其中较为明显的误字,比如卷上《人肖天地》"且天地之形如卯","卯"字改为"卵"。《明经络之数有几》"予谓胃之大络名虚思","思"字改作"里"。《秋伤于湿冬生咳嗽》"命门有三焦之舍也","有"字改作"者"。《问两感邪从何道而入》"鼻气通于大","大"字改作"天"。《浊气为卫》"能阳举而使之上也","能"字改作"六"。《六经传足传手经则愈》"此为土下传也","土"字改作"下"。卷下《弦有浮沉》"黄药"改作"黄蘖",《更有手足经或一经非本家病》条"其余诸经相实通者皆然","实"字改作"贯"。《疟之为病》条"邪并于阳则发热来水不能凉","来"字改作"冰"。《论史副使病证》"用水炭文武火熬","水"字改为"木"。云林阁在翻刻的同时所做的这些订正在一定程度上提升了翻刻本的质量,从整体上来看较《古今医统正脉全书》本更优。

9. 光绪三十四年(1908)成都肇经堂刻《东垣十书》本

成都书坊肇经堂也曾刊刻《东垣十书》。全书卷前内封 A 面中栏题"东垣十书",右栏题"金坛王宇泰订正",左栏为子目,计有

"脉诀、局方发挥、脾胃论、格致余论、兰室秘藏、辨惑论、此事难知、汤液本草、溯洄集、外科精义、医垒元戎、癍论萃英"共十二种。内封 B 面有牌记二行,曰"戊申季冬月/肇经堂校刊"。

全书卷前有光绪戊申(1908)成都张鹤翎《新校正东垣十书序》,记载了刊刻缘起,其谓:"夙闻有《东垣十书》,蜀中无板,购求弗得,其治法每散见于各家援引中。丙申冬,偶于故肆间购获吴刻本一部,寝馈弗辍。今年孟冬,肇经堂裴君又得一部,仍系吴刻,遂翻新板。惧有错讹,属校于余,爰并其蓝本新本勘以余之所藏,虽均系吴刻,而余本较大较古,其书虽目曰《东垣十书》,实不尽出东垣一人也……余偕同志谢君嘉灵取轩岐仲圣各家为十书中所引之书同勘分校正其错简,间有无可考证者,阙疑不敢私意增减一字,三阅月始竣,共校正若干字。"

张鹤翎《新校正东垣十书序》后为王肯堂《东垣十书序》,序末所刻两枚印章,一曰"王宇泰",一曰"肯堂",可知是据吴勉学《古今医统正脉全书》本翻刻。其中《此事难知》半叶十行,行二十八字,白口,单鱼尾,四周双边,上鱼尾上镌"难知"。卷端题"东垣先生此事难知集卷上/新安吴勉学校"。

由张鹤翎的序文可知,他对于医书的校勘,只是用书中所征到的医经文本去校正原文,以及改正了极少的误字,比如卷下《更有手足经或一经非本家病》条"其余诸经相实通者皆然","实"字改作"贯",《接经补遗》"初三日至上弦属震仰孟为庚","孟"字改为"盂",《论史副使病证》"用水炭文武火熬","水"字改为"木"等等。但从整体上来看,肇经堂刻本对于原书中绝大多数错误之处并未加以改正,比如卷上《经脉始终》"终于抵鼻至目内皆斜络于颧"的"皆"字,"从气之血有不行之体"的"不"字,《人肖天地》"且天地之形如卵"的"卵"字,《明经络之数有几》"予谓胃之大络名曰虚思"的"思"字等等,皆是非常明显的错字,这样的误字未加改正的情况在肇经堂刻本中不一而足。作为《古今医统正脉全书》本的翻刻本,肇经堂刻本并未提供太多新的内容,在刻印质量上尚不及广州云林阁刻本。

(四)四卷本系统

1.明末书林杨懋卿刻《东垣十书》本

北京大学图书馆、中国科学院国家科学图书馆等地藏有书林杨懋卿刻《东垣十书》,其中所收《此事难知》为四卷本。杨懋卿事迹无考,约为明末福建地区书商,所刻医书存世仅有题元朱震亨撰、明王肯堂订正的《产宝百问》五卷。

《东垣十书》首册内封面中间栏题"东垣十书",右栏题"王宇泰先生订正",左栏为子目,包括"脉诀、局方发挥、脾胃论、格致余论、兰室秘藏、内外伤辨惑论、此事难知、汤液本草、溯洄集、外科精义"共十种,左栏下方题"书林杨懋卿梓行"。卷前有嘉靖八年(1529)光泽王《东垣十书序》。《此事难知》一书卷前有成化甲辰(1484)荆南一人《此事难知序》,序末题"荆南一人书于宝训堂拙庵",与梅南书屋刻本相同,次至大元年(1308)王好古《东垣先生此事难知序》。卷端题"此事难知卷之一/元镇州东垣李杲明之撰/明余杭节庵陶华尚文校",正文半叶九行,行二十字,白口,单鱼尾,四周单边。

杨懋卿刻本与之前版本最大的不同是卷数的分合,由原来的两卷重新分为四卷。卷一自《医之可法》至《太阳六传》,卷二自《太阳证》至《少阴证》,卷三自《太阴证》至《一治各有五》,卷四自《面部形色图》至《王太医圆明膏》。

从行款上来看,与梅南书屋刻本相同。在排版的形式上也基本相同，比如在一些段落里梅南书屋本每段段首文字顶格、次行空一格刊刻，杨懋卿刻本也沿袭了这一版面形式。从文字上来看，绝大多数文字也与梅南书屋刻本相一致，即便错误之处也大多承续未改。

杨懋卿刻本在以下这些方面与其他版本有所不同：

首先，这一刻本在形式上更为考究，比如卷上《经脉终始》"寅、卯、辰、巳"等字，《问经强生之数有几》"名曰大包""名曰虚思"、《问脏腑有几》"一名命门"等字，皆加细黑边框，更加醒目。一些没有小标题的段落增加了标题，如"冬伤于寒者春必温病一段"，增加标题"辨伤寒言足经不言手经"。

其次，重新整理了段落文字。梅南书屋刻本多以提行分隔段落，文字较为混乱，比如卷二《呕吐哕胃所主各有经乎》作"以其气血多少而与声物有无之不同即吐属太阳有/物无声乃血病也有食入即吐/呕食已则吐食久则吐之别"云云，而杨懋卿刻本则重新梳理文字与段落，取消了提行分段，作"以其气血多少与声物有无之不同耳。吐属太阳，有物无声，乃血病也。有食入即吐呕，食已则吐，食久则吐之别"，使文字在阅读上更加通顺。又如《少阴禁忌不可犯》"脉细沉数病为在里不可发汗/脉微者不可发汗/尺脉微弱涩者复不可下"，杨懋卿刻本亦无提行分段与空格。

第三，在文字上，杨懋卿刻本也做了一些校改，改正了之前版本的一些错误之处。比如卷一《经脉终始》"终于次指内廉出其端"，"廉"字改作"臁"。《秋伤于湿冬生咳嗽》"困瘥而动于脾之湿也"，"困"字改作"因"。卷二《太阳头痛》"沉弦背愈痛"，"愈"改作"俞"。卷三《诸经皆言大则病进者何也》"《书》云：外作禽荒，未或不忘"，"忘"字改作"亡"。《弦有浮沉》"黄药"，"药"字改作"蘖"。《更有手足经或一经非本家病》"其余诸经直实通者皆然"，"实"字改作"贯"。《疟之为病》"邪并于阳则发热,来水不能凉","来"字改作"冰"。《喘论》"须得会得本意",第一个"得"字改作"要"。《三法五治论》"邪气潜伏至深而正气微治故以善药广服","治"字改作"少"。卷四《天元图》"不当于所显之虚治之","虚"字改作"处"。《大接经从阴引阳》"手太阴脉之脉起于大指端",第一个"脉"字改作"肺"。《厚朴汤》"膀胱却主节,所生病亦可知也","节"字改作"筋"。"气血盛者不可服丁香以盛其益气也","以盛其益气"改作"以益其气"等等。这些改字无论其依据如何,在义理上无疑远胜原本,说明杨懋卿刻本是一个经过了细致校勘的版本。也有一些校改与原本文字两通,比如卷一《问藏府有几》"少腹膀胱按之内痛者","少"字作"小"。卷二《阳证发癍》"及当以肺脉别也","及"字作"更"。《评热论藏字》"在藏物之藏便可下也","下"字作"泄"等等。

总体来看,杨懋卿刻本是一个刊刻质量较好的版本,它的重新分卷与对段落文字的重新排版更便于阅读与检索,它对文字的校勘也改正了之前版本的部分舛误,相比而言,它在文字上的错误是诸多版本中最少的一种,在版本校勘上有很大参考价值。

2.明末吴门德馨堂刻《东垣十书》本

北京中医药大学图书馆、山东中医药大学图书馆、南京图书馆等馆皆藏有著录为明末吴门德馨堂刻《东垣十书》三十二卷,其子目包括"脉诀、局方发挥、脾胃论、格致余论、兰室秘藏、内外伤辨惑论、此事难知、汤液本草、溯洄集、外科精义"共十种。全书内封面与书林杨懋卿刻本相同,唯易"书林杨懋卿梓行"为"吴门德馨堂藏版"。《此事难知》一书版式与书林杨懋卿刻本亦完全一致,皆为半叶九行,行二十字,白口,单鱼尾,四周单边。当是同一版本的先后印本。

(五)附说

国家图书馆藏有题为风林辑的《东垣此事难知节抄》三卷。是书目录页题"此事难知节抄目录",正文半叶十二行,行二十六字,白口,白鱼尾,左右双边。卷末有跋文一则,落款为"天启元年菊月海阳后学范文兼周卿父辑"。卷前有"安乐堂藏书记""明善堂珍藏书画印记"二方印记,知为清代怡府旧藏。

此书节抄《此事难知》十二卷本的内容,每一段重新题拟条目名称,并编排序号。其中卷上自"十四阴在首第一"至"烦躁第五十六",卷中自"阳明谵语第一"至"痛随利减第七十五",卷下自"抑高举下第一"至"三焦论第三十六"。是书虽为节抄本,但藉此可以了解《此事难知》之医理梗概,于原书非无助益。

【版本源流图】

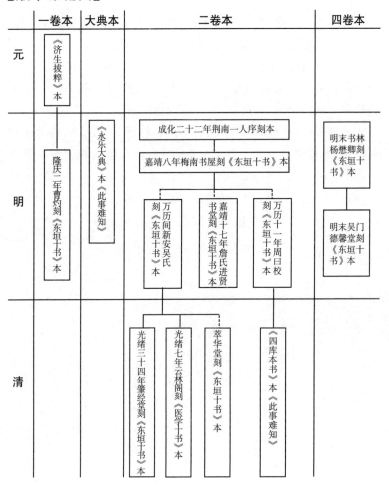

王好古《医垒元戎》

【成书】

《医垒元戎》是元代医家王好古撰写的一部论述伤寒与杂病证治的著作。王好古(1200—1264),字进之,晚号海藏老人,赵州人,少与李杲同受业于张元素,喜好经方,著述可考者二十余种。《四库全书总目提要》解其题云:"其书以十二经为纲,皆首以伤寒,附以杂证。大旨祖长沙绪论,而参以东垣、易水之法,亦颇采用《和剂局方》,与丹溪门径小异。然如半硫丸条下注云,此丸古时用,今时气薄不用,则斟酌变通,亦未始不详且慎矣。其曰《医垒元戎》者,自序谓良医之用药,若临阵之用兵也。"

今十二卷本《医垒元戎》卷前有蒙古太宗九年丁酉(1237)王好古《医垒元戎序》,论述了此书的命名之由,序谓:"革车千乘,带甲十万,筹策沉机,神鬼猜泣,奇正万全,历古如是。况良医之用药,独不若临阵之用兵乎?奈何世人以平昔鲁莽之浮学,应仓卒无穷之疾变,其不眩骇颠仆者寡矣。况患固多藏于细微,而发于人之所忽,由轻蹈危,疗之求当,苟无妙算深谋成法以统之,则倒戈败绩之不暇,尚何胜之可图哉?则前日门类品目之定,尽计不及之也。予自河南与诸友将弟兵,日从事于患难之场,随病察胗,逐脉定方,开之、劫之、薄之、发之,以尽其宜;吐之、补之、汗之、下之,以极其当。攻守不常,出没无定,大纲小纪,经纬悉陈,本数末度,条理具设前乎？此古人之所隐秘深藏或不尽意者,不啻胸中自有十万精锐,如太阿之在匣中,其辉未尝耀于外,一旦撒而挥之,有以恐人之耳目,特八阵之奇锋,七擒之利刃,其敌可却,其胜可决,而其安可图,如此而后已,故曰《医垒元戎》云。"

卷末又有王好古识语,记叙了此书成书的经过,其云:"是书已成于辛卯,至丁酉春,为人阴取之。原稿已绝,更无余本。予职州庠,杜门养拙,斋盐之暇,无可用心,想象始终,十得七八,试书首尾,仅得复完,犹遗一二,尚未之备,故今日得而今日录,明日得而明日书,待以岁月,久则方成,无欲速,无忌心也。"由此可知,《医垒元戎》初成于辛卯,即 1231 年,而重辑于丁酉年,即 1237 年。

【版本】

目前存世的《医垒元戎》有十二卷本与一卷本两类,因而可据此划分版本系统。

(一)十二卷本系统

1.《永乐大典》本

《永乐大典》收录了《医垒元戎》一书。经过对照发现,所收为十二卷本《医垒元戎》。今存《永乐大典》卷三千六百十四与卷三千六百十五尚有遗文九条,在现存版本中,与顾遂刻本在文字上最为接近。

表 21－1　《永乐大典》本《医垒元戎》条文出处对照表

条文	《永乐大典》	《医垒元戎》
王朝奉阴阳证	卷三千六百十四	卷九
仲景桂枝汤	卷三千六百十四	卷一
论芍药甘草汤	卷三千六百十四	卷二

条文	《永乐大典》	《医垒元戎》
伤寒得伤风脉	卷三千六百十五	卷一
论小青龙汤	卷三千六百十五	卷一
心下痰饮	卷三千六百十五	卷八
论五苓散	卷三千六百十五	卷二
若少气者加甘草	卷三千六百十五	卷三
栀子汤五法	卷三千六百十五	卷三

2.明嘉靖二十二年(1543)余姚顾遂刻本

上海图书馆、广东省立中山图书馆藏有嘉靖二十二年余姚顾遂刻本《医垒元戎》十二卷。上海图书馆藏本卷前有嘉靖二十二年顾遂序,王好古序,次目录,次正文。卷端题"医垒元戎卷第一赵州教授兼提举管内医学王好古进之筌次/江夏后学罗练邓正初补校/刘永富郁文盛重录"。正文半叶十一行,行二十字,白口,单鱼尾,四周双边。书中钤有"高弜""李氏希说""祥符金实斋北楼藏书""阳湖陶氏园所有书籍之记""京江胡氏棣华堂藏书印"等印记。

卷前顾遂《医垒元戎序》谓:"秋山子曰:美哉王氏进之名方书曰《医垒元戎》也。夫良医司命诸疾,譬大将司命三军,呼吸之际,有生死焉,均之万全乃济,将与医岂二道乎。由进之书评之,伤寒、杂病二门耳。其言曰:杂病之外,不离乎表,伤寒之内,不离乎里,表则汗,里则下,中则和,不易之法也,剂之温凉在其中矣。又曰:杂科各自专门,知证不知脉,知药不知性,是岂真知而全识也哉。信斯言也。论根理要而用察标本,固仲景、叔和、思邈、洁古、东垣之用心也。其原本岐伯,犹兵家之祖述风后,随机应变,见可知难,勿药止戈,寿命均长矣。岂非续命丹诀,当筹国素书者乎。是篇行,则切脉望色、听声写形者有据,而为知微对证之良医,俾八荒元元得蚤从事于此,则疾可已,身可活,而古所谓六不治者,安从有哉。是用承抚台石泾公命刻之省垣,以为医家整兵经武、和众安民、保大定功之助云。"落款题"嘉靖二十二年癸卯孟夏之吉,赐进士出身通议大夫奉勅巡抚辽东地方兼赞理军务都察院右副者御史前湖广布政使司左布政使秋山居士余姚顾遂书"。

顾遂刻本的一些特征只有在同其他刻本的比较中才能被更清晰地认识,从整体上来看,顾遂刻本校刻质量尚属精良。

3.明嘉靖四十一年(1562)魏尚纯刻本

南京图书馆、浙江图书馆藏有明嘉靖四十一年魏尚纯刻本《医垒元戎》十二卷。是书卷前有丁酉年王好古《医垒元戎序》,卷端题"医垒元戎卷第一/赵州教授兼提举管内医学王好古进之筌次"。正文半叶十行,行二十字,白口,单鱼尾,四周双边,软体写刻。

卷末有嘉靖四十一年魏尚纯《医垒元戎跋》,备述刊印原委,其云:"《医垒元戎》旧刻于楚,秋山顾公序之详矣。甲辰,予游楚,见而说之,每以自随。壬子遭家变,因散失,不知所在。求之者数年,竟不可得,询知板焚矣。呜呼!其数耶,使是书不行于世也。辛酉冬,予起废草土,补关中,归自京师。偶病,医苗生者来视。予谩道及之。生曰:家有藏本,是尝手录者,盍刻之?予闻之甚喜。越五日,病愈,遂携之关,命工锓诸梓。呜呼!其数耶,使是书复行于世也。工告完,因叹一书之显晦尚亦有数也,而况于人乎?是故不能不有感于兹云。"以此故知,魏尚纯刻本是根据苗生家藏抄本重刻。

与顾遂刻本相校,二者在文字上有不少差异。

第一，在卷目上，每两卷为一个部分，每部分单独计算页码，单数卷前有本部分两卷的目录，目录后为正文。

第二，错版。魏尚纯刻本于卷五"龙脑鸡苏丸"条"耳目聪明又能利膈化热痰"下有错版，混入自"海燕、海带、海蛤"至"金匮要略虐病脉症并"共十八行的内容，当是误抄。

第三，方剂的顺序与剂量描述不同。魏尚纯本在药物剂量的写法上，常常在同等剂量的药物下统一标剂量，比如卷五"许学士地黄丸"，顾遂刻本作"生姜二两、秦艽、黄芩各半两、柴胡半两、赤芍药半两"，魏尚纯刻本作"生姜二两、秦艽、柴胡、黄芩、赤芍药各半两"，后数味药合并标注剂量。卷七"王氏易简理中汤"条，顾本作"人参一两、干姜一两、白术一两、甘草一两"，魏本作"人参、干姜、白术、甘草各一两"。"白术散"条，顾本"白术一两、人参一两、半夏一两、干姜半两、甘草半两、茯苓半两"，魏本作"白术、人参、半夏各一两、干姜、甘草、茯苓各五钱"。更有甚者，为了合并标注相同剂量的药物，改变了原刻本药物的顺序。比如卷七"理中汤"条，顾本"舶上丁香皮一两、干姜炮二分、白术二分、陈橘皮二分、丁香二分、厚朴姜炙去粗皮一两"，魏本作"舶上丁香皮、厚朴姜炙去粗皮各一两，干姜炮、白术、陈橘皮、丁香各二分"。这样的药物排列很可能是为方便抄写而进行的改动，这似乎也与魏尚纯刻本乃据抄本刊刻相印证。

第四，在文字的形式上，一些顾遂刻本中做双行小字刊刻的，在魏尚纯刻本中做大字。比如卷七"内应散"下"治胸膈不快腹痛下痢不嗜饮食"，顾本作双行小字，魏本作大字。此类例子不一而足，又比如"白术散"下"一方治呕"，"小乌沉汤"下"主治修制并见局方"，"七香尺"下"治脉伏不见心腹痛欲死者"，卷八"草豆蔻散"下"食前服思食食后服消食"，"局方草豆蔻散"下"主治修制并见本方"，"橘皮丸"下"调中顺气生津止渴"等等。原刻作双行小字而魏尚纯本作大字的情形很有可能也与其来源是抄本有关。对于实用性较强的医书来说，抄本在格式上并未给予过多的重视。将双行小字改为大字更多地可能仅仅是出于抄写的方便。

　　第五，其他未便归类的文字不同，比如卷一《内伤论》，顾遂刻本"内伤寒先伤寒胃，或曰，上热下冷"，魏尚纯刻本无"曰"字。《不可汗不可吐不可下》顾本"大法春宜吐春夏宜发汗"，魏本无第二个"春"字。顾本"假设令尽中脉迟者不可发汗"，魏本缺"脉"字。"活人解肌汤"条顾本"脉沉实者下"，魏本"下"字作"宜下之"。"仲景杂方治客忤又方"条顾本"一法用麻黄，以其有汗无汗也"，魏本作"一法用麻黄，度之有汗无汗而用也"。"活人麻黄葛根葱豉汤"条顾本"次下豉次下葱白"，魏本"豉"作"豉"。"易简芎辛汤"条顾本"煎至六分去滓食前服"，魏本"前"作"后"。《海藏五积论》顾本"苍术甘草陈皮厚朴即平胃"，魏本作"平胃散"。顾本"又川芎当归汤治血"，魏本"治"字作"活"。"附子防风散"条魏本"汗出不止"后有"者宜服之"四字，又顾本"温服无时"，魏本乙文作"无时温服"。在这些不同之处中，相较而言，魏尚纯刻本的文字更为文义更胜。这很有可能是在抄写或刊刻时魏尚纯刻本进行了简要的校改。

　　从整体上来看，魏尚纯刻本基本上与顾遂刻本保持了一致，是顾遂刻本的重刻本。作为重刻本，魏氏刻本改正了顾本中一些较为明显的错误，虽不免有文字上的错误，但仍不失为一种较好的版本。

4. 明万历二十一年(1593)屠本畯刻本

　　国家图书馆、广东省立中山图书馆、美国国会图书馆等馆藏有明万历二十一年屠本畯刻本《医垒元戎》十二卷。今广东省立中山图书馆藏本影印收入《中国古籍珍本丛刊·广东省立中山图书馆卷》。是书卷前有嘉靖二十二年（1543）顾遂《医垒元戎序》，次王好古《医垒元戎序》，次目录及正文。卷端题"医垒元戎卷之一/赵州教授进子王好古笺次/明监察御史东莱桂亭綦才命梓/两淮运同四明屠本畯重刊/两淮运副姚江严昌世校正"。正文半叶九行，行二十字，白口，单鱼尾，四周单边。

　　王重民《中国善本书提要》所著录美国国会图书馆藏本卷前有綦才万历二十一年（1593）序云："岁壬辰，奉命按两淮鹾司，丞屠君本畯以故所订正《医垒元戎》书手荐余，余受而卒业。一日丞拜手前曰：往关中王水部绍先左迁鹾分司，故事，官新莅，一切共具费可数十金，王素介，不受。迄今稽藏中。即欲锓前书，可取更费。余曰，唯！是且得彰王君清操，无事他计矣！乃遂出前书付剞劂。"①

　　与之前的顾遂刻本、魏尚纯刻本相比，屠本畯本有以下几个明显的特征：

　　第一，错版。"名当归建中汤"至"柴胡桂枝甘草汤"一段，应在卷一第十四叶"不思饮食加当归一两"后，屠本错入第十五叶"加桂加括蒌主利者去芍药"后。

　　第二，缺文。屠本的缺文在《医垒元戎》的所有版本中较为严重。有缺整叶者如卷三"震灵丹""小便淋漓夜多盗汗久泻久"后缺自"利呕吐不食"至"沉寒痼冷"一整叶的内容。卷八"大生姜丸""川芎半两、白术半两"后缺自"炙草半两、缩砂仁一两"至"每米一斗，不过十两"共一整叶的内容。有缺数行者如卷一"金匮小建中汤"条，缺"大枣十二枚擘、胶饴一升"一行，卷六缺"前胡汤"

①王重民：《中国善本书提要》，上海古籍出版社，1983年，第262页。

药方及服法数行。有缺单字者如卷三"仲景桃华汤"下双行小注"治伤寒下利不止便脓血治证■文并见本证",卷四"耆石汤"甘草下双行小注"■各等分",缺字处皆有墨丁。

　　第三,大小字号形式不同。其他版本作大字,屠本作双行小字的情况非常常见,比如卷一《伤寒之源》第一段下"此一条谇论在阴证论神术汤后雾露条下",《内伤论》"脉弱而虚大阴本病也"下"三阴之药具见《阴证论》,洁古老详说可下之药于前,今又详说可用之药于后,并见《阴证论》",卷二"金匮要略方"条下"阳毒之为病面赤瘢癍如绵纹"云云,"玄胡丸"条下"海藏评解利寒丸药杂例并本方注后",卷三"张仲景炙甘草汤"条下"本方在太阳门伤寒类要甘草一物汤后","薄荷例"条下"主疗并见局方,今用御药院料例",皆为双行小字。

　　第四,其他版本中的各类图表,在屠刻本中皆无体现。原为图表的内容在屠刻本中变为文字,这为读者理解文义增加了难度。比如卷二"单黄连加减例",其他版本皆以图表刊刻,其加减例分为两个层次,第一层包括增加一种药物的方剂共三种,第二层包括增加两种及两种以上药物的方剂共五种。而屠本则将其结构与顺序完全打乱,失却了原刊编者逐层递进的本意。又比如卷六"中风伤寒、伤寒见寒、中暑中湿、中暑饮冷"下接"盖因伤于寒邪又感异气而变",但变为文字形式顺次刊刻后,后面的"中暑中湿""中暑饮冷"就变得不知所云。

　　第五,误字。卷一《不可汗不可吐不可下》"阳已虚尺中脉弱涩者","尺中脉"误作"虚自"。"太阳证先足经后汤液后手经从杂例","太"字误作"大"。"四体沉滞骨肉疼","肉"字误作"内"。"金匮黄耆建中汤"条"取三升去滓","去"字误作"大"。"金匮黄耆桂枝五物汤"条"身体不仁如风状宜此方主之","仁"字误作

"足"。"金匮桂枝加龙骨牡蛎汤"条"小品云"误作"少诺云"。"易简建中汤"条"疝气发作当于附子建中汤煎时加蜜一匙头许","疝"误作"痛","于"误作"归"。"活人阳旦汤"条"虚劳里急者正阳旦汤主之煎时入胶饴佳","佳"字误作"住"。"活人独活散"条"右十三味为粗末生姜薄荷水煎","生"字误作"坐"。卷二"附子散"条"颈强摇头","颈"字误作"头"。药方分两有误者如"金匮桂枝加龙骨牡蛎汤"条"汗出者除桂加白薇附子各三分","三"误作"一"。"天雄散"条"龙骨三两煅","三"误作"一"。此外,顾本绝大多数"胸"字皆误作"胞"字,考其所由,魏尚纯本"胸"字之写法与"胞"相近,顾本刊刻者不识文字,故皆刻作"胞"。

从以上这些特征来看,屠本的刊刻质量总体较低,失于校勘之处太多。屠本畯刻本印本流传较广,《郑堂读书记》《善本书室藏书志》《万卷精华楼藏书记》等皆尝著于录。《四库全书》本也以此为底本抄录,虽然改正了一些错误,但相比顾本与魏本来说,屠本并不适合作为校勘整理的底本。

5. 清《四库全书》本

《四库全书》收录了《医垒元戎》十二卷,《四库全书总目提要》谓据"兵部侍郎纪昀家藏本"抄录。又谓"此本为嘉靖癸卯辽东巡抚右都御史余姚顾遂所刻,万历癸巳,两淮盐运使鄞县屠本畯又重刻之,体例颇为参差。盖书帕之本,往往移易其旧式。今无原本可校,亦姑仍屠本录之焉"。

《四库全书》较为常见的有文渊阁本与文津阁本。这两个版本在抄录时间上一前一后,在文字上也稍有不同。文渊阁本提要的落款时间为乾隆四十六年(1781)五月,文津阁本为乾隆四十九年闰三月。二书的抄录、校勘人员也不同,文渊阁本详校官为太医院吏目黄发,仓圣脉覆勘,文津阁本详校官为李岩,纪昀覆勘。

文渊阁本与文津阁本的底本是同一部屠本畯重刻本，这是因为二书卷二"甘露饮即五苓散去猪苓"以下至"附子散"之前，皆有一整叶内容的缺文，二书在"附子散"注明"阙"字。与屠本畯重刻本相对照，文渊阁本在文字上也做了一些改动，比如卷一《伤寒之源》"清邪中于上焦，浊邪中于上焦"，第二个"上"字文渊阁本改作"下"。《内伤论》"虽有标病，不须治摽，独治内也"，"摽"字文渊阁本改作"标"。《不可汗不可吐不可下》"太阴腹痛吐食自利腹痛，下之必胸下结鞕"，"鞕"字文渊阁本改作"鞭"。《金匮桂枝加龙骨牡砺汤》"牡砺"文渊阁本改作"牡蛎"。"至于扬氏明理特有互见脉体"，"扬"字文渊阁本改作"杨"等等。而文津阁本除"标"字外，以上数处皆与屠本畯重刻本相同。这与文津阁本的抄录特色相一致，即不改动原文。文渊阁本则对原文进行了一些校改，改正了文字上的部分明显错讹之处。

（二）一卷本系统

1. 元刻《济生拔粹》本

《济生拔粹》是元代杜思敬纂辑的一部医学丛书，收录了张元素、李杲一派的医学著作，其中包括王好古的《医垒元戎》。国家图书馆、北京大学图书馆及湖南省图书馆等藏有元刻本，惜均残缺不全。民国二十七年（1938），上海涵芬楼曾据元刻本影印出版，收入《丛书集成》。今《中华再造善本》据国家图书馆与北京大学图书馆藏本影印。丛书卷前有元延祐二年（1315）杜思敬序。其中《医垒元戎》卷前为"医垒元戎药目录"，下题"济生拔粹卷第十"，卷端题"海藏编类医垒元戎"。正文半叶十二行，行二十四字，黑口，双鱼尾，四周双边。卷中所有方药，皆有墨盖，便于检阅。卷中钤有"王印定安""宝宋阁"等印记。

　　与十二卷本相比,一卷本进行了一些删改,主要有以下几点:

　　首先,从条目上来看,一卷本是对十二卷本内容的摘编。一卷本分正文与附录"元戎拾遗"两部分,这两部分的引用顺序与十二卷本皆相一致,如表21-2所示:

表21-2　《医垒元戎》一卷本与十二卷本内容对照表

一卷本条目	十二卷本卷数	一卷本条目	十二卷本卷数
不可汗不可吐不可下	卷一	清心丸	卷十
金匮黄耆建中汤		火府丹	
大建中汤		调胃白术泽泻散	
易简杏子汤		四物六合诸方	卷十一
大补十全汤	卷二	海藏当归丸	
荔枝汤		苦练丸	
蜜酒		喉闭不救方	
易老门冬饮子	卷三	拯济换骨丹	卷十二
治劳复麦门冬汤		三焦热用药大例	无
海藏五饮汤		发斑诸药附	卷二
海藏大已寒丸	卷四	古今录验五蒸汤	卷四
生地黄黄连汤		活人败毒散	卷一
增损理中丸		三阳头痛	卷三
易简参苏饮	卷五	茵陈蒿汤加减	
活人妊娠伤寒加减例		掌中金丸	卷四
万病紫苑丸	卷六	龙脑鸡苏丸	卷五
理中汤加减例	卷七	黄耆膏子煎丸	
平胃散加减例		地骨皮枳壳散	

一卷本条目	十二卷本卷数	一卷本条目	十二卷本卷数
八物定志丸	卷九	易简芎归汤	卷十一
仲景八味丸		三奇六神曲法	无
洁古老人(易老)天麻丸		千金种子法	无
大效牡丹皮散		搐鼻香	无
海藏大五补丸			

第二,《济生拔粹》将所辑录的数种医书视为一个整体,因而为了避免整体的内容重复,在一些药方中注明了内容的"互见"。比如太阳证下有小注云"桂枝一十四方、麻黄五方在后《保命集》内",少阳证下有小注云"大小柴胡汤加减在前附,又柴胡五方在后《保命集》内",太阴证下有小注云"陷胸三方泻心五方在后《保命集》内"。

第三,《济生拔粹》在内容上对十二卷本相应的内容进行了删减,而这些删减皆以易检易用为目的。下面以易简胃风汤为例进行简要的说明(见表21-3)。

表21-3 《医垒元戎》十二卷本与一卷本文字对照表

十二卷本	一卷本
治大人、小儿风冷,乘虚入客肠胃,水谷不化,泄泻注下,及肠胃湿毒下如豆汁,或下瘀血日夜,无度。 人参　茯苓　川芎　桂　当归　芍药　白术各等分 右咬咀,每服二钱,水一大盏,粟百余粒,同煎七分,去滓,稍热服,空心食前,小儿量力减之。此方加熟地、黄耆、甘草	治大人、小儿风冷,乘虚入客肠胃,水谷不化,泄泻注下,及肠胃湿毒下如豆汁,或下瘀血日夜,无度。 人参　茯苓　川芎　官桂　当归　芍药　白术各等分 右咬咀,每服二钱,水一大盏,粟米百余粒,同煎七分,去滓,稍热服,空心,小儿量力减之。

续表

十二卷本	一卷本
等分,足为十味,名十补汤,大治虚劳。嗽加五味子,有痰者加半夏,发热加柴胡,有汗加牡蛎,虚寒加附子,寒甚加干姜,皆依本方等分。此须脾胃壮者可服,稍不喜食则不可用,往往今人只依脾虚停积痰饮发为劳治之,服此等药,愈伤胃气,至于不效者,比比皆是,不可不知也。若骨蒸发,热饮食自若者,用大补汤柴胡各二两分,作十服之。人参治气短,茯苓小便不利,川芎脉涩弦,官桂恶寒,当归脉涩,白芍药腹痛,白术胃热湿盛。**先便后血者,血在上也;便血相杂者,血在中也;先血后便者,血在下也。** 洁古云:防风为上使,黄连为中使,地榆为下使。血瘀色紫者,陈血也,热地黄;血鲜色红者,新血也,生地黄。寒热者加柴胡,肌热者加地骨皮,**此证乃甲欺戊也。风在胃口中上,湿泄不止,湿既去尽,而反生燥,庚欺甲也。本无金气,以其甲胜戊亏,庚为母复仇也。故经曰:亢则害,承乃制,是反制胜己之化也。**若脉洪实病胜者,加酒浸大黄。**人参、芍药、桂、川芎、当归、白术、茯苓七味为粗末,姜煎服之,主胃风。**	若加熟地黄、黄耆、甘草等分,足为十味,名十补汤。若虚劳,嗽加五味子,若有痰加半夏,若发热加柴胡,若有汗加牡蛎,若虚寒加附子,若寒甚加干姜,皆依本方等分。若骨蒸发热饮食自若者用十补汤加柴胡二两服之。若气短加人参,若小便不利加茯苓,若脉弦涩加川芎,若恶寒加官桂,若脉涩加当归,若腹痛加白芍药,若胃热湿盛加白术。 洁古云:防风为上使,黄连为中使,地榆为下使。若血瘀色紫者陈血也,加熟地黄,若血鲜色红者新血也加生地黄。若寒热者加柴胡,若肌热者加地骨皮,若脉洪实痛甚者加酒浸大黄。

从上表可以看出,《济生拔粹》本删去了解释性的叙述,仅保留了治法。而对于治法的语言也进行了规范,统一改为若病症如何则用何药的描述,便于检索与使用。杜思敬在《济生拔粹方序》中对他所辑录的这一丛书的纂修原则有所说明,其谓"择其尤切

用者节而录之，门分类析，有论有方，说不至冗简不至略"。以上所举的例子恰可以体现这一特点。

此外，《济生拔粹》本在抄录原书时也出现了一些错误，比如"海藏五饮汤"条，"主一留饮心下，二澼饮胁下，三痰饮胃中，四溢饮膈上，五留饮肠间，凡此五饮，酒后伤寒饮冷，渴多，故有此疾"一句，十二卷本在"《千金翼》大五饮丸"下，《济生拔粹》本误抄入"海藏五饮汤"下。但这一类的错误并不占多数。

2. 明隆庆二年(1568)曹灼刻《东垣十书》本

隆庆二年曹灼刻《东垣十书》中收录《医垒元戎》一卷。此一版本《东垣十书》《中国古籍善本书目》尝著录，今中国科学院上海生命科学图书馆、成都中医药大学图书馆等馆有收藏。

是书卷前有隆庆二年曹灼《刻古本东垣十书序》，正文半叶十二行，行二十字，白口，白鱼尾，左右双边。这一版本的《东垣十书》所收书目与其他版本不同，它将所收书目重新编排卷次，其中卷八为《医垒元戎》。其中部分版心下方有刻工姓名，如建、卜、甫、周、良、仁、中、夏、仲等。此本据元刊《济生拔粹》本重刻，其中错字多相承不变，如"刺"字多刻作"刾"、"标"字多刻作"摽"等等。唯将元刻本中药物分两中的"大字数字"如壹、贰、拾等改作一、二、十。

3. 明万历新安吴氏刻《东垣十书》本

由《此事难知》一节对新安吴氏校刻《东垣十书》本的考证可知，《东垣十书》是新安吴氏刊行的医学丛书之一种，后又被收入《古今医统正脉全书》，它们所收的子目不尽相同。收入《古今医统正脉全书》的《东垣十书》包括"脉诀、局方发挥、脾胃论、格致余论、兰室秘藏、辩惑论、此事难知、汤液本草、溯洄集、外科精义、医垒元戎、癍论萃英"共十二种。而"单行"的《东垣十书》共收录医书十种，无《局方发挥》《脾胃论》《格致余论》《兰室秘藏》，多出《医学发明》《活法机要》两部。但这两种《东垣十书》皆收录了《医垒元戎》一书，皆为同版。《古今医统正脉全书》本《东垣十书》现存又有敦化堂藏版与映旭斋藏板两种印本，而经过比对，二书亦为同版先后印本的关系，题为映旭斋藏板者为先印本，题为敦化堂藏版者为后印本。

新安吴氏校刻《东垣十书》本（以下简称医统本）《医垒元戎》卷端题"医垒元戎/新安吴中珩校"。正文半叶十行，行二十字，白口，单鱼尾，四周双边或左右双边。是书据《济生拔粹》本刊刻，书中将《济生拔粹》本的小注如《伤寒不可汗不可下不可吐诸证》太阳证下"桂枝一十四方、麻黄五方在后《保命集》内"等等皆照原本刊刻而未加删改。但二者仍存在一些差异。

第一，医统本在排印格式上有所调整。比如对于同一药方的加减用法，《济生拔粹》本多顶格刊刻，医统本改为连续刊印加空格的形式。又比如，医统本将《济生拔粹》本中未作顶格刊刻的方剂名称皆移作顶格刊刻。

第二，在文字形式上，《济生拔粹》本多为俗体字、简体字，而医统本多改为正字。如"湿"改作"濕"、"骵"改作"體"、"后"改作"後"、"乙"改作"壹"、"姜"改作"薑"等等。

第三，在文字内容上，医统本与《济生拔粹》本有几处微小的差异。比如《伤寒不可汗不可下不可吐诸证》"大法春宜吐夏宜汗秋宜下"，"法"字误作"发"。"有热人可黄耆人参建中汤"，"可"字作"宜"，下文"有热人黄耆人参建中汤"，"人"字作"宜"。"易简建中加减法"，"每日三服令人丁壮"，"丁"字改作"精"。《发癍诸药》"葛根橘皮汤"条"治冬温始发肌中癍烂"，"冬温始发"作"伤寒暴发"。

4.清光绪七年(1881)广州云林阁刊《医学十书》本

光绪七年广州云林阁所刊《医学十书》本中也收录了《医垒元戎》一书。《医学十书》实际上是在《东垣十书》的基本上改易名称而成,全书内封面有牌记题曰"光绪七年春羊城云林阁校刊",卷端题"医垒元戎　新安吴中珩校"。正文半叶十行,行二十字,白口,单鱼尾,四周双边。

从行款版式与文字内容上来看,《医学十书》本《医垒元戎》是《古今医统正脉全书》的翻刻本,即便医统本的错处,《医学十书》本也一一相承未改。对医统本来说,它是一个较好的覆刻本,但对原书来说,它的失于校勘使得其利用价值大大下降。

5.清光绪三十四年(1908)成都肇经堂刻《东垣十书》本

光绪间成都书坊肇经堂也曾刊刻《东垣十书》。全书卷前内封A面中栏题"东垣十书",右栏题"金坛王宇泰订正",左栏为子目,计有"脉诀、局方发挥、脾胃论、格致余论、兰室秘藏、辨惑论、此事难知、汤液本草、溯洄集、外科精义、医垒元戎、癍论萃英"共十二种。内封B面有牌记二行,曰"戊申季冬月/肇经堂校刊"。

其中《医垒元戎》半叶十行,行二十八字,白口,单鱼尾,四周双边,上鱼尾上镌"难知"。卷端题"医垒元戎/新安吴中珩校"。

肇经堂刻本《医垒元戎》也是《古今医统正脉全书》本的翻刻本,二者相对较,除行款版式有所差异外,文字内容皆相一致。

6.清末江阴朱文震重刊《古今医统正脉全书》本

清末江阴朱文震校刻《古今医统正脉全书》,其中包括《医垒元戎》一书。卷端题"医垒元戎　江阴朱氏校刻本　元赵州王好古著"。正文半叶九行,行二十一字,白口,单黑鱼尾,四周双边。

朱氏刻本在形式上并非完全依照《古今医统正脉全书》本刊刻,一些医统本作双行小字之处,朱氏刻本皆作大字刊刻,比如

"古今录验五蒸汤"条"皮""肤""大肠""脉""小肠""肉""胃""筋"等文字之下的双行小注皆改作大字。

在内容上，朱氏重刻本改正了医统本中一些较为明显的误字，比如《伤寒不可汗不可下不可吐诸证》"宜桂枝甘草牡砺龙骨汤"，"砺"字改作"蛎"。《麦门冬汤》"入药五钱七"，"七"字改作"匕"。但也出现了一些新的误字，比如《八物定志丸》"人参一两半"，朱氏重刻本"一"误作"二"。《古今录验五蒸汤》"甘草一两炙"，"一"误作"二"，"外蒸不除变成疳病即死矣"，"除"字误作"余"。但从整体上来看，朱氏刻本的误字较少，仍可算作质量较好的重刻本。

7. 晚清民国诸印本

晚清民国时期所刊多为石印本或铅印本，多题为陈修园医书某某种。主要有光绪三十四年（1908）上海章福记书局所刊《陈修园医书四十八种》石印本，半叶二十行，行四十六字，白口，单鱼尾，四周双边。民国间上海商务印书馆所刊《陈修园医书五十种》铅印本，半叶十六行，行三十三字，白口，单鱼尾，四周双边。民国间广益书局所刊《陈修园医书六十种》石印本，半叶二十行，行四十六字，白口，单鱼尾，四周单边。上海章福记书局所刊《陈修园医书七十种》石印本，半叶二十行，行四十六字，白口，单鱼尾，四周双边。以上这些版本皆题"新安吴中珩校"，据《古今医统正脉全书》本重印。

【版本源流图】

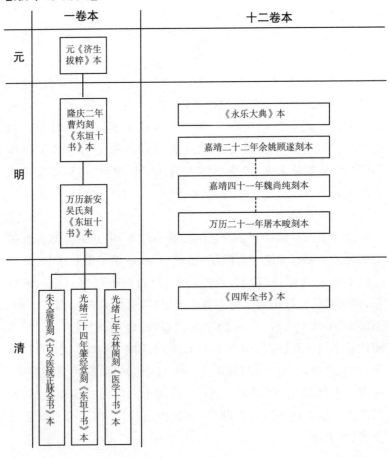

王好古《阴证略例》

【成书】

《阴证略例》是元代医家王好古所撰研究伤寒阴证的专著。此书一直未见流传于世，明人编辑《东垣十书》收录王好古《此事难知》《医垒元戎》《汤液本草》等书，独无此书，在当时即为罕觏之秘籍，后陆心源据钱曾所藏抄本刊刻行世，医林始知是书。

陆心源刻本《阴证略例》中有序跋数则，可考见其成书过程。王好古壬辰年（1232）序言谓："每怜孑孓之幽魂，谁听嗷嗷之夜泣，痛矣如斯，心乎不已，耽嗜数年，裒成此集。总前圣之嘉言，为后学之法则，虽治伤寒，独专阴例，列古于前，评今于后，区别余三十条，收拾过二万字，不必泛天风、彻海波，尽在乎耳目矣！"丙申年（1236）序谓："初本在河南，傅梦臣辈所录，则简而少。次本在吾乡，寄北京时，颇增三二论。自壬辰至丙申几五载，而复增随条、并药后断例。前人所言本意，与其所从来，或为之是，或为之小异，或又有言外不尽之机，一一具陈之。"由此序言可知，《阴证略例》一书经过了三次修订，有初本、次本及三稿。丙申年增改成书后似未刊行，癸卯年（1243）麻革的序中记述了王好古与其谈论《阴证略例》的情形。序云："予在大梁时，闻其名诸公间籍甚，独以未识为恨。今年秋来晋州，始得候先生于馆舍，观其气和而凝，志一而定，有道者也。与之游甚闲，暇日出一编书授予，且谓予曰：'伤寒人之大疾也，其候最急，而阴证毒为尤惨，阳则易辨而易治，阴则难辨而难治。若夫阳证，热深而厥，不为难辨。阴候寒盛，外热反多，非若四逆，脉沉细欲绝易辨也。至于脉鼓击有力，加阳脉数倍，内伏太阴，发烦躁、欲坐井中，此世之所未喻也。予恐其误，积思十余年，盖考自岐伯，迄今洁古老人、掇其精要，附以己说，厘为三十余条，有证有药，有论有辨，名之曰《阴证略例》，将锓以传，以诏后学，且与天下卫生之君子共之。'"据此，一般认为，《阴证略例》的成书在 1236 年（丙申），而刊行时间似在 1243 年（癸卯）。

【版本】

（一）元《济生拔粹》本

《济生拔粹》是元代杜思敬纂辑的一部医学丛书，收录了张元素、李杲一派的医学著作，包括《针经节要》《云岐子论经络迎随补泻法》《窦太师流注指要赋》等共十九种著作。《中华再造善本》据国家图书馆与北京大学图书馆藏本影印。丛书卷前有元延祐二年（1315）杜思敬序。其中《阴证略例》目录页题"海藏老人阴证略例药目录　济生拔粹卷第十一"，卷端题"海藏阴证略例"。正文半叶十二行，行二十四字，黑口，双鱼尾，四周双边。

《济生拔粹》本《阴证略例》无序文。其内容可分三个部分：第一部分为治疗阴证的各种药方，第二部分为"海藏治验"，第三部分为阴证的各种症状与相似证诊断及治疗，包括阴证发癍、阴证发黄、阴证下血、少阴咳逆、阴证咳逆等。其中第一部分、第二部分与后来的《十万卷楼丛书》本（以下简称《十万卷楼》本）可相对应，但有繁简之别，唯第三部分不见于《十万卷楼》本。现存其他医书间有引用此一部分内容者，如表 22—1 所示：

表 22-1　《济生拔粹》与《十万卷楼》本互见条目对照表

条目	互见
阴证发癍	《证治准绳》卷四十五、卷四十九;《玉机微义》卷十四、卷四十四
阴证发黄	《证治准绳》卷四十四、卷四十六
阴证下血	《证治准绳》卷七、卷四十五;《赤水玄珠》卷九;《玉机微义》卷十四
少阴咳逆	《玉机微义》卷三十六
阴证咳逆	《阴证略例》"论阴证咳逆"、《证治准绳》卷四十八、《阴证略例》"论宜灸不宜灸并汤沐四肢法"

以上诸书引用《济生拔粹》本《阴证略例》条目,或曰"略例云",或曰"海藏云",文字略有不同。值得注意的是,其中"阴证咳逆"部分有两段文字见于今《十万卷楼》本,提示了二者之前的关系,如表 22-2 所示:

表 22-2　《济生拔粹》与《十万卷楼》本文字对照表

《济生拔粹》本	《十万卷楼》本
阴证者,内已伏阴,阴气太甚,肾水擅权,肝气不生,胃火已病,丁火又消,所有游行相火,寒邪迫而萃集于胸中,亦欲尽也。故令人发躁,大渴引饮,并去盖覆,病人独觉热,他人按执之,身体肌肉骨髓血脉皆寒。此火即无根之火也,故用丁香、干姜之类热药温胃,其火自下,咳逆方止。非若凉膈、泻心,以治阳证,自上而下,泻退其火,阴气乃生。阴	夫逆病咳逆,火炎上使阴气不内也。阴气者,即吸人之阴气也。阴证内寒,与吸入之阴同类,当气顺下而无咳逆也。今阴证咳逆,吸入之阴不得内者,何气使然哉?举阳证且阳证咳逆者,胃热失下也。阴气先绝,阳气后亦将竭,火独炎上,逆出阴气而为咳逆也。阴证者,内已伏阴,阴气太甚,肾水擅权,肝气不生,胃火已病,丁火又消,所有游行相火,寒邪迫而萃集于胸中,亦欲尽也。故令人发躁,大渴引饮,并去盖覆,病人独觉热,他人按执之,身体肌肉骨髓血脉皆寒。此火即无根之火也,故用丁香、干姜之类热药温胃,其火自下,咳逆方止。非若凉膈、泻心,以治阳证,自上而下,泻退其火,

《济生拔粹》本	《十万卷楼》本
证咳逆,从呕哕而生,胃寒呕哕不已,渴逆继之。	阴气乃生。阴证咳逆,从呕哕而生,胃寒呕哕不已,渴逆继之。**其声怏怅连续不已,声末而作咳逆,古人云烦冤是也。烦冤者,有情不能诉,有怀不能吐,故为怏怅,唯阴证阳脱而咳逆者,其状似之。阳证咳逆,内热与上热相接,渴逆止在喉中。阴证咳逆,呕从内出,或先作去声,或与去声相并而至喉中,故用温胃益肺之药主之。中既温,天五之气与残火自下,又与胃中温药相接,变而阳气生也。殆无异丧家之人,遑遑无依,契昔挽留,故都是反与相并立而干成其事,阴气始退,阳气渐生,脉亦从之而得以获生也。**
《活人》阴证诸药不效,并汤水不下,身冷脉绝,气息短,不知人,用葱熨法,莫若用<del>蓄</del>醋拌麸炒热注布袋中,脐下熏蒸,比上法尤速。 **一法:用丁香、荜拨、干姜、牡蛎烧粉手心中以津唾调如泥,以手奄其阴,至暖汗出为度。**	《活人》阴证诸药不效,并汤水不下,身冷脉绝,气息短,不知人,用葱熨法,<u>本为上热下寒也。</u>**二法虽妙**,莫若用<u>上</u>醋拌麸炒热注布袋中,脐下熏蒸,<u>比上二法尤速。</u>**若更以葱白煎浆作汤,以沐四肢,亦可。若病人服药后欲作汗时,用汤沐以接四肢阳气,尤佳。** **外接法** **干姜二,炮为细末。石决明一,另研细,秤拌匀,每用二三钱匕,手心中以津唾调如泥,以手奄其阴,至暖汗出为度。以牡蛎代决明亦可,牡蛎烧粉用。** **一法:丁香、荜拨、干姜、牡蛎。**
一法:治水癀偏大,上下不定,疼痛不止,牡蛎不以少多,盐泥固济,炭三斤,煅,令火尽,冷取二两,干姜一两,炮为细末,二味和匀,冷水调得所,涂病处,小便大利即愈。	一法:治水癀偏大,上下不定,疼痛不止,牡蛎不以少多,盐泥固济,炭三斤,煅,令火尽,冷取二两,干姜一两,炮为细末,二味和匀,冷水调得所,涂病处,小便大利即愈。

陆心源谓"杜思敬《拔粹方》所收乃摘本"(《皕宋楼藏书志》卷四十七),从上表二者的对比来看,很有可能得出《济生拔粹》本是

《十万卷楼》本节本的结论。但如果从二书其他部分的对比来看，这一结论仍有待商榷，这一点容下详论。

(二)《永乐大典》本

《永乐大典》中应该收录了王好古的《阴证略例》，但由于散佚严重，现存《永乐大典》中仅余卷三千六百十四的三则，分别为："论自汗分阴阳""元阳中脱有内外""用附子法"。

论自汗分阴阳条曰："成无己云：伤风自汗，汗出恶风寒者，有表也。汗出不恶风寒者，表解里未和也。有阳明发热汗出，此为热越，有阳明发热汗多者下之。海藏云：内感、伤冷、自汗、大恶风寒，汗出身凉，不热者，阴证也。汗出身热得阴脉者，亦阴证也。"

元阳中脱有内外条曰："或有人饮冷内伤，一身之阳便从内消，身表凉，四肢冷，脉沉细，是谓阴证，则易知之。若从外走，身表热，四肢温，头重不欲举，脉浮弦，按之全无力，医者不察，便与表药双解等，复使汗出，三焦之气绝，以此杀人者多矣。或自服蜜茶，及沐浴盖覆，强令汗出，以致变证不救，如此自杀者亦多矣。身凉脉沉，服调中药，阳自内之外，身体温和而愈。脉浮弦细者，服调中药，阳从内生，唤入外热，复得脉平温和而愈，此证不可不察也。故仲景云：太阳病发热恶寒，热多寒少，脉微弱者，此无阳也，不可发汗。此一条双解、蜜茶、沐浴，阴证皆不可用。又，经云：脉濡而紧，濡则胃气微，紧则荣中寒。阳微卫中风，发热而恶寒，荣紧胃气冷，微呕心内烦。医为有大热，解肌又发汗，亡阳虚烦躁，心下若痞坚，表里俱虚竭，卒起而头眩，客热在皮肤，怅怏不得眠，不知胃气冷，紧寒在关元。右此仲景濡紧二脉，即外热内寒证也。"

用附子法条曰："古人用附子，不得已也，皆为身凉脉沉细而用之。若里寒身表大热者，不宜用，以其附子味辛热，能行诸经而不止。身尚热，但用干姜之类，以其味苦能止而不行，只是温中。一法若身热消而变凉，内外俱寒，姜附合而并进，温中行经，阳气俱生。内外两得，可保康宁，此之谓也。若身热便用附子，切恐转生他证，昏冒不止，可慎可慎！"

此三条与后来的陆心源《十万卷楼丛书》本相对照，文字皆相一致，可见后来的陆氏刻本当渊源有自。

(三)明隆庆二年(1568)曹灼刻《东垣十书》本

隆庆二年曹灼刻《东垣十书》中收录《阴证略例》一卷。此一版本《东垣十书》著录于《中国古籍善本书目》，今中国科学院上海生命科学图书馆、成都中医药大学图书馆等馆有收藏。

是书卷前有隆庆二年曹灼《刻古本东垣十书序》，正文半叶十二行，行二十字，白口，白鱼尾，左右双边。这一版本的《东垣十书》所收书目与其他版本不同，它将所收书目重新编排卷次，其中卷十为《阴证略例》。其中部分版心下方有刻工姓名，如建、中、仲、仁、甫、卜、江等。此本据元刊《济生拔粹》本重刻，其中错字多相承不变，如"刺"字多刻作"剌"、"标"字多刻作"摽"等等。唯将元刻本中药物分两中的"大字数字"如壹、贰、拾等改作一、二、十。元刻本中有部分文字覆以墨盖，这一版本在重刊时补足了一部分文字，如《始得阴毒候》"内既伏阴外又■■"，此本补以"感寒"二字。"内外皆阴则阳气不守遂发■■■重"，此本补以"头痛腰"三字。

(四)清光绪五年(1879)陆心源刻《十万卷楼丛书》本

光绪五年，陆心源据所藏旧抄本重刻《阴证略例》，收于《十万卷楼丛书》中。是书卷前有岁次癸卯(1243)麻革《阴证略例序》，次同治三年(1864)汪曰桢序。汪曰桢(1813—1881)字仲雍,号谢城,浙江乌程(今湖州)人,清代学者。他的序中记载了旧抄本的一些情况,可供参详,序云:"此本前有虞山钱曾'遵王藏书'一印,又有'惠定宇手定本'一印,又有'孙印从沾''庆增氏'二印,中有'惠栋之印''字曰定宇'二印,后有'孙庆增家藏'一印。近为吾友震泽吴君晓钲所得,真旧抄也。"序末有陆氏刊刻牌记二行,云"光绪五年岁在历维单阏吴兴陆氏十万卷楼重雕/陆心源校",次"海藏老人阴证略例总目"。正文半叶十行,行二十字,黑口,单鱼尾,四周双边。

《十万卷楼丛书》本与《济生拔粹》本有许多不同之处。概括起来主要有以下几点:

第一,二书的结构不同。《十万卷楼》本卷前为《祭神应王文》与王好古序,次为"阴证略例",包括"歧伯阴阳脉例""洁古老人内伤三阴例"等内容,次为王好古的另两篇序文,其后附有题为"海藏治验录"的医案数则。而《济生拔粹》本除"海藏治验录"外以上内容皆无。

第二,体例上的不同。《济生拔粹》本以方药为主线,每方下为主治、剂量与用药方法,各方名皆有墨盖,以示强调之义。《十万卷楼》本则以各家治阴证之法为主线,各方药皆分别部居于各家学说名下,且较《济生拔粹》本增加了一些药方。如表 22-3 所示:

表 22-3　《十万卷楼》本新增药方表

类目	药方(括号内为《十万卷楼》本新增加的方剂)
洁古内伤三阴例	槟榔丸、煮黄丸、瓜蒂散、备急丸、金露丸、枳术丸
海藏内伤三阴例	当归四逆汤、当归四逆加吴茱萸生姜汤、吴茱萸汤、通脉四逆汤、四逆汤、理中丸、(理中汤)

续表

类目	药方（括号内为《十万卷楼》本新增加的方剂）
仲景阴证例	吴茱萸汤、四逆汤、通脉四逆汤、当归四逆汤、白通汤、白通加猪胆汁汤、真武汤、小建中汤、（理中丸）、（桂枝附子汤）、附子汤、（术附汤）、姜附汤、茯苓四逆汤
活人阴脉例	霹雳散、阴毒甘草汤、附子散、正阳散、霹雳散、火焰散、（调胃承气汤）、（丹砂丸）、肉桂散、（回阳丹）、（返阴丹）、天雄散、白术散
许学士阴脉例	正元散、（元阳丹）、退阴散、五胜散、玉女散、运阳散
韩祗和温中例	温中例、橘皮汤、七物理中丸、厚朴丸、白术汤、橘皮汤、二苓汤
海藏老人阴证例总论	神术汤、白术汤、黄耆汤、调中丸、理中丸
举古人论阴证例	烧裈散、活人獭鼠粪汤、竹皮汤、青竹茹汤、当归白术汤、妙香丸

第三，《十万卷楼》本较《济生拔粹》本增加了许多内容。《十万卷楼》本中以"海藏云"起首的内容绝大多数为新增。具体到每则条目而言，其中文字也有不少差异，以"洁古老人内伤三阴例"为例，不同之处如表22—4所示：

表22—4　《济生拔粹》本与《十万卷楼》本文字对照表

《济生拔粹》本	《十万卷楼》本
论曰：人之生也，由五谷之精气所化，五味之备，故能生形。若伤于味，亦能损形，饮食过节，肠胃不胜，气不及化，故伤为脾。如气口一盛，脉得六至，则伤于厥阴，乃伤之轻者也。槟榔主之。	论曰：人之生也，由五谷之精气所化，五味之备，故能生形。**经曰："味归形。"**若伤于味，亦能损形，**今饮食反过其**节，肠胃不**能**胜，气不及化，故伤为脾。**论曰："饮食自倍，肠胃乃伤。"**或失四时之调养，故能为**人之病也。经曰：气口曰坤口，乃脾之候，**

续表

《济生拔粹》本	《十万卷楼》本
气口二盛,脉得七至,则伤于少阴,乃伤之重也,煮黄丸主之。气口三盛,脉得八九至,则伤于太阴,乃伤之尤重也,故填塞闷乱,心胸大痛,兀兀欲吐,得吐则已,上部有脉,下部无脉,宜吐之,以瓜蒂散。其高者因而越之,其下者引而竭之。如伤之太甚,仲景三物备急丸下之。	**故脾胃伤,气口紧盛,而伤者有多少,有轻重焉。**如气口一盛,脉得六至,则伤于厥阴,乃伤之轻也。槟榔主之。气口二盛,脉得七至,则伤于少阴,乃伤之重也,煮黄丸主之。气口三盛,脉得八九至,则伤于太阴,乃伤之尤重也,故填塞闷乱,心胸大痛,兀兀欲吐,得吐则已,**俗呼为食迷风是也。经曰:**"上部有脉,下部无脉,**其人当吐不吐则死。**"宜吐之,以瓜蒂散。**如不能则无治也。经曰:**"其高者因而越之,其下者引而竭之。"如伤之太甚,仲景三物备急丸下之。 **海藏云:洁古所论内伤三经盖出于《内经灵枢》岐伯阴脉法。**

由此可见,《十万卷楼》本较《济生拔粹》本增加的内容,一部分是王好古自己的论断,即"海藏云";一部分是对经典的强调,条目中增加的"经曰"二字目的即此。此外,《十万卷楼》本在症状的描述与方剂的服法与解释上也有许多增补,前者如"海藏老人内伤三阴例"中,《济生拔粹》本"伤在少阴者,通脉四逆汤主之""伤在太阴脾之经也,理中丸主之",《十万卷楼》本改作"伤在少阴,若面红或赤或红赤俱见,脉浮沉不一,细而微者,伤在少阴肾之经也。通脉四逆汤","伤寒在太阳,若面黄或洁或黄洁俱见,脉浮沉不一,缓而迟者,伤在太阴脾之经也。理中丸"。后者如"金露丸"条,《十万卷楼》本服法后增补"常服减半,内伤戊火,已衰,不能制物,寒药太多,固非所宜,故以温剂主之"一句,"理中丸"条后增补:"海藏云:大便结者宜丸,大便溏者宜汤。仲景云:无阳阴强大便鞕者,不可下,下之则清谷,腹满。已上三经脉皆云浮沉不一

者，以其皆似孤亡之体也。又云：日三夜二读之极无味，然子细思之，利害非轻，恐人不识，故有阴阳寒热各从类生一条。"

　　第四，二书中的方剂，在剂量上有很大差异。《济生拔粹》本多以"钱"为单位，而《十万卷楼》本则多用以"分"为单位，例如表22－5所示：

表22－5　《济生拔粹》本与《十万卷楼》本药方对照表

方名	《济生拔粹》本	《十万卷楼》本
槟榔丸	槟榔**二钱半**、木香**二钱半**、枳实半两炒、牵牛头末半两、陈皮去白秤半两	槟榔**一分**、木香**一分**、枳实半两炒、牵牛头末半两、陈皮去白半两
瓜蒂散	瓜蒂**三钱半**、赤小豆**二钱半**	瓜蒂**一分**、赤小豆**一分**
阴毒甘草汤	甘草、升麻、当归各**五钱**、雄黄二**钱**、蜀椒二钱半去目、鳖甲一两半醋炙、桂枝**五分**	甘草、升麻、当归各**二分**、雄黄**一分**、蜀椒**一分**去目、鳖甲一两半醋炙、桂枝**二分**

　　第五，在"海藏治验录"部分，《十万卷楼》本所记录的医案较《济生拔粹》本更为详尽，病症与治疗的细节更为丰富。如下表22－6所示：

表22－6　《济生拔粹》本与《十万卷楼》本医案对照表

《济生拔粹》本	《十万卷楼》本
完颜小将军病寒热间作，腕后有癍三五点，鼻中微血出。两手脉沈涩，胸膈四肢按执之殊无大热，此内寒也。问之，因暑卧殿角，**伤风又渴饮冰酪水**。此外感者轻，内伤者重，外从内病，俱为阴也。故先癍<u>衄</u>，后显内阴，寒热间作，脾亦有之，	**脾印将军**完颜**公之子**小将军病**伤寒六七日**。寒热间作，腕后有癍三五点，鼻中微血出。**医以白虎汤、柴胡等药治之不愈。及余诊之**，两手脉沈涩，胸膈<u>间及</u>四肢按执之殊无大热，此内寒也。问<u>其故</u>，因暑<u>热</u>，卧殿角<u>之侧</u>，**先伤寒，次大渴，饮冰酪水一大碗**。外感者轻，内伤者重，外

《济生拔粹》本	《十万卷楼》本
非往来少阳之寒热也。与调中汤，数服而愈。	从内病，俱为阴也。故先癍衄，后显内阴，寒热间作，脾亦有之，非往来少阳之寒热也。与调中汤，数服而愈。
许氏病阳厥怒狂，骂詈亲疏，或哭或歌，六脉举按无，身表如冰石，其发即叫呼声高。洁古昔云：夺食则已，非不与之食。予用大承气汤下之，得藏府数升，狂稍宁。数日复发，复下如此五七次，计大便数斗，疾缓身温脉生，良愈，此易老夺食之法也。	**彰德张相公子谊夫之妻**许氏，**乃状元许先之之女，绍明之妹也。**病阳厥怒狂，**发时饮食四五倍**，骂詈**不避**亲疏，**服饰临丧**，或哭或歌，**或以刃伤人，不言如哑**，言即如狂，**素不知书识字，便读文选，人皆以为鬼魔。时其静诊之**，六脉举按皆无，身表如冰石，其发也叫呼，**声声愈**高。**余昔闻洁古**老人云：**本经言夺**食则已，非不与之食**而为夺食也，当以药大下之而使不能食，为之夺食也。**予用大承气汤下之，得藏府数升，狂稍宁。**待一二日复发，又下之，得便数升，其疾又宁。待一二日又发，三下之，宁如旧，但不能食。疾稍轻而不已**，下之又五七次，计大便数斗，疾缓身温脉生，**至十四日其疾愈，脉如旧，困卧三四日后起苏，饮食微进，又至十日后得安。始得病时，语言声怒非常，一身诸阳尽伏于中，隐于胃，非大下之可乎？**此易老夺食之意也。

　　陆心源认为《济生拔粹》本是《十万卷楼》本的"摘本"，但从上述这些不同之处可见，无论是增加的方剂，还是药物剂量的差异，还是补充的按语，所有这些似都可以与王好古序言中所说的增改书稿的情形相印证。王好古丙申年（1236）序谓："初本在河南，傅梦臣辈所录，则简而少。次本在吾乡，寄北京时，颇增三二论。自壬辰至丙申几五载，而复增随条并药后断例。前人所言本意，与

其所从来,或为之是,或为之小异,或又有言外不尽之机,一一具陈之。"数年间不断的增补使得书稿的内容日益丰富,《济生拔粹》本与《十万卷楼》本的关系似亦可作如是解。

【版本源流图】

	《济生拔粹》本系统	《十万卷楼》本系统
元	元《济生拔粹》本	
明	隆庆二年曹灼刻《东垣十书》本	《永乐大典》本
清		《四库全书》本

尚从善《伤寒纪玄妙用集》

【成书】

　　《伤寒纪玄妙用集》十卷,元尚从善撰。是书明代殷仲春《医藏书目》著录作"《伤寒纪玄》十卷"。明《文渊阁书目》卷三著录作"《纪玄妙用集》,一部六册"。清徐乾学《传是楼书目》、陆心源《皕宋楼藏书志》皆著录为"《伤寒纪玄妙用集》十卷",今仅存抄本一部。

　　尚从善,字仲良,大名人,元代医家。今本《伤寒纪玄妙用集》卷前至元二年(1336)张翥序中记载了尚从善自叙其学医经历及著书之旨,其云:"予少雅嗜医,客次钱唐,从邺人张信之游,热不以未脱絮之为酷,寒不以犹衣绨之为单,败席之枕,薄糜诳饥,矻矻穷日夜,心求口诵,自《本草》《灵枢》,下逮古今之经方论诀,与其训注,悉参而订之,必精析其宜,及研索其旨趣,明辨其标本,居二十年,始粗通其要。搢绅君子历试诸脉之难测、疾之罕愈者,遂见誉于时。用荐者征,以至遭遇,得五品服,而又提举医学江浙,亦云幸矣。今百念已息,惟活人之心弗怠也。故取平生所用心于仲景《金匮玉函》《活人》《明理》等书,辑而成集,间附己见,非冀于传世,姑备卫生朝夕之用,不废后学翻阅之劳。"

　　陆心源《皕宋楼藏书志》卷四十七抄录了其所藏《伤寒纪玄妙用集》卷前的三篇序文,分别是皇庆癸丑(1313)四月袁裒序、至大辛亥（1311）冬集贤待制承事郎长沙冯子振序、至元二年（1336）龙集丙子六月一日晋宁张翥序。则是书之成，当在1313年之前。

　　袁序与冯序都对尚从善此书评价颇高。袁衮序谓："张长沙指经络，分表里。王叔和辨阴阳，候消息。学医之士，始领其会。成无己注述章句，以明仲景之旨。朱奉议设为问答，以发长沙之蕴。分析异同，纤悉备具，或犹疑其处方未尽，难矣哉。大名尚仲良独取四家之长，旁探诸书之奥，通晓传变之由，分辨汗下之理，昭然可考，有助于医学不浅。"冯子振序谓："大名尚仲良慨然愤悱席门，稽取长沙颠末而为之书，自其辨脉析证，访以至于处方用药，咸按仲景成法，区别阴阳，条陈汗下，粲然纲举目挈而无余。"

【版本】

（一）明《永乐大典》本

　　明代《永乐大典》中收录尚从善此书，题作"伤寒纪玄妙用集"。在现存的《永乐大典》中，仅有卷三千六百十四、卷三千六百十五中尚存三则。其中"论桂枝汤"一则见于抄本《伤寒纪玄妙用集》卷二，文字稍有差异。

　　《永乐大典》卷三千六百十四论桂枝汤云："非特治伤寒而然，驱以杂治，无所往而不可。若妇人作躯产后中风，若诸卒中风，亡阳自汗者用之。黄病加黄耆，痉病加栝蒌，去芍药加皂荚，以治肺痿；去芍药加麻黄、细辛、附子以治气分；去姜、枣加五味、当归以治血痹；去姜、枣加黄耆、当归以治虚劳。女子梦交通，男子失精，则加龙骨、牡砺；寒疝，腹痛炙刺不已，则入乌头煎，减桂去枣，又可疗小户嫁痛连日者也；除桂加白薇、附子，又可疗虚羸发热汗出者也。噫，世之昧者，偶得一方，隐秘不示，以为举世之方莫能尚也。及其用之，鲜获全效，殊不知不察病源，不知通变，亦未如之何也矣。所谓学方三年,无病可治,治病三年,无方可用。是惟仲景因其症而加减之,千变万化,举治感应。昔人以为甚效若神,而为诸方之祖者是也。"

"论小青龙汤"与"四逆汤"两条则不见于抄本《伤寒纪玄妙用集》。现存旧抄本《伤寒纪玄妙用集》中仅卷二中有方剂的药物、剂量、加减及服法。卷三至卷末则仅录方名,不录药方的内容。则《永乐大典》中此二条或为其佚文。备录如下:

《永乐大典》卷三千六百十五:"论小青龙汤:伤寒咳嗽,咳逆,倚息不得卧,二证之外,加减者六,兼治者四。其汤下后加减,以治变证者,又有四焉。此仲景治法,要明其理,不可不知,非特治伤寒为然,《金匮》治溢饮肺痛、妇人霍乱呕逆,吐涎沫者是也。信乎小青龙治咳嗽,曲尽其法矣。"

《永乐大典》卷三千六百十五:"四逆汤以补阳,加茯苓、人参以益阴。阴阳之气既复,而烦之证解矣。"

(二)旧抄本

浙江图书馆藏有旧抄本《伤寒纪玄妙用集》十卷,为国内孤本,今影印收入《中医古籍孤本大全》。卷前为小篆所书《伤寒纪玄妙用集序》,落款题"至元二年龙集丙子六月一日晋宁张翥著于广陵寓斋"。次《汉张仲景传》,落款题"至元戊寅宣授成和郎江浙等处官医提举尚从善瀚手谨书"。次目录,次释音,次正文。卷端题"伤寒纪玄妙用集卷第一　御诊太医宣授成全郎上都惠民司提点尚从善编次"。正文半叶七行,行十五字,小字双行同。

是书卷一卷二为伤寒总说,包括伤寒类说、辩脉法、平脉法、伤寒例、六经论治、六经症治、六经禁忌等内容。卷三至卷九是以症状为主而归类的伤寒病症与治法,自论恶寒恶风背恶寒脉证并治第一至论喝脉证并治第三十,共三十论。之后为辩不可发汗脉证并治第三十一至辩可灸脉证并治第四十,共十辩。卷末附有《仲景药性论治》一卷,论仲景药性凡九十品,卷端题"明御诊太医尚从善撰"。是书与《永乐大典》所收《伤寒纪玄妙用集》的条文相比,在文字上总体差异不大。

程德斋《伤寒钤法》

【成书】

  《伤寒钤法》最早见于记载是在元代王履的《医经溯洄集》中，王履提到："元泰定间，程德斋又作《伤寒钤法》。其自序曰：若能精究是编，则知六经转变三百九十七法在于手掌矣。又曰：六经二百一十一法；霍乱六法，阴阳易差后劳复六法，痉湿暍九法，不可汗二十六法，宜汗四十一法，不可吐五法，不可下五法，可汗五法，可吐五法。"程德斋，始末无考，由王履的记载可知，《伤寒钤法》成书于元泰定间，即1324—1328年。

  医书中有关《伤寒钤法》的记载亦不多。明代《医药集览总目》谓："《伤寒钤法》出马宗素，托言张仲景著。其法不辨脉症，惟以病者生年月日、加临得病之日为某症用某药。"徐春圃《古今医统》谓："《伤寒法》，马宗素、程德斋撰，按日时受病为治法，与仲景不同。"汪机《运气易览序》谓："程德斋、马宗素等，妄谓某人生于某日，病于某经，用某药，某日当汗瘥，某日当危殆。悖乱经旨，愚惑医流，莫此为甚。"由此可知，《伤寒钤法》的作者即程德斋与马宗素。从这些评价来看，即便是古人也认识到了《伤寒钤法》的"不科学"，因而它的流传版本也较少，存世只有《医药集览》本与《薛氏医案》本。

【版本】

(一)《医药集览》本

日本国立公文书馆内阁文库藏有《医药集览》一部,其中收录了《伤寒钤法》。《医药集览》为明代祝大年等编修,是明代太医院官刻的医学丛书,共收录医书十二种。

丛书之首有万历三十一年(1603)萧瑞麟《医学集览小引》、万历十八年汤聘尹《太医院翻洸医书改修圣医庙叙》、冯景隆《南京太医院修刻方书小引》、詹景凤《叙》。次总目,次为十二种医书,《伤寒钤法》在第五编。是书半叶九行,行十八字,白口,单鱼尾,四周单边。卷端题"仲景先生伤寒三百九十七症钤法秘奥直诀"。

(二)《薛氏医案》本

《薛氏医案》是后人将明代著名医家薛己自著及编刊的医学著作汇辑刊行的医学丛书。《薛氏医案》版本较多,但大要不外大字本与小字本两种。大字本每半叶十行,行二十字,如浙江图书馆、南京图书馆所藏明万历刻本,山东省图书馆藏清聚锦堂刻本,山东省图书馆藏清书业堂刻本,山东中医药大学图书馆藏清渔古山房刻本。小字本每半叶十二行,每行二十四字,主要有上海中医药大学图书馆所藏明刻本、日本早稻田大学图书馆所藏清东溪堂刻本、浙江省图书馆所藏清刻本。大字本与小字本在《伤寒钤法》一书上差别不大。本文校勘用万历刻本《薛氏医案》。

吴琯在《合刻薛氏医案序》对此书编纂的体例进行了说明,其谓:"因并购其全书,得若干种,合为一部,离为四科,科以类次。凡为经论内科者、为婴儿科者、为妇人科者、为外科者,各若干种卷。"其中《伤寒钤法》属于"经论内科"部分。卷端题"伤寒钤法 薛氏医案 汉南阳张机著 明新都吴中珩校",正文半叶十行,行二十字,白口,单鱼尾,左右双边。

　　与《医药集览》本《伤寒钤法》相比,《薛氏医案》本有几处文字上的不同,比如《钤法诗》"酉,阳明土字号",《薛氏医案》本"土"字误作"上"。《少阳症歌纪字号一症寅申》"少阳一症、纪字为号,柴胡所主,更无别敩","敩"字作"数"。《论司天歌》"中为左间气,午为右间气","中"字作"申"。《阴阳支起数歌》"阳支加二,阴支加五,却将本命顺行而数","二"字作"三"。但二者在整体上差异不大,文字格式亦相同,当同出一源。

附录:散佚宋金元伤寒著述考

存世宋金元伤寒著述的数量远不及亡佚的数量。丹波元胤《医籍考》、冈西为人《宋以前医籍考》、叶发正《伤寒学术史》、严世芸《中国医籍通考》、王瑞祥《中国古医籍书目提要》对散佚的伤寒医书进行了汇辑、考察。本附录在前人研究的基础上,重新检核了这些散佚伤寒著述的来源出处,对其中有疑义的条目做了删改,对作者与成书时间等相关问题做了简要考订,并从文集、类书、地方志等史料中搜辑了更多的伤寒著述,使之更为准确与全面。收录见于记载的宋金元伤寒著录共计八十三种。其中尚有佚文可辑的著述共十二种,列入表一,无佚文存世的著述共七十一种,列入表二。

表一

书名卷数	作者	考证
《伤寒类要》	[宋]高若讷	《宋史·艺文志》著录四卷,高若讷撰,今佚。《通志·艺文略》著录《伤寒类要方》十卷,或为同一书。高若讷(997—1055)字敏之,榆次人,后徙家卫州。天圣间进士,累官起居舍人,知谏院,官至参知政事,为枢密使。事见宋祁《高文庄公若讷墓志铭》、《宋史》卷二百八十八。是书已佚,今韩祗和《伤寒微旨论》、唐慎微《经史证类备急本草》及《永乐大典》中存佚文数则。

续表

书名卷数	作者	考证
《阴毒形证诀》一卷	［宋］宋迪	《通志·艺文略》著录《阴毒形证诀》一卷,宋迪撰,今佚。许叔微《类证普济本事方》卷九述其撰述始末:"熙宁中,邻守宋迪因其犹子感伤寒之初,不能辨其症,医见其烦渴而汗多,以凉药解治之,至于再三,遂成阴毒,六日卒,乃痛悼之,遂著《阴毒形症诀》三篇。"是书又名《伤寒阴证诀》(《伤寒百证歌》卷四)。宋迪,字复古,洛阳人,宋道弟,第进士,工山水(郭若虚《图画见闻志》卷三)。官历荆湖南路转运判官(《宋会要辑稿》职官六五之二四)、度支员外郎(沈括《梦溪笔谈》卷十七),尝知莱州(《宋会要辑稿》职官六五之二四)。其为邻守事今不见记载,其兄宋道尝知邻州(范纯仁《忠宣集》卷十三《朝请大夫宋君墓志铭》)。《阴毒形证诀》今仅存佚文计六条,皆在许叔微著作中。
《通真子伤寒诀》一卷	［宋］刘元宾	衢本《郡斋读书志》卷十五著录《通真子伤寒诀》一卷,谓:"右题曰通真子而不著名氏。用张长沙《伤寒论》为歌诗,以便览者,《脉诀》之类也。"《直斋书录解题》卷十三《脉要新括》条云:"(通真子)自言尝为《伤寒括要》六十首,其书未之见。"《通志·艺文略》著录《伤寒括要诗》一卷。丹波元胤《医籍考》疑《伤寒诀》《伤寒括要》为同一书,可从。宋刘昉《幼幼新书》卷四十《万全方》下有小注云:"刘元宾撰,元宾字子仪,号通真,主邵州邵阳县簿。"明熊宗立《医学源流》谓:"刘元宾自号通真子,宋神宗熙宁间人,精通方脉,尝补注叔和《脉诀》,作《诊脉须知》《伤寒总括》《脉要秘诀》等书刊行于世。"《医籍考》中丹波元坚考证谓:"子仪初为邵阳主簿,而后任潭州司理。"刘元宾的著作还有《补注王叔和脉诀》《脉诀机要》《脉要新括》《神巧万全方》等。考《脉要新括》及《补注王叔和脉诀》自序,一作于熙宁九年(1076),一作于元祐五年(1090),知其为神宗、哲宗时人。

续表

书名卷数	作者	考证
		《伤寒括要》一书现保存在 15 世纪朝鲜金礼蒙等纂辑《医方类聚》中。《医方类聚》卷二十九与卷五十四分别引录《通真子伤寒括要诗》一百二十首及《通真子伤寒括要》三十一方。其中诗歌部分每篇七言四句,在形式上与晁公武所见《通真子伤寒诀》相合。另有方剂数则散见于《医方类聚》其他卷目中。
《伤寒微旨论》二卷	[宋]韩祇和	《伤寒微旨论》,《直斋书录解题》著录二卷,"不著作者,序言元祐丙寅(1086),必当时名医也,其书颇有发明"。《国史·经籍志》亦著录二卷,不题撰人。《天一阁书目》著录《伤寒微旨》一卷,"抄本,宋淇川韩祇和撰,许昌滑寿校"。清代四库馆臣自《永乐大典》中辑出,共十五篇。除《四库全书》本外,《伤寒微旨论》现存尚有其他版本,如清代的《墨海金壶》本、《珠丛别录》本、《长恩书室丛书》本、《半亩园丛书》本、《豫恕堂丛书》本以及民国三年(1914)的上海千顷堂石印本,这些版本皆根据《四库全书》辑本刊印。收录于《永乐大典》的《伤寒微旨论》也有被漏辑的条文。今人萧源等辑《永乐大典医药集》(人民卫生出版社 1986 年版)中收录了尚未被四库馆臣辑入的佚文《戒桂枝汤篇》与《辨桂枝葛根麻黄汤》二篇。
《伤寒补治论》	[宋]常器之	常器之字颖士,约为神宗、哲宗时人,与当时士人多有交,如韩维(叶梦得《玉涧杂书》)、史叙源(陈自明《外科精要》)等。喜读医书,尝言:"人生游艺无如读医书,其益尤多。"(邹浩《道乡集》卷十二《读袁秉之书》自注)郭雍《伤寒补亡论自序》谓:"常器之《补治论》,虽略有传而不得善本。"今《伤寒补治论》有一部分内容保存于郭雍《伤寒补亡论》与王好古《医垒元戎》中。郭雍《伤寒补亡论自序》言其引常氏书时"有文阙者补之,讹舛者正之,疑不敢用者去之,庶不累其名"。从现存的佚文来看,常氏多补充仲景治法之未备,故名曰"补治论"。

书名卷数	作者	考证
《伤寒证治》三卷	［宋］王实	衢本《郡斋读书志》卷十五著录三卷，谓："右皇朝王实编。实谓百病之急，无踰伤寒，故略举病名法及世名医之言为十三篇，总方百四十六首。或云颍州人，官至外郎。庞安常之高弟也。"《宋史·艺文志》亦著录《伤寒证治》作三卷。王实，字仲弓，王陶子，韩持国婿（王明清《挥麈后录》卷六）。少从司马光学，超然不以仕宦进取为意。元祐初，右丞梁焘荐于朝，为籍田令，崇宁初守信阳。靖康之难南渡，卒于鄂之咸宁。遗命不为铭文，自志其大略纳之圹中（陆友仁《研北杂志》卷上、陆心源《宋诗纪事补遗》卷二十七）。后人称王实又作王朝奉。《伤寒证治》现存部分佚文于许叔微《伤寒百证歌》《伤寒九十论》、郭雍《伤寒补亡论》、李知先《伤寒活人书括》、杨士瀛《仁斋伤寒类书活人总括》、王好古《医垒元戎》等书中，其中以《医垒元戎》保存佚文最多。
《四时伤寒总病论》六卷	［宋］杨介	《宋史·艺文志》著录为六卷，题杨介存撰。冈西为人《宋以前医籍考》谓："存字疑衍。杨介，崇宁中编《存真图》。"杨介号吉老，泗州人，北宋末年人，以医术闻四方（王明清《挥麈余话》卷二），尝为太医生（何薳《春渚纪闻》卷四），为徽宗诊脾疾（张杲《医说》卷五），著有《存真图》。"崇宁间，泗州刑贼于市，郡守李夷行遣医并画工往，亲决膜，摘膏肓，曲折图之，尽得纤悉。介校以古书，无少异者，比欧希范《五脏图》过之远矣。实有益医家也"（衢本《郡斋读书志》卷十五）。《四时伤寒总病论》今佚。黄庭坚《杨子建通神论序》谓："余有方外之友曰杨介，尝为余言《本草》《素问》之意，且曰五运六气视其岁而为药石，虽仲景犹病之也。至于《本草》，则仲景深矣。"故知杨介精于《素问》《本草》及仲景《伤寒论》。其书名于"伤寒"前冠以"四时"二字正表明杨氏以五运六气疗伤寒，"视其岁而为药石"。今许叔

书名卷数	作者	考证
		微《普济本事方》引杨介地黄圆、羚羊角汤、乌头汤、治气虚头疼二方、白芷圆共六首,谓效用神良。
《伤寒救俗方》一卷	[宋]罗适	《直斋书录解题》卷十三著录《伤寒救俗方》一卷,谓:"宁海罗适正之,尉桐城。民俗惑巫,不信药。罗以药施人,多愈。遂以方书召医参校刻石,以救迷俗。绍兴中,有王世臣彦辅者序之以传。"《宋史·艺文志》作王世臣撰,盖误以序者为作者。罗适,字正之,"治平二年(1065)进士,学于四明楼钥。为吏健敏,颇为苏子瞻、刘贡父诸公所知,台士有闻于世,自适始"(《直斋书录解题》卷十七《赤城集》)。是书今佚,唯宋王衮《博济方》卷一顺气散一方,小注谓"见罗适《伤寒救俗方》"。
《伤寒片玉集》	[宋]卢昶	元好问《遗山先生文集》卷二十四《卢太医墓志铭》谓:"卢尚药讳昶,世家霸州文安,今为大名人。以方伎有名河朔。政和二年,补太医奉御,被旨校正《和剂局方》,删补治法,累迁尚药局使。自幼传家学,课诵勤读,老不知倦。岐黄雷扁而下,其书数百家,其说累数百万言,闳衍浩博,纤悉碎杂,无不通究,而于孙氏《千金》尤致力焉,故其诊治之验,颇能似之。春秋虽高,神观精明,望之知为有道之士。年寿八十有七,自剋死期,留颂坐睡。著《医镜》五十篇,《伤寒片玉集》三卷。今其书故在。"《伤寒片玉集》不传于后世,或以其言鄙理疏故也,《医方类聚》卷三十引陈自明《管见大全良方》谓"政和间朱奉议肱为《活人书》……卢氏集数篇名《伤寒片玉》,语词鄙俚,言不尽意,要之不可为法,是以识者不观览"。明代刘纯的《伤寒治例》卷前有"引用诸书诸家姓名",其中有《片玉》一书。正文中共引《伤寒片玉集》二则。

书名卷数	作者	考证
《活人百问释疑》八卷	〔元〕赵嗣真	明《万卷堂书目》著录赵嗣真《活人百问释疑》八卷。赵嗣真，元人，好学善医，究仲景之法，而述著《伤寒论》行世（王宏翰《古今医史》卷七）。清汪琥《伤寒论辨证广注》云："《活人释疑》，赵嗣真所著。其书不传，其辨《活人》两感伤寒治法之误，又其论合病、并病、伤寒变温热病，能反复发明仲景大旨。其说载刘宗厚《玉机微义》中。琥按，刘氏系盛明时人，则《释疑》一书，大约是元末人所著也。"现存《永乐大典》引用此书二则，可以考见是书体例。除《永乐大典》外，明王肯堂所辑《伤寒证治准绳》中引用《活人百问释疑》最多。是书《凡例》谓："赵嗣真、张兼善之流，皆有发明，并可为成氏忠臣，张公耳孙，故多采掇，使学者一览洞然。"而其中以"赵"字起首标示的，即引用赵嗣真之语。《玉机微义》《伤寒六书》亦有引文，可供对校。
《伤寒新书》	〔元〕索矩	《永乐大典》中引录索矩《伤寒新书》多处。索矩，金元时代医家，始末无考。《伤寒新书》不仅见于《永乐大典》，亦见于明代的几部医书中。如刘纯《伤寒治例》、王肯堂《伤寒证治准绳》。刘纯的《伤寒治例》卷前有"引用诸书诸家姓名"，其中有索矩之名。王肯堂《伤寒证治准绳》中引作"索氏新书"或"索矩新书"者即是《伤寒新书》。考其体例，似乎是对《伤寒论》条目的解释与发挥。
《伤寒一览方》	〔元〕吴光霁	《医籍考》谓："是书皇朝正和中僧性全所著《万安方》多为引用，或称吴月潭，然其里履未详。《医学源流》亦谓：'虽有板刻以行，未能详其年代出处。'考正和元年，即元仁宗皇庆纪元也，然则吴月潭当是金元间人。"《万安方》全称《覆载万安方》，是日本僧人梶原性全（1265—1337）所撰，是书共六十二卷，三十六门。其中征引《伤寒一览方》有多处，或题

续表

书名卷数	作者	考证
		作"吴月潭伤寒一览方""月潭吴光霁一览方""伤寒一览方""一览方"等,大多注明了卷数,故可据此辑佚《伤寒一览方》。

表二

书名卷数	作者	来源	考证
《伤寒纂要》三卷	〔宋〕贾祐	〔宋〕周守忠《历代名医蒙求》	周守忠《历代名医蒙求》卷上引《名医录》云:"江夏贾祐,世之名医也。庆历中,撰《伤寒纂要》三卷行世,又撰《人神论》一卷,《脉须知》三卷,乃前贤未著之妙者矣。"
《伤寒慈济集》三卷	〔宋〕丁德用	宋《通志·艺文略》	《宋史·艺文志》著录作《医伤寒慈济集》三卷。丁德用,嘉祐间济阳人,有《难经补注》。
《伤寒论》一卷	〔宋〕曾谊	宋《通志·艺文略》	《国史经籍志》著录同。
《伤寒式例》一卷	〔宋〕刘君翰	宋《通志·艺文略》	《国史经籍志》著录同。
《伤寒指迷论》	〔宋〕钱乙	朝鲜《东宝医鉴》	《东医宝鉴·内景篇》卷一《历代医方》著录《伤寒指迷论》,宋钱乙撰。钱乙(1032—1113),字仲阳,山东郓州人,儿科专家,著有《小儿药证直诀》。
《伤寒集论方》十卷	〔宋〕佚名	宋《秘书省续编到四库阙书目》	《通志·艺文略》《国史经籍志》著录同。
《孙王二公伤寒论方》二卷	〔宋〕佚名	宋《秘书省续编到四库阙书目》	《通志·艺文略》《国史经籍志》著录同。

书名卷数	作者	来源	考证
《伤寒要论方》一卷	［宋］上官均	宋《秘书省续编到四库阙书目》	《通志·艺文略》《国史经籍志》著录同。上官均（1038—1115），字彦衡，邵武人。熙宁三年（1070）进士，授大理评事，任北京留守推官、国子直讲。元丰间授监察御史里行。为窦莘明冤，谪知光泽县。哲宗即位，擢开封府推官。元祐初，复为监察御史。绍圣初，召拜左正言。以忤章惇迁工部员外郎。寻提点京东、淮东刑狱，历梓州淮南转运副使、知越州。徽宗立，入为秘书少监，迁起居郎，拜中书舍人、同修国史兼《哲宗实录》修撰，迁给事中。崇宁初，与元祐党籍，夺职，主管崇禧观。政和中，复集贤院修撰、提举洞霄宫。久之，复龙图阁待制，致仕。著有《曲礼讲义》二卷、《奏议》十卷、《广陵文集》五十卷。事具《宋史》卷三百五十五本传。
《朱旦伤寒论》一卷	［宋］朱旦	宋《秘书省续编到四库阙书目》	《通志·艺文略》《国史经籍志》著录同，《宋史·艺文志》著录作《朱旦伤寒论方》一卷。
《明时正要伤寒论》三卷	［宋］陈昌祚	宋《秘书省续编到四库阙书目》	《通志·艺文略》《国史经籍志》著录作《明时政要伤寒论》，《宋史·艺文志》题陈昌祚撰。
《郑氏伤寒方》一卷	［宋］佚名	宋《秘书省续编到四库阙书目》	《通志·艺文略》《国史经籍志》著录同。

书名卷数	作者	来源	考证
《伤寒论脉诀》一卷	〔宋〕杨介	明(成化)《中都志》	明(成化)《中都志》卷五:"杨界字吉老,以医名于四方。宋徽宗尝苦脾疾,国医进药不效,吉老言食水大遏可用米煎大理中丸服之。如其言,疾果愈。著《伤寒论脉诀》行于世。"明陈第《世善堂藏书目录》著录作一卷。杨界,一作杨介。
《治法八十一篇》	〔宋〕许叔微	〔宋〕陈振孙《直斋书录解题》	《直斋书录解题》卷十三谓:"(许叔微)又有《治法八十一篇》。"张金吾《爱日精庐藏书志》卷二十二著录旧抄本《伤寒九十问》一卷,谓:"陈振孙曰叔微有《伤寒治法八十一篇》,未知即此书否。"
《仲景脉法三十六图》	〔宋〕许叔微	〔宋〕陈振孙《直斋书录解题》	《直斋书录解题》卷十三谓:"(许叔微又有)《仲景脉法三十六图》。"许氏以伤寒脉与杂病脉不同,故别撰此书,以明伤寒脉法。许叔微《伤寒发微论》卷下以弦动阴阳二脉为例详论二者不同,其中谈及此书,引如下文:"仲景云:脉大浮数动滑,此名阳也。脉沉涩弱弦微,此名阴也。《脉诀》以动脉为阴,以弦脉为阳,何也? 此是开卷第一行疑处,而世人不知讲……仲景伤寒脉不可与杂病脉同日而语。今阳证往往浮大而厥厥动摇,其沉细而弦者,必阴证也,何疑之有哉。不特此也,至如曰高、曰章、曰网、曰慄、曰卑、曰损,有纵有横,有逆有顺,跌阳太溪之类极多,予尝撰《仲景三十六种脉法图》。故知治伤寒,当以仲景脉法为本。"

书名卷数	作者	来源	考证
《翼伤寒论》二卷	[宋]许叔微	[宋]陈振孙《直斋书录解题》	《直斋书录解题》卷十三谓："（许叔微又有）《翼伤寒论》二卷。"钱曾《读书敏求记》卷三谓："《翼伤寒论》二卷，疑即《发微论》。"冈西为人《宋以前医籍考》小注谓："按《读书敏求记考证》《铁琴铜剑楼藏书目》《仪顾堂题跋》，皆以《翼伤寒论》为《发微论》，详见于《百证歌》'考证'及'序跋'下。然俱逞臆测而言之而已，非有确证也。"
《活人指南》	[宋]许叔微	[宋]楼钥《增释南阳活人书序》	楼钥《攻媿集》卷五十三《增释南阳活人书序》谓："许学士知可近世推尊其术，《本事方》之外为《活人指南》一书，谓伤寒惟《活人书》最要、最备、最易晓、最合于古典，余平日所酷爱。"
《伤寒治要》	[宋]王实	[宋]叶梦得《书〈伤寒治要〉后》	叶梦得《建康集》卷三《书〈伤寒治要〉后》谓："又恐流俗不可遍晓，复取其简直明白，人读而可知者刊为《治要》。"自谓："苟能原疾之所从来，而验之以候，按我书而用之，虽不问医，十可得八九。"是书为王实《伤寒证治》之简编本。
《局方续添伤寒证治》一卷	[宋]王实	元《宋史·艺文志》	王实著有《伤寒证治》一书，此书从书名上看，当是《伤寒证治》的续作。
《伤寒治法撮要》	[宋]李柽	[宋]程迥《医经正本书》	程迥《医经正本书》谓："柽又作《伤寒治法撮要》，发明《活人书》，去其繁芜，撮其精要。"李柽字与几，姑孰人。宣和辛丑（1121）进士，以易学知名，著有《伤寒要旨》。

续表

书名卷数	作者	来源	考证
《伤寒钤法》十卷	〔宋〕李浩	〔明〕焦竑《国史经籍志》	《国史经籍志》著录《伤寒钤法》十卷,李浩撰。《万卷堂书目》同。又见(同治)《临川县志》卷五十《艺文·书目》。李浩(1116—1176),字德远,一字直夫,号橘园,其先建昌人,迁临川。登绍兴十二年(1142)进士第。为饶州司户参军,迁金州教授,太常寺簿。孝宗朝历知静江府,吏部侍郎,除秘阁修撰,帅夔州。事具《宋史》卷三百八十八、《宋元学案》卷五十八。
《王炎伤寒论》一卷	〔宋〕王炎	明(弘治)《徽州府志》卷七	王炎(1138—1218),字晦叔,婺源人。乾道五年(1169)进士,调明州司法参军,初官鄂州崇阳簿,潭州教授,后除太学博士,迁秘书郎著作佐郎,兼实录院检讨。官至著作郎兼考功郎,吴兴郡王府教授,又兼侍左郎官,又兼礼部员外郎,除军器少监,主管武夷山冲佑观。历知饶州、湖州,官至中奉大夫。(弘治)《徽州府志》卷七《王炎传》谓:"著有《读易笔记》《尚书传》《礼记论语孝经老子解》《春秋衍义》……《伤寒论》,总曰《双溪类稿》。"(道光)《徽州府志》卷十五著录《王炎伤寒论》一卷。
《活人书辨》	〔宋〕程迥	〔宋〕朱熹《偶读漫记》	朱熹谓"沙随有《活人书辨》,当求之"(《晦庵先生朱文公文集》卷七十一《偶读漫记》)。程迥,字可久,号沙随,第进士,精于易学。事具《宋史》卷四百三十七。

书名卷数	作者	来源	考证
《伤寒泻痢要方》一卷	〔宋〕陈孔硕	〔宋〕陈振孙《直斋书录解题》	《直斋书录解题》卷十三著录《伤寒泻痢要方》一卷,直龙图阁长乐陈孔硕肤仲撰。《世善堂藏书目录》卷下亦著录此书。陈孔硕,字肤仲,号北山,官侯人,衡子。从张栻、吕祖谦游,后偕其兄孔夙师事朱熹于武夷。淳熙二年(1175)进士,历处州教授,邵武、瑞金知县,淮东、广西提举常平,终秘阁修撰〔(弘治)《八闽通志》卷六十二〕。其《重刻脉经序》谓:"硕少时母多病,课医率不效。因自誓学为方,求古今医书而穷其原……嘉定己巳岁(1209),京城疫,朝旨命孔硕董诸医,治方药,以拯民病。"《宋会要辑稿》食货六八之一〇五记载:"嘉定二年四月八日,监行在登闻检院陈孔硕等言:'承降指挥,置局修合汤药,给散病民。其间请药之人,类皆细民,一染疫气,即便废业,例皆乏食。其间亦有得药病愈之后,因出求趁,再以劳复病患,委是可悯。已具申朝廷,蒙给降会子二千贯、米一千石,除已措置支散外,所存不多,又有增添患民,必是支散不敷。乞照元申尽数给散钱、米,下局接续支散。'诏令封桩库更支降会子三千贯,丰储仓取拨米二千石,接续支散,毋得漏落泛滥。"《序》中所谓董医治药者,当指此事,《伤寒泻痢要方》或撰于此时。

书名卷数	作者	来源	考证
《伤寒证类要略》二卷	〔宋〕平尧卿	〔宋〕陈振孙《直斋书录解题》	《直斋书录解题》卷十三著录《伤寒证类要略》二卷,汴人平尧卿撰,谓:"专为伤寒而作,皆仲景之旧也,亦别未有发明。"《国史经籍志》《宋史·艺文志》著录相同。明徐春甫《古今医统大全》卷前《古今医统采摭诸书》谓:"汴人王尧卿撰,皆仲景之旧也,亦别未有发明。"是书至清代尚存,清汪琥《伤寒论辨证广注》谓:"此汴人王尧卿撰,书凡二卷,不过就仲景六经证略取其要而类集者也,别无发明。"
《玉鉴新书》二卷	〔宋〕平尧卿	〔宋〕陈振孙《直斋书录解题》	《直斋书录解题》卷十三著录《玉鉴新书》二卷,汴人平尧卿撰。《国史经籍志》著录同,《宋史·艺文志》著录作一卷。
《伤寒辨疑》一卷	〔宋〕何滋	〔清〕钱曾《读书敏求记》	钱曾《读书敏求记》卷三著录何滋《伤寒辨疑》一卷,谓:"滋于乾道年间为何安大夫,诊御脉,并应奉皇太子宫。撮略仲景书,凡病证之疑似,阴阳之差殊,共三十种,悉为辨之。使人释然无疑焉。"淳熙三年(1176)许补之《伤寒奥论序》记其撰著之义曰:"昨留京,闻保安何大夫博采群书,于杂病罔不奏功,诚为当今医国手,然伤寒一书由切。今春会于临川道旅,扣其诊治之法。渠云,不患病之难治,但患不识其证耳。乃撮群书,撰《伤寒辨疑》以授予。其心盖欲使世之医者,释然无疑耳。"(陆彦功《伤寒类证便览》卷首)何滋,南宋孝宗时人,精于医术,屡次破格除授。乾道元年(1165)十一月二十二日,

书名卷数	作者	来源	考证
			"中书门下省奏:'准降下圣旨,翰林医证、诊御脉、赐绯何滋医药有劳,特与赐紫服色。'"(《宋会要辑稿》职官三六之一一八)乾道三年(1167)六月九日,"臣僚上言:'伏见今年二月二十四日指挥,医官何滋为应奉汤药有劳,特与转行一官,仍不隔磨勘。臣已命词行下讫,今月七日又降旨,何滋特转一官,其请给、官序并依禄格支破。至今才及百日,未审合与不合又令改转。伏望圣慈详酌,如以滋应奉中宫果为宣力,特与荐行恩典,则乞再赐睿旨,臣敢不奉诏?如只是向来医事,已经转官,委是月日未久,诚恐难以便颁再命,亦乞特从寝罢。'特与转行。"(《宋会要辑稿》职官三六之一一九至一二〇)又,孝宗乾道七年十月十四日,"诏额外成安郎、诊御脉何滋特授额内成和郎"(《宋会要辑稿》职官三六之一〇五)。
《伤寒奥论》	[宋]何滋	[宋]许补之《伤寒奥论序》	许补之《伤寒奥论序》谓:"(何滋)继又授予以仲景家藏《伤寒奥论》及叔和《脉赋》各一编。予读之手不释卷者三日。是书诚足以发伤寒之秘奥,为万世脉经之要旨。医者苟得是书而留意焉,则治病之际有所主而不惑,受病之人有所恃而不恐。俾天下之人同跻寿域,仲景之心,视孙思邈、华佗,不啻过矣。予不敢私秘,敬镂诸梓,以广其传。"(陆彦功《伤寒类证便览》卷首)

书名卷数	作者	来源	考证
《伤寒辨疑论》	［宋］吴敏修	［元］许衡《吴氏伤寒辨疑论序》	许衡《鲁斋遗书》卷八《吴氏伤寒辨疑论序》:"先朝国医吴敏修著《伤寒辨疑论》,实得仲景伤寒之要。先生犹子璋,乱后独有其书,顷尝幸得而详读之,概见先生医学所造之妙。尝谓医方有仲景,犹儒书有六经也。必有见于此,然后可与议医。然其文古,其义隐,学者读之,茫乎不可涯涘。今是书辨析疑似,类括药证,至发先贤之未发,悟后人之未悟,虽以愚之不敏,一读且有开益,彼专门业医者得是说而推之,则所谓茫乎不可涯涘者,当了然矣。目曰辨疑,夫岂徒云已。"吴敏修,第进士(刘子翚《屏山集》卷九《处士刘公墓表》),尝为朝臣诊病(周必大《文忠集》卷一百二十四《第三乞外劄子》)。
《伤寒手鉴》二卷	［宋］田谊卿	明《崇文总目》	《通志·艺文略》著录相同,《宋史·艺文志》著录作三卷。田谊卿今不可考。《新唐书·艺文志》著录段元亮《病源手镜》一卷,《崇文总目》作《病源手鉴》一卷,《宋史·艺文志》作《病源手鉴》二卷。改镜作鉴,盖避太祖祖嫌名也,故是书原题为《伤寒手镜》。所谓"手镜",辽释行均《龙龛手镜序》谓:"犹手持于銮镜,形容斯鉴,妍丑是分。"古人著述有以此为名者,取简明撮要且便于检阅之义,譬如《旧五代史》卷十有刘鹗《地理手镜》十卷,《元史·艺文志》著录《丹溪手镜》二卷。

书名卷数	作者	来源	考证
《伤寒证辨集》一卷	［宋］佚名	明《崇文总目》	《通志·艺文略》《宋史·艺文志》著录同。
《百中伤寒论》三卷	［宋］陈昌允	明《崇文总目》	《通志·艺文略》著录相同。《通志·校雠略》云："有应释者，有不应释者，《崇文总目》必欲一一为之释，间有见名知义者，亦强为之释，如郑景岫作《南中四时摄生论》其名自可见，何用释哉？如陈昌允作《百中伤寒论》其名亦可见，何必曰百中者取其必愈乎？"
《伤寒证法》	［宋］佚名	宋《遂初堂书目》	《遂初堂书目》著录《伤寒证法》，不著卷数作者。冈西为人《宋以前医籍考》注谓："右《伤寒证法》，或疑《伤寒证治》之讹欤，其书王实所著。"
《伤寒论翼》	［宋］佚名	宋《遂初堂书目》	《遂初堂书目》著录《伤寒论翼》，不著卷数作者。冈西为人《宋以前医籍考》注谓："右《伤寒论翼》，或疑《翼伤寒论》之讹欤。"《翼伤寒论》，许叔微撰（《直斋书录解题》卷十三）。
《伤寒遗法》	［宋］佚名	宋《遂初堂书目》	
《伤寒指南论》一卷	［宋］李大参家	元《宋史·艺文志》	
《伤寒要法》一卷	［宋］佚名	元《宋史·艺文志》	
《伤寒类例》	［宋］胡勉	［宋］张蒇《南阳活人书序》	张蒇《南阳活人书序》："昔枢密使高若讷作《伤寒纂类》，翰林学士沈括作《别次伤寒》，直秘阁胡勉作《伤寒类例》，殿中丞孙兆作《伤寒脉诀》，蕲水道人

书名卷数	作者	来源	考证
			庞安常作《伤寒总病论》,虽互相发明,难于检阅,比之此书,天地辽落。"宋代官至馆阁可考者有胡俛一人。胡俛(? —1074)字公瑾,卫州人,博学无不窥,贯穿诸经,尤长左氏春秋,至百家杂说,流观强记,摘文指事,如取怀中物,兼综道释、天文、地理、音律、历算、医卜之书。举进士高第,授试校书郎定州观察推官,再调常州团练判官。后除著作佐郎签书商州判官,又知昭化县,迁秘书丞,知壁州。以参知政事高若讷荐召试充集贤校理,而宋庠、梁适、包拯又更荐之,通判绛州。神宗即位,起知淮阳军迁司封员外郎。后知和州,复坐小法知南安军。有《文集》三十卷,又撰《五音会元图》《璇霄指掌图》《医经纂义》等百余卷。
《别次伤寒》	[宋]沈括	[宋]张蒇《南阳活人书序》	张蒇《南阳活人书序》:"昔枢密使高若讷作《伤寒纂类》,翰林学士沈括作《别次伤寒》。"沈括(1031—1095),字存中,杭州钱塘人,第进士。神宗时累官太子中允,提举司天监,拜翰林学士,出知宣州,后坐事谪均州。著有《梦溪笔谈》《灵苑方》《良方》等。《梦溪笔谈》中有数则论药物之语。《灵苑方》《良方》已佚,后人以苏子瞻论医药杂说附之,重辑为《苏沈良方》。《苏沈良方》中有沈括论伤寒数则,可考见其对伤寒及治法的理解。

书名卷数	作者	来源	考证
《孙兆伤寒方》	〔宋〕孙兆	宋《通志·艺文略》	《国史经籍志》著录同。孙兆,孙用和之子。孙用和本卫人,以治仁宗光献太后疾得效自布衣除尚药奉御,"善用张仲景法治伤寒,名闻天下,二子奇、兆皆登进士第,为朝官,亦善医"(邵博《邵氏闻见录》卷二)。孙用和、孙兆父子二人"自昭陵时迄于熙丰,无能出其右者"(陈振孙《直斋书录解题》卷十三)。嘉祐八年(1063)仁宗患病,诏孙兆及单骧入侍治疗,不愈,劾为死罪。后以皇太后请,改免官数年(李焘《续资治通鉴长编》卷一百九十八)。孙兆曾参加校正医书局的医籍整理,校订《黄帝内经素问》与《外台秘要》。另著有《素问注释考误》十二卷(黄虞稷《千顷堂书目》卷十四),已佚。
《伤寒脉诀》	〔宋〕孙兆	〔明〕熊宗立《医学源流》	熊宗立《医学源流》谓:"孙兆,宋仁宗朝将仕郎,守殿中丞,习通医经,《内经素问》重加改正刊误,又有《伤寒脉诀》。"
《伤寒直格》五卷	〔宋〕刘开	明《国史经籍志》	《千顷堂书目》《万卷堂书目》著录同。刘开,字立之,号三点,又号复真先生,庐山人。师承崔嘉彦,得脉学真传,精通医术,善太素脉。著有《刘三点脉诀》《方脉举要》等。
《仲景伤寒论治法歌诀》	〔宋〕周鼎	(民国)《吉安县志》	周鼎字仲恒,庐陵人,事详宋濂《元故庐陵周府君墓碣铭》(《宋学士文集》卷十二),(民国)《吉安县志》卷三十五:"周鼎字仲恒,大庾村人。其先自安成徙庐陵,至鼎益自奋励,从湜溪郭正表

续表

书名卷数	作者	来源	考证
			游,得考亭之传。因与闻伊洛微旨。时天下承平,鼎独言大势日趋于乱,著济时十二策及战守之书,其后汝颍兵动,江南受祸最酷,一一如其言,又有《诗书辨正》若干卷,《仲景伤寒论治法歌诀》。"
《伤寒活人书》	[宋]王攄之	(乾隆)《江南通志》	(乾隆)《江南通志》卷一百九十二著录《伤寒活人书》一部,金陵王攄之撰。(天启)《衢州府志》卷十记载元丰二年(1079)时彦榜有王攄之,王忿子。
《伤寒论》三卷	[金]李庆嗣	明《千顷堂书目》	《世善堂藏书目录》《绛云楼书目》著录同。李庆嗣,洛人,少举进士不第,弃而学医。读《素问》诸书,洞晓其义。大德间,岁大疫,广平尤甚,贫者往往阖门卧病。庆嗣携药与米分遗之,全活甚众。事具《金史·方伎传》。
《改证活人书》二卷	[金]李庆嗣	明《千顷堂书目》	《世善堂藏书目录》著录同。
《伤寒纂类》四卷	[金]李庆嗣	明《千顷堂书目》	《世善堂藏书目录》《金史》著录同。
《伤寒会要》	[金]李杲	[金]元好问《伤寒会要引》	元好问《遗山先生文集》卷三十七《伤寒会要引》:"大概其学如伤寒、气疝、眼目病为尤长。伤寒则著《会要》三十余万言。其说曰:'伤寒家有经禁、时禁、病禁,此三禁者,学医者人知之,然亦顾所以用之为何如耳。'《会要》推明仲景、朱奉议、张元素以来备矣。见证得药,见药识证,以类相从,指掌皆在。仓猝之际,虽使粗工用之,荡然如载司南以适四方,而无问津之惑,其用心博

续表

书名卷数	作者	来源	考证
			矣。"又,苏天爵《滋溪文稿》卷十九《元故尚医窦君墓铭》:"明之国初有盛名,尝著《伤寒会要》诸书行于世。"
《伤寒治法举要》一卷	〔金〕李杲	〔清〕汪琥《伤寒论辨证广注》	汪琥《伤寒论辨证广注》:"《伤寒治法举要》:元东垣老人李杲撰,书止一卷。首言冷热风劳虚复,续辨惑伤寒论,其举治法之要三十二条。其法治外感羌活冲和汤,挟内伤补中益气汤,如外感风寒,内伤元气,是内外两感之证,宜用混淆补中汤,即补中益气汤中加稿本、羌活、防风、苍术也。又一法,先以冲和汤发散,后以参、芪、甘草三味补中汤济之。其外则有三黄补中汤、归须补中汤,共补中一十二方。又其外则有葛根二圣汤、芎黄汤等七方。此虽发仲景之未发,要其说过去温补,不足取以为法也。"
《伤寒歌括》一卷	〔金〕王翼	〔金〕李俊民《故王公辅之墓志铭》	李俊民《庄靖集》卷九《故王公辅之墓志铭》:"公讳翼,字辅之,其先河中人……性颖悟,稍勤于学,七岁常从师行,有诵杜牧之《华清宫诗》,后师举似,历历道之,师颇奇焉。八岁能属文,既长,日记千言。应进士举,因感疾,遂留意于医,与名辈张全道、赵子华友讲究《难》《素》及本草物性药证病源,以拯济为务……平生有《素问注疑难》二十卷,《本草》《伤寒歌括》各一卷。"
《赵嗣真伤寒论》	〔元〕赵嗣真	〔明〕李时珍《本草纲目》	李时珍《本草纲目》卷一《引据古今医家书目》。

续表

书名卷数	作者	来源	考证
《仲景或问》	〔元〕李浩	清(康熙)《滕县志》	(康熙)《滕县志》卷八:"李浩,其先曲阜人,王世祖官于滕,因家焉。大父义、父玉皆以儒显,而浩喜医方术,慕仓公之为人也,元初常往来东平间,为人治病,决死生,其验如神。所著有《素问钩玄》《仲景或问》《诸药论》,甚精。窦文正默幼从其子元学,荐之元世祖,而老不可征,诏有司岁给衣米,终其身。"
《仲景详辨》一卷	〔元〕王好古	〔明〕熊宗立《医学源流》	《医学源流》:"王好古,字进之,号海藏先生,东垣弟子也。著《仲景详辨》一卷。"
《活人节要歌括》	〔元〕王好古	〔明〕熊宗立《医学源流》	《医学源流》:"王好古……著《活人节要歌括》。"
《伤寒辨惑论》	〔元〕王好古	〔明〕熊宗立《医学源流》	《医学源流》:"王好古……著《伤寒辨惑论》。"
《仲景一集》	〔元〕王好古	〔明〕熊宗立《医学源流》	《医学源流》:"王好古……著《仲景一集》。"
《伤寒发挥》	〔元〕朱震亨	〔明〕《世善堂藏书目录》	又见《续文献通考》。
《伤寒摘疑》	〔元〕朱震亨	〔清〕钱曾《读书敏求记》卷三	钱曾《读书敏求记》卷三:"彦修谓:仲景书儒家之《论》《孟》也,复何所疑摘之者?窃摘简断文章句或误,故略纪所疑而附以己意,非敢致疑于仲景也。"汪琥《伤寒论辨证广注》尝著录《伤寒摘疑问目》一书,谓:"元丹溪朱震亨撰,书止一卷。始议脉,终议证与汤。此亦阐扬仲景之文,大有益于后学

书名卷数	作者	来源	考证
			者。惜乎其论止有一十九条而已。"元戴良《九灵山房集》卷十《丹溪翁传》作《伤寒辨疑》。宋濂《丹溪石表辞》作《伤寒论辨》。
《伤寒集义》	〔元〕忽光济	《永乐大典》卷三千六百十四	《文渊阁书目》卷十五著录《伤寒集义》一部，一册，阙，未著作者。《永乐大典》卷三千六百十四有"忽光济《伤寒集义》中引本草云：五辛者，蒜葱韭薤姜也"一句，故知《伤寒集义》作者为忽光济。其父为元代翰林学士忽泰必烈，著名针灸学家。忽光济曾为其父所撰《金兰循经取穴图解》做过注释。
《伤寒生意》	〔元〕熊景先	〔元〕吴澄《伤寒生意序》	吴澄《吴文正集》卷十五《伤寒生意序》："生意者，崇仁熊君景先所辑医方也。熊氏世以儒科显，而景先之大父业尚书义，专门为进士师，从之游者至自数百里外。景先得其家学，每较艺辄屈辈流，几于贡而不偶，于是大肆其力于医。医亦世传也，然脉理明，治法审，疗疾无不愈，进于工巧，盖其所自得多矣。暇日辑家传之方，常用之药，累试而验者，成此书，以公其传。夫天地之德曰生，为人立命而生其生者，儒道也。医药济枉夭，余事焉尔。景先之儒未获施，而医乃有济，所以赞天地生生之意，其功为何如哉。"（同治）《崇仁县志》："熊景先，字仲光，北耆人，世业儒医，尝著《伤寒生意》，吴草庐与程雪楼皆称其善。"

续表

书名卷数	作者	来源	考证
《伤寒大成易览》	[元]叶如菴	明(弘治)《黄州府志》	(弘治)《黄州府志》卷五:"叶如菴,儒医,诊视有方,撰《伤寒大成易览》一编,为时所宗。"《续文献通考》《湖广通志》《古今图书集成》著录作《伤寒大易览》,《千顷堂书目》著录作《伤寒易览》。
《读伤寒论抄》三卷	[元]滑寿	[明]朱右《樱宁生滑寿传》	明焦竑《国朝献征录》卷七十八朱右《樱宁生滑寿传》:"他如《读伤寒论抄》《诊家枢要》《痔瘘篇》及聚诸书本草为医韵,皆有功后学。"《千顷堂书目》著录亦作《读伤寒论抄》。清汪琥《伤寒论辨证广注》言其体例云:"《伤寒例抄》,元许昌滑寿伯仁集,书凡三卷。其上卷首抄伤寒例,次抄六经。有如太阳一经,先抄本经总例,曰在经之证,曰入腑之证,曰传变之证,又次抄本经杂例。凡三阳经及合并病,皆如上例,抄作一卷。其中卷则抄三阴经例,及阴阳差后劳食复例。其下卷则抄脉例,有如亡血脉、阳衰脉、病脉、难治脉,又如六经中风及伤风见寒、伤寒见风、温病、风温、痓湿暍、霍乱、厥逆、下利、呕吐、可否汗下之条,皆抄其脉。末后则抄死证三十余条。其于仲景之论毫无发明,亦止便学者之记习耳。"
《伤寒总要》三卷	[元]黄大明	[元]虞集《黄东之墓志铭》	黄大明(1254—1336),字东之,江西临川人,亦姓游。元虞集《道园类稿》卷四十八《黄东之墓志铭》:"乡人有许文叔兄弟子姪皆善医,一家之间讲明精到,

续表

书名卷数	作者	来源	考证
			各有著述,其治法非粗工所知。东之从之游,尽得其学,所疗多十全。著《保婴玉鉴》四卷、《伤寒总要》三卷、《脉法》三卷、《集验良方》六卷藏于家。"清钱大昕《元史艺文志》卷三据此著录。
《活人书辩》	[元]戴起宗	[元]吴澄《活人书辩序》	吴澄《吴文正集》卷十九《活人书辩序》:"汉末张仲景著《伤寒论》,予尝叹东汉之文气无复能如西都,独医家此书渊奥典雅,焕然三代之文,心一怪之。及观仲景于序卑弱殊甚,然后知序乃仲景所自作。而伤寒诊即古汤液论,盖上世遗书,仲景特编纂云尔,非其自撰之言也。晋王叔和重加论次,而传录者误以叔和之语参错其间,莫之别白。宋朱肱《活人书括》一本仲景之论,书成之初,已有纠弹数十条者,承用既久,世医执为伤寒律令,夫孰更议其非。龙兴路儒学教授戴启宗同父读书余暇兼订医书。朱氏《百问》一一辩正,凡悖于《伤寒论》之旨者,擿抉靡遗,如法吏狱辞,只字必覈,可谓精也。已然予窃有间焉,谓以吾儒之事揆之,由汉以来《大学》《中庸》混于《戴记》;《孟子》七篇,侪于诸子。河南程子始提三书与《论语》并,当时止有汉魏诸儒所注,舛驳非一,而程子竟能上接斯道之统,至《章句》《集成》《或问》诸书出,历一再传,发挥演绎,愈极详密,程学宜有嗣也。而授受四书之家,曾不异于记诵辞章之儒,书弥明,道弥晦,何哉?然则轮扁所以告桓公,殆未

续表

书名卷数	作者	来源	考证
			可视为庄生之寓言而少之也。今同父于伤寒之书有功大矣,不知果能裨益世之医人乎?"
《伤寒直格》	[元]郭忠	清(康熙)《兴化县志》	(康熙)《兴化县志》卷十:"郭忠字恕甫,时仁宗后丧,明忠以针愈之,赏赐甚厚,赐号金针先生,有《伤寒直格》行世。"
《伤寒集成方法》	[元]李辰拱	[元]李辰拱《胎产救急方序》	李辰拱《胎产救急方序》云:"延年李辰拱,壮岁游三山,获从仁斋杨先生游,气味相投,因以《伤寒总括》见授,且语之曰:治杂病有方,治伤寒有法,一既通,其余可触类而长矣。来归旧隐,乃取先生治人括例,演而伸之,编为《伤寒集成方法》,研精覃思,三十余年,方克成编。"
《伤寒纂要》一百二十卷	[元]袁斗楠	[元]程钜夫《故常州路儒学教授袁君墓志铭》	袁斗楠,字则成,程钜夫《雪楼集》卷二十二《故常州路儒学教授袁君墓志铭》:"君所著曰《自家意思》者三十卷,《伤寒纂要》百二十卷,藏于家。"
《伤寒类症》	[元]雍方叔父	[元]危素《将医一首赠雍方叔》	雍方叔之父,名不详,广安人。危素《危学士全集》卷五《将医一首赠雍方叔》:"广安雍方叔自其父著《伤寒类症》书行于世,故方叔以医世其业。"
《长沙论伤寒十释》	[元]吕复	(康熙)《鄞县志》卷二十	(康熙)《鄞县志》卷二十:"吕复字元膺,晚号沧州翁,自河东徙鄞,因家焉。幼孤贫,依母氏,长而无书不览,无艺不精,后以母病尤究心岐黄术。一日,遇三衢郑礼于逆旅中,授以古先禁方,及色脉药论诸书,参订数年,历试奇验。

续表

书名卷数	作者	来源	考证
			浦江戴良为沧州翁传,纪其医案及医籍渊源,几盈万言,尝以荐教谕。仙居所著有《内经或问》《灵枢经脉笺》《切脉枢要》《运气图说》《养生杂言》《脉绪》《脉系图》《难经附说》《四时燮理方》《长沙论伤寒十释》《运气常变释》《松风斋杂著稿》。"
《(伤寒论)十图》	[元]尚从善	[元]袁桷《仲良刊医书疏》	袁桷《清容居士集》卷四十有《仲良刊医书疏》一篇,篇名下小注谓"类长沙张仲景书为十图",故知尚从善有此《十图》之作。疏云:"欲观日月星辰,畴咨绘画;多识鸟兽草木,具训传模。矧左图右书之教备存,内荣外卫之微莫辨。张长沙类四证,以明治病之本;朱南阳衍百问,以推用药之原。其书虽完,厥理难究,爰有多闻之士,聿成一览之图,考百药之君臣,推五行之母子,分弦涩于坤艮,别表里之阴阳,若游建章,咸旁通其门户,犹入武库,悉能名其甲兵。允得于心,如指诸掌,欲推己而传世,必假众以全功,张广乐于钧天,讵资听莹,挂高堂之素壁,端便览观,共勉挥毫,所期刻楮。"尚从善,字仲良,大名人,元代医家,著有《伤寒纪玄妙用集》《本草元命苞》等。
《伤寒补亡》	[元]徐止善	[明]徐春甫《古今医统大全》	明徐春甫《古今医统大全》卷前《古今医统采摭诸书》引。元戴良《九灵山房集》卷二十七《沧洲翁传》:"近人徐止善作《伤寒补亡》,恐与先哲之意不合,余因窃举大要,以补成氏所未备,知医君子或有所取也。"

主要参考书目

[宋]黄庭坚:《山谷老人刀笔》,元刻本。

[宋]郑樵:《通志二十略》,中华书局1995年版。

[宋]晁公武著,孙猛校证:《郡斋读书志校证》,上海古籍出版社
　1990年版。

[宋]叶梦得:《建康集》,清宣统三年(1911)叶氏观古堂刻本。

[宋]楼钥:《攻媿集》,《四部丛刊》本。

[宋]陈振孙:《直斋书录解题》,上海古籍出版社1987年版。

[宋]周守忠:《历代名医蒙求》,宋刻本。

[元]程钜夫:《雪楼集》,文渊阁《四库全书》本。

[元]戴良:《九灵山房集》,《四部丛刊》本。

[元]李俊民:《庄靖集》,文渊阁《四库全书》本。

[元]脱脱等:《宋史》,中华书局1985年版。

[元]危素:《危学士全集》,清乾隆二十三年(1758)刻本。

[元]吴澄:《吴文正集》,文渊阁《四库全书》本。

[元]许衡:《鲁斋遗书》,明万历二十四年(1596)刻本。

[元]虞集:《雍虞先生道园类稿》,中华再造善本。

[元]元好问:《遗山先生文集》,《四部丛刊》本。

[元]袁桷:《清容居士集》,《四部丛刊》本。

[明]胡应麟:《少室山房笔丛》,上海书店2001年版。

［明］李时珍：《本草纲目》，中国中医药出版社1998年版。

［明］宋濂：《宋学士文集》，《四部丛刊》本。

［清］范邦甸：《天一阁书目》，清嘉庆文选楼刻本。

［清］黄丕烈：《黄丕烈藏书题跋集》，上海古籍出版社2013年版。

［清］黄虞稷：《千顷堂书目》，上海古籍出版社2001年版。

［清］纪昀等：《钦定四库全书总目》，中华书局1997年版。

［清］陆心源：《仪顾堂题跋》，《续修四库全书》本。

［清］钱曾：《读书敏求记》，书目文献出版社1984年版。

［清］汪琥：《伤寒论辨证广注》，中国中医药出版社2016年版。

［清］徐松：《宋会要辑稿》，上海古籍出版社2014年版。

［清］叶德辉：《书林清话》，中华书局1957年版。

［清］张钧衡：《适园藏书志》，民国五年（1916）南林张氏刻本。

［清］赵吉士：《寄园寄所寄》，康熙三十五年（1696）刻本。

［朝］金礼蒙：《医方类聚》，人民卫生出版社2006年版。

［朝］许浚编著：《东医宝鉴》，中国中医药出版社2013年版。

［日］丹波元胤：《医籍考》，学苑出版社2007年版。

［日］冈西为人：《宋以前医籍考》，学苑出版社2010年版。

［日］涩江全善，森立之等：《经籍访古志》，上海古籍出版社2017年版。

（至元）《嘉禾志》，文渊阁《四库全书》本。

（弘治）《黄州府志》，明弘治刻本。

（成化）《中都志》，明弘治刻本。

（嘉靖）《嘉兴府图记》，明嘉靖刻本。

（康熙）《兴化县志》，清康熙刻本。

（康熙）《滕县志》，清康熙五十六年（1717）刻本。

（康熙）《鄞县志》，清康熙刻本。

（乾隆）《江南通志》，清乾隆元年（1736）刻本。

（同治）《崇仁县志》，清同治十二年（1873）刻本。

（民国）《续修历城县志》，民国十五年（1926）铅字排印本。

陈清慧：《明代藩府刻书研究》，国家图书馆出版社 2013 年版。

郭蔼春主编：《中国分省医籍考》，天津科学技术出版社 1984
年版。

郭立暄：《中国古籍原刻翻刻与初印后印研究》，中西书局 2015
年版。

李茂如等编著：《历代史志书目著录医籍汇考》，人民卫生出版社
1994 年版。

李茂如：《医籍叙录集》，中医古籍出版社 2009 年版。

李瑞良：《中国古代图书流通史》，上海人民出版社 2000 年版。

李致忠：《历代刻书考述》，巴蜀书社 1990 年版。

李致忠：《古代版印通论》，紫禁城出版社 2000 年版。

廖育群、傅芳、郑金生：《中国科学技术史·医学卷》，科学出版社
1998 年版。

罗树宝编著：《中国古代印刷史》，印刷工业出版社 1993 年版。

钱超尘：《伤寒论文献通考》，学苑出版社 1993 年版。

宿白：《唐宋时期的雕版印刷》，文物出版社 1999 年版。

王瑞祥主编：《中国古医籍书目提要》，中医古籍出版社 2009
年版。

王重民：《中国善本书提要》，上海古籍出版社 1983 年版。

魏隐儒编著：《中国古籍印刷史》，印刷工业出版社 1988 年版。

谢观：《中国医学源流论》，福建科学技术出版社 2003 年版。

谢水顺、李珽:《福建古代刻书》,福建人民出版社 1997 年版。

许逸民、常振国编:《中国历代书目丛刊》,现代出版社 1987 年版。

薛清录主编:《中国中医古籍总目》,上海辞书出版社 2007 年版。

严世芸主编:《中国医籍通考》,上海中医学院出版社 1990 年版。

严佐之:《古籍版本学概论》,华东师范大学出版社 1989 年版。

叶发正:《伤寒学术史》,华中师范大学出版社 1995 年版。

张秀民:《张秀民印刷史论文集》,印刷工业出版社 1988 年版。

张秀民:《中国印刷史》,上海人民出版社 1989 年版。张元济:《张
　元济全集》,商务印书馆 2009 年版。

赵洪钧编著:《近代中西医论争史》,安徽科学技术出版社 1989
　年版。

郑振铎:《西谛书话》,三联书店 1983 年版。

中国第一历史档案馆编:《纂修四库全书档案》,上海古籍出版社
　1997 年版。

刘娇娇:《明代地方官府刻书研究》,山东大学硕士论文,2016 年。

刘孝娟:《明清徽商与徽州刻书业的兴盛》,苏州大学硕士论文,
　2007 年。

陆贤涛:《明清徽商与徽州刻书业》,安徽师范大学硕士论文,
　2005 年。

后　记

这本小书是我持续关注伤寒类文献的研究成果之一。书中对宋金元时期伤寒著述版本的细致考察是我《宋代伤寒学术与文献考论》一书的延续与深化。不仅访求到了更多的版本，在版本源流的梳理与呈现上，也有了新的思考与表达。

书稿写作的三年是人生中忙碌的三年。女儿的出生给全家带来了欢乐，也使得每天可以利用的时间大为减少。在完成日常工作之余，寒暑假时间多奔波于北京、上海、南京、杭州等地的各大图书馆，查考古书，核校版本。本书之成，首先要感谢父母的帮助。没有他们的分担与照看，很难有充裕的时间进行写作。

本书是国家社科基金青年项目"宋金元伤寒著述版本研究与辑佚"（项目号：16CTQ011）的研究成果。感谢课题组三位成员的信赖与支持，他们是：中国中医科学院中医基础理论研究所林明欣、苏州图书馆沈黎、甘肃中医药大学殷世鹏。

责任编辑吴爱兰在本书出版的各个环节都付出了辛勤的劳动，我心怀感激。挚友王铁军、张涛、姚华、董岑仕在本书写作的过程中一直给予我关心与帮助，在此一并志谢。

庚子仲春于济南东仓